MON GUIDE PRATIQUE D'AROMATHÉRAPIE

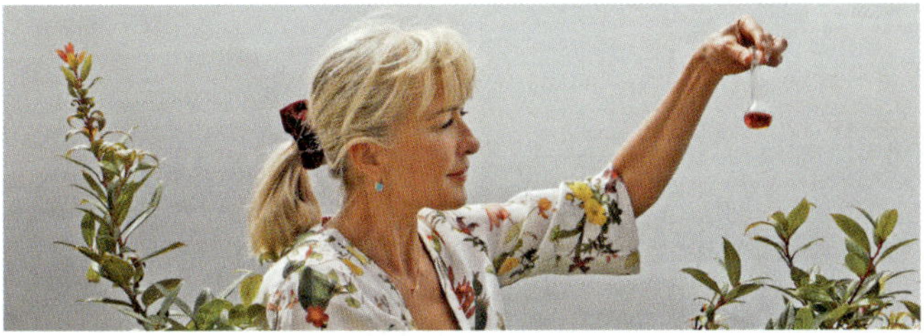

Au même titre que la phytothérapie, l'aromathérapie a maintenant toute sa place dans la pharmacopée familiale. Tout aussi efficace qu'elle est naturelle, elle permet d'apaiser la plupart de nos maux quotidiens et connaît un engouement croissant auprès de toutes les générations. L'utiliser, c'est l'adopter ! Pour autant, il importe de ne pas prendre les huiles essentielles à la légère. Leur efficacité implique de la rigueur, de la précision et de l'attention. Aussi, cet ouvrage réalisé en collaboration avec Pierre Franchomme, «père» de l'aromathérapie moderne, et le docteur Franck Gigon, médecin omnipraticien phytothérapeute prescripteur d'aromathérapie au quotidien, a pour vocation de vous aider à faire vos premiers pas sur le chemin des huiles essentielles pour que vous puissiez bénéficier en toute sécurité de leurs bienfaits afin de préserver votre santé, votre bien-être et votre beauté, jour après jour.

Si, comme 71% des Européens, vous jugez l'aromathérapie efficace pour résoudre les petits maux du quotidien*, suivez le guide !

Isabelle Pacchioni

**Source : étude de perception de l'aromathérapie, KANTAR TNS pour Puressentiel - 2019.*

SOMMAIRE

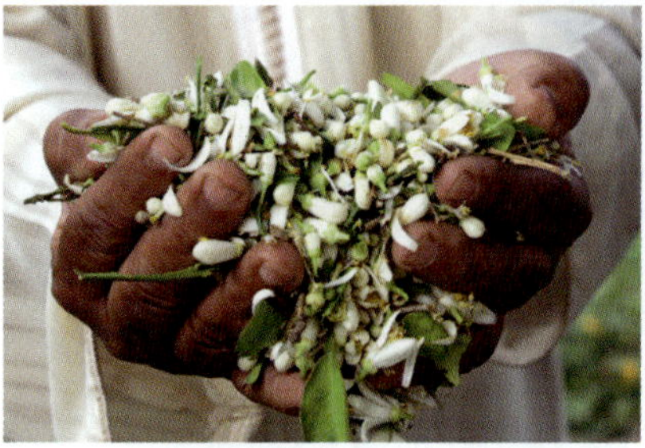

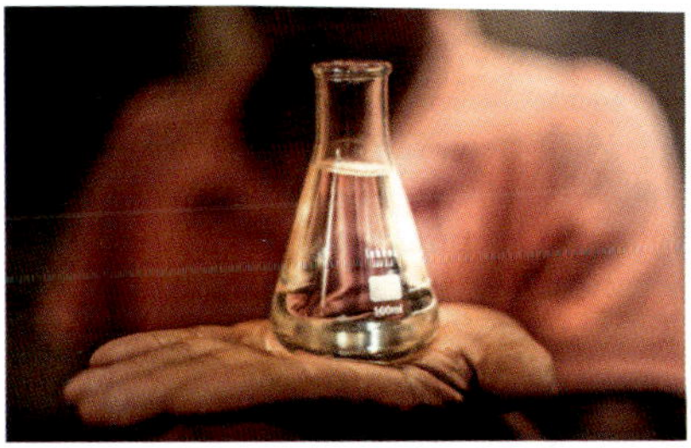

PAROLES D'EXPERTS SUR LES QUESTIONS LES PLUS FRÉQUENTES

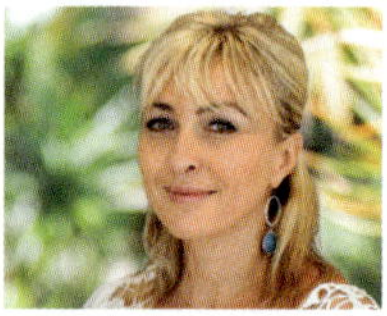

Isabelle Pacchioni
Spécialiste en aromathérapie, créatrice du Laboratoire Puressentiel

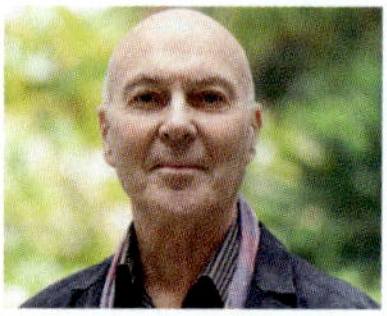

Pierre Franchomme
Chercheur conférencier, aromatologue et pharmacologue

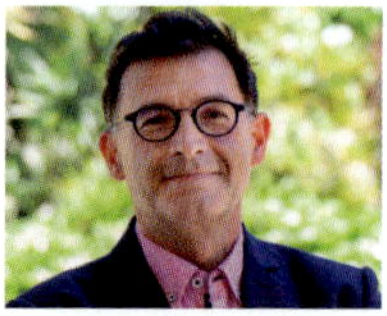

Docteur Franck Gigon
Médecin omnipraticien phytothérapeute

1 • QU'EST-CE QUE L'AROMATHÉRAPIE ?

par Pierre Franchomme

L'aromathérapie est une branche de la phytothérapie utilisant les principes actifs volatils des plantes aromatiques, à savoir des plantes qui ont la faculté de synthétiser une essence grâce au soleil et à la photosynthèse.

Cette science est axée sur l'utilisation à visée thérapeutique, curative ou préventive des huiles essentielles. Celles-ci sont obtenues, pour la plupart, grâce à la distillation par entraînement à la vapeur d'eau d'une partie (feuilles, fleurs, écorce...) de la plante. Seules les essences de péricarpes de *citrus* (zestes d'orange, de mandarine...) sont obtenues, de préférence, par expression mécanique à froid.

Le terme «aromathérapie» a été créé en 1935 par René-Maurice Gattefossé, chimiste lyonnais, qui a mené de multiples expérimentations personnelles et scientifique très valorisantes sur les huiles essentielles. D'autres scientifiques, comme Charles Chamberland, biologiste et assistant de Louis Pasteur, s'étaient déjà penchés sur leur spectaculaire action antimicrobienne. Il faut dire qu'Hippocrate, au Ve siècle avant J.-C., soignait déjà avec l'aide des vapeurs aromatiques.

2 • À QUOI PEUVENT SERVIR LES HUILES ESSENTIELLES ?

par Pierre Franchomme

À presque tout, grâce à leur formidable diversité et à leur efficacité reconnue...

On connaît plus de 10 000 composants aromatiques différents d'huiles essentielles dont 200 principaux. Ce qui explique que l'arsenal thérapeutique de celles-ci soit extrêmement varié et développé. Et que les huiles essentielles puissent soulager aussi bien les maux de gorge que de ventre, les affections cutanées ou urinaires, les troubles du sommeil ou du transit... et bien d'autres encore !

Et si une huile essentielle, en fonction de son composant principal, possède une activité «phare», elle en présente toujours également d'autres. Celles-ci sont liées à ses multiples molécules majeures ou mineures (la lavande, par exemple, en contient plus d'un millier !). Ainsi, certaines huiles essentielles sont à la fois bactéricides, virucides, acaricides, fongicides et insecticides...

De plus, toutes les huiles essentielles sont plus ou moins antiseptiques. N'oublions pas que leur rôle initial est de protéger naturellement la plante contre les maladies, les invasions de parasites, etc.

A contrario, un médicament classique, lui, ne contient qu'une ou deux molécules actives, et est donc ciblé sur une pathologie ou un symptôme bien précis.

3 • COMMENT AGISSENT-ELLES ?

par Isabelle Pacchioni

L'efficacité thérapeutique des huiles essentielles tient à leur composition biochimique extrêmement puissante et complexe, et à leur action « couteau suisse ». Certaines molécules vont s'attaquer à l'enveloppe protectrice d'un virus, d'autres les empêcheront de se reproduire, certaines aideront à la cicatrisation, ou stimuleront ou ralentiront les échanges des neurotransmetteurs dans le cerveau.

Ce dernier point explique la remarquable efficacité de nombreuses huiles essentielles contre les troubles nerveux. À ce jour, tous leurs mécanismes d'action ne sont pas encore connus. Mais la recherche s'y intéresse de plus en plus.

4 • LES HUILES ESSENTIELLES SONT-ELLES VRAIMENT EFFICACES ?

par Isabelle Pacchioni

Leur efficacité est spectaculaire ! Nous en avions déjà des preuves empiriques puisque l'aromathérapie est l'une des plus anciennes médecines. Aujourd'hui, il existe plus de 24 000 publications scientifiques de très haut niveau, toutes publiées dans des revues médicales (accessibles sur le très sérieux site internet Medline, qui regroupe l'intégralité des recherches médicales internationales publiées, c'est-à-dire validées par des experts indépendants). Concrètement, tous les utilisateurs sont stupéfaits de leur efficacité et enchantés de leur rapidité d'action !

5 • L'AROMATHÉRAPIE AU QUOTIDIEN POUR TOUTE LA FAMILLE, C'EST VRAIMENT POSSIBLE ?

par le Docteur Franck Gigon

Oui, d'une manière générale, mais il existe des restrictions d'utilisation : les huiles essentielles ne sont pas adaptées à certaines personnes comme les femmes enceintes ou allaitantes, les enfants, les personnes asthmatiques, allergiques (à l'aspirine, par exemple), épileptiques, ayant des antécédents de convulsion, ou en cas de pathologie chronique, de traitement particulier. Il convient de demander un avis médical. Il est donc important de toujours demander conseil avant d'utiliser une huile essentielle pour la première fois, notamment chez un enfant, et, bien sûr, respecter les conseils d'utilisation de chacune d'entre elles.

Ce sont des actifs thérapeutiques précieux tant pour la prévention que pour le traitement en médication familiale.

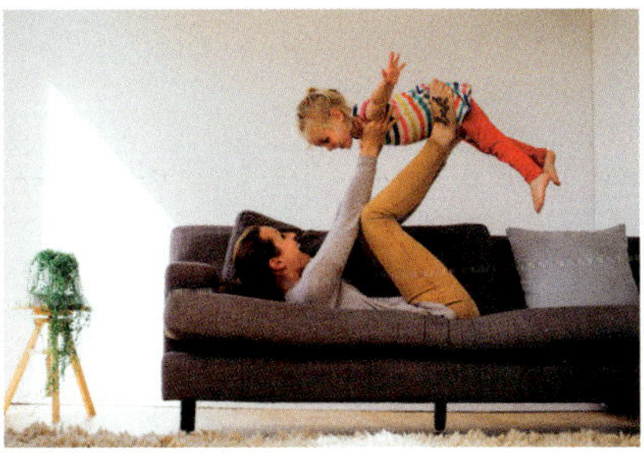

TOUT SAVOIR SUR

LES HUILES ESSENTIELLES

◊ Qu'est-ce qu'une huile essentielle ?

◊ Comment l'obtient-on ?

◊ Comment faut-il l'utiliser et quelles sont les précautions d'usage ?

Tout ce qu'il faut savoir sur ces substances naturelles actives avant leur utilisation...

PETITE HISTOIRE DE L'AROMATHÉRAPIE

Si les plantes et leurs extraits sont utilisés depuis des millénaires de façon souvent empirique (on en retrouve la trace en Inde, au Pakistan, en Iran, en Chine et dans l'Égypte pharaonique), c'est en France que l'étude des huiles essentielles a vu le jour, en 1830, à Grasse, ville des parfumeurs et haut lieu de distillation.

Très vite, certains savants, comme Louis Pasteur, s'y intéressent. Dès 1887, Charles Chamberland, disciple et assistant de Pasteur, mesure scientifiquement l'effet antiseptique des huiles essentielles d'origan, de giroflier et de cannelle sur le bacille du charbon...

C'est ensuite René-Maurice Gattefossé, ingénieur chimiste lyonnais, qui découvrira, en 1910, les vertus thérapeutiques de la lavande. Suite à une explosion dans son laboratoire, il soigne ses brûlures grâce à l'huile essentielle de lavande. Ce résultat est tel que, convaincu par ce « miracle », il fonde la Société française de produits aromatiques et publie une vingtaine d'ouvrages de référence qui feront gagner à l'aromathérapie ses lettres de noblesse... et son titre, puisqu'on lui doit aussi le terme d'aromathérapie, utilisé dès 1935.

Sévelinge, un pharmacien lyonnais, démontre, en 1929, l'efficacité antibactérienne de certaines huiles essentielles. Puis, dans les années 1950, un médecin militaire les utilise pour soigner les blessés d'Indochine. L'aromathérapie est lancée... et ne s'arrêtera plus !

En 1975, Pierre Franchomme, pharmacologue et aromatologue, fait amorcer à l'aromathérapie un tournant décisif en imposant le chémotype, véritable carte d'identité chimique de la plante recensant les molécules aromatiques principales qui la caractérisent et sont à l'origine de ses propriétés.

---

84 %

des personnes interrogées trouvent l'aromathérapie pratique à utiliser*

Aujourd'hui, l'aromathérapie est de plus en plus étudiée scientifiquement. Elle est reconnue comme une médecine à part entière qui n'est ni « douce » ni « alternative », mais bien complémentaire et de ce fait, enseignée en facultés de pharmacie ou de médecine.

**Source : étude de perception de l'aromathérapie, KANTAR TNS pour Puressentiel - 2019.*

QU'EST-CE QU'UNE HUILE ESSENTIELLE ?

Une huile essentielle est un extrait liquide et aromatique obtenu généralement par distillation à la vapeur d'eau à partir d'une plante, et qui en concentre les actifs volatils. Elle représente la quintessence de la plante, sous une forme extrêmement concentrée, riche d'une très grande variété de substances actives identifiées très précisément par analyse chromatographique.

UNE DÉFINITION… ET UNE RÉGLEMENTATION

Au niveau mondial, l'ISO (*International Organization for Standardization*) définit l'huile essentielle, dans la norme *ISO 9235:2013*, comme un « produit obtenu à partir d'une matière première naturelle d'origine végétale, soit par entraînement à la vapeur d'eau, soit par des procédés mécaniques à partir de l'épicarpe de fruits de citrus (agrumes), soit par distillation sèche, après séparation de l'éventuelle phase aqueuse par des procédés physiques ».

COMMENT EXTRAIT-ON LES ACTIFS ?

Les deux méthodes traditionnelles d'obtention d'une huile essentielle sont l'expression à froid (pour les zestes d'agrumes) et la distillation par entraînement à la vapeur d'eau, qui convient à la plupart des plantes et consiste à faire circuler de la vapeur d'eau à travers la masse végétale pour en libérer les essences contenues dans les petites poches glandulaires et les recueillir, après condensation, sous forme d'huile essentielle. Cette méthode totalement naturelle permet d'obtenir un produit parfaitement pur.

3 CHOSES que vous ne saviez (peut-être) pas !

- *On parle d'huile essentielle et pourtant… elle ne contient absolument aucun acide gras !*
- *Les zestes d'agrumes (orange douce, citron, mandarine, pamplemousse…) produisent des « essences » car elles sont obtenues par expression mécanique à froid et n'ont pas subi de transformation due à la distillation. En revanche, on peut distiller les zestes d'agrumes, ce qui permet d'obtenir dans ce cas des « huiles essentielles » quasi exemptes de molécules phototoxiques, mais cette technique supprime l'intérêt thérapeutique de ces mêmes composés. Le terme « phototoxique » est un terme « général » qui comprend l'aspect photosensibilisation (principalement due au soleil qui déclenche une allergie) et l'aspect photo-irritation (principalement due au soleil qui déclenche une irritation). Concernant les huiles essentielles d'agrumes, elles peuvent être sensibilisantes mais parfois également irritantes, tout dépend de l'usage que l'on en fait.*
- *Le rendement d'une plante aromatique en huile essentielle est souvent très faible (ex. : il faut 1 tonne de fleurs d'hélichryse pour 1,5 litre d'huile essentielle). Ce qui explique que certaines huiles essentielles puissent sembler onéreuses. Mais rappelez-vous que l'on n'en utilise que quelques gouttes !*

COMMENT UTILISER LES HUILES ESSENTIELLES ?

VOIES INHALÉES ET OLFACTIVES

Les huiles essentielles empruntent les voies respiratoires et pénètrent par les muqueuses. Elles stimulent ainsi les récepteurs olfactifs situés en haut des fosses nasales. De cette façon, l'information est transmise au système limbique, zone stratégique du cerveau qui régit les émotions et le comportement. Leur effet peut donc être physique… mais aussi psychologique.

AVANTAGE

C'est une voie d'administration simple et rapide. Elle est très efficace pour tous les soucis O.R.L., de sommeil ou de stress.

COMMENT ?

On peut diffuser les huiles essentielles (à l'aide d'un diffuseur adapté), les vaporiser dans l'air ambiant (grâce à un spray sans gaz propulseur néfaste pour l'environnement) ou sur du linge, en faire des inhalations (humides, avec de l'eau frémissante mais non bouillante, ou sèches, sur un mouchoir). On profite aussi pleinement des parfums et bienfaits des huiles essentielles lors de massages, de bains (ou sous la douche) ou lorsqu'on applique quelques gouttes d'huile essentielle sur des points stratégiques (comme la face interne du poignet), à respirer profondément : sensations tactiles et sensorielles se complètent alors parfaitement.

LA VOIE ORALE

Certaines huiles essentielles ne peuvent pas être administrées par la voie orale en raison de leur toxicité potentielle ; il est indispensable de prendre conseil auprès de son pharmacien ou de son médecin avant d'absorber les huiles essentielles par voie orale.

AVANTAGE

Elle permet un dosage très précis des huiles essentielles, qu'il est impératif de respecter scrupuleusement, de même que leur utilisation doit rester limitée dans le temps.

COMMENT ?

Il ne faut jamais mettre les huiles essentielles directement dans la bouche (elles peuvent irriter ou brûler les muqueuses), mais systématiquement utiliser un support de dilution sur lequel on en déposera 1 à 2 gouttes : morceau de sucre, cuillerée de miel ou d'huile végétale alimentaire, ou mieux encore, sur un comprimé neutre (très pratique et conseillé en cas de régime sans sucre ou de diabète). On peut également utiliser certaines huiles essentielles en cuisine…

PRUDENCE ! Avant d'ingérer une huile essentielle, il faut vérifier qu'elle peut l'être !

LA VOIE CUTANÉE

C'est la « voie royale », car les huiles essentielles sont lipophiles (miscibles dans un corps gras), et donc capables de traverser l'épiderme pour rejoindre la circulation sanguine.

AVANTAGE

C'est une voie d'administration rapide et d'action prolongée.

COMMENT ?

On peut appliquer l'huile essentielle (pure ou diluée, en fonction des recommandations spécifiques à chacune) sur des points stratégiques (poignets, plexus solaire…), sur des zones localisées (verrue, bouton, bosse…), en massages corporels ou en bains et douches (dans ce cas, les principes actifs volatils des huiles essentielles entraînés par la vapeur d'eau vont aussi être bénéfiques via les voies respiratoires).

RÉSERVES : Les voies rectale et vaginale sont réservées à des préparations magistrales faites en officine, sur prescription médicale. Aucune huile essentielle ne doit être injectée, ni instillée dans les yeux ou les oreilles ou encore appliquée pure sur une zone irritée ou sensible, dans le conduit auditif ou sur les zones anogénitales.

PRÉCAUTIONS D'EMPLOI

LES HUILES ESSENTIELLES SONT DES EXTRAITS NATURELS... MAIS CE N'EST PAS UNE RAISON POUR FAIRE N'IMPORTE QUOI, CAR ELLES SONT PUISSAMMENT ACTIVES !

7 RÈGLES D'OR

POUR UNE UTILISATION EN TOUTE SÉCURITÉ...

1 / RESPECTEZ SCRUPULEUSEMENT

les dosages, les précautions d'emploi, la durée du traitement et la voie d'administration : ce sont des extraits actifs, dont l'utilisation doit être rigoureuse. Pour cela, conservez toujours votre huile essentielle dans son emballage d'origine auquel vous pourrez vous référer à tout moment.

2 / NE REMPLACEZ PAS UNE HUILE ESSENTIELLE PAR UNE AUTRE,

même si leur nom est proche : ainsi, la lavande vraie et la lavande aspic ont des indications différentes, tout comme le thym à thymol et le thym à linalol, le ravensare et le ravintsara...

3 / LAVEZ-VOUS toujours soigneusement les mains au savon après avoir utilisé une huile essentielle.

4 / NE CHAUFFEZ PAS FORTEMENT LES HUILES ESSENTIELLES

(en posant une coupelle sur une bougie, par exemple). Utilisez un diffuseur par nébulisation à froid ou à chaleur douce, un brumisateur spécifique, un support en céramique.

5 / RESPECTEZ LES PRÉCAUTIONS D'EMPLOI.

Bon nombre d'huiles essentielles sont interdites pendant la grossesse (surtout le premier trimestre) et pendant l'allaitement. Chez les enfants, beaucoup sont généralement déconseillées avant 7 ans.
En cas d'antécédents de problèmes rénaux ou hépatiques, de troubles convulsifs, de pathologies cardiovasculaires ou chez les personnes sujettes à l'épilepsie, les asthmatiques et, en général, en cas de traitement médical ou de maladie de longue durée, demandez toujours l'avis de votre médecin traitant.

6 / SI VOUS SUIVEZ UN TRAITEMENT MÉDICAL,

attention aux interactions avec les huiles essentielles ! N'hésitez pas à demander conseil à votre médecin ou pharmacien.

7 / UNE ALLERGIE EST TOUJOURS POSSIBLE,

particulièrement chez les sujets fragiles ou sensibilisés. Mieux vaut effectuer au préalable un test cutané (appliquez 1 goutte d'huile essentielle au creux du coude, attendez 12 heures puis recommencez pour vérifier l'absence de réaction).

NE PAS CONFONDRE !

→ HUILE ESSENTIELLE DITE « DE DISTILLATION »

ce composé aromatique complexe est extrait de la plante par distillation par entraînement à la vapeur d'eau.

→ HUILE ESSENTIELLE DITE « D'EXPRESSION » (OU ESSENCE)

il s'agit d'un produit obtenu à partir de zestes d'agrumes, par extraction mécanique à froid.

→ HYDROLAT :

c'est une eau aromatique (pour les fleurs, on parle « d'eau florale »). Il s'agit de l'eau distillée végétale obtenue par entraînement à la vapeur d'eau de diverses parties de plantes aromatiques ou non. Elle est chargée en molécules aromatiques hydrophiles à faible concentration (entre 0,05 % et 0,2 %).

→ HUILE VÉGÉTALE :

elle peut être utilisée seule ou servir de support de dilution aux huiles essentielles, en facilitant leur utilisation cutanée et en éliminant leur potentiel irritant.
C'est le complément idéal des huiles essentielles, elle assouplit, nourrit, régénère et protège la peau.

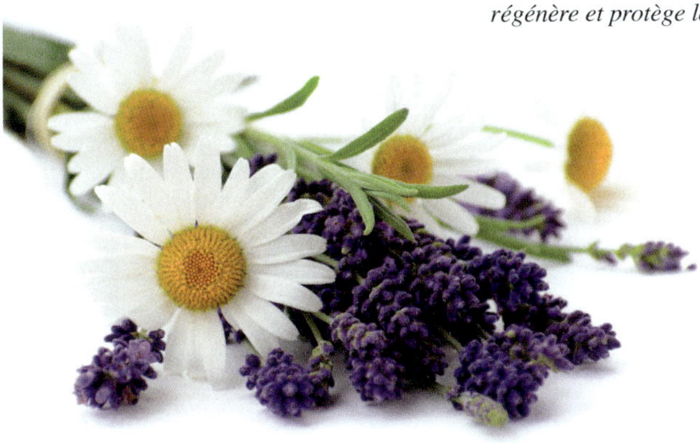

QUE FAIRE EN CAS DE PROBLÈME ?

CONTACT AVEC LES YEUX OU LES MUQUEUSES

Rincez immédiatement et abondamment, de préférence avec une huile végétale (huile de cuisine ou autre), ou, à défaut d'huile végétale, rincez à l'eau claire.

Contactez un médecin ou le centre antipoison.

INGESTION ACCIDENTELLE

Prenez immédiatement contact avec le centre antipoison.

BIEN ACHETER ET CONSERVER SES HUILES ESSENTIELLES

Les huiles essentielles sont des extraits actifs, il est donc important de les choisir de bonne qualité. Ainsi, elles seront d'autant plus efficaces. Selon quels critères les acheter ?

CHOISIR DE VRAIES GARANTIES DE QUALITÉ

Au niveau mondial, les normes sur les méthodes d'analyse et les spécifications des huiles essentielles sont définies par le groupe de travail ISO TC 54, qui prend en considération les informations des experts mondiaux. En France, depuis 2008, l'AFSSAPS (désormais ANSM, Agence Nationale de Sécurité du Médicament et des produits de santé) a élaboré des recommandations relatives aux critères de qualité, afin d'encadrer leur utilisation et de permettre un meilleur contrôle.

UNE BONNE HUILE ESSENTIELLE PORTE NOTAMMENT LES MENTIONS « HEBBD »

(huile essentielle botaniquement et biochimiquement définie) et **« 100 % PURE, 100 % NATURELLE ».** Une garantie de traçabilité, de qualité et d'un strict contrôle.

- **100 % PURE**

À savoir sans adjonction d'une autre huile essentielle, d'une huile végétale, ou de tout autre solvant.

- **100 % NATURELLE**

C'est-à-dire exempte de produits chimiques (huiles minérales, molécules de synthèse...).

- **LA TRAÇABILITÉ DOIT ÊTRE PARFAITEMENT MAÎTRISÉE**

La traçabilité doit être contrôlée du champ de récolte de la plante jusqu'à l'huile essentielle conditionnée en flacon. Des analyses systématiques de chaque lot d'huile essentielle (chromatographie en phase gazeuse, tests physico-chimiques et organoleptiques) doivent être effectuées afin de vérifier que l'huile essentielle est conforme au standard de référence et qu'elle contient bien toutes les molécules aromatiques aux bonnes concentrations.

DU BIO, C'EST BIEN !

On ne peut pas trouver toutes les huiles essentielles en disponibilité suffisante en bio. Mais quand c'est possible, préférez les huiles essentielles certifiées bio.

- **CERTIFICATION ECOCERT**

pour les huiles essentielles bio cosmétiques.

Contrôlé par ECOCERT PARFUMS D'AMBIANCE

- **CERTIFICATIONS AB**

pour les huiles essentielles bio compléments alimentaires ou denrées alimentaires.

CERTIFIÉ AB AGRICULTURE BIOLOGIQUE

FR-BIO-01 Agriculture UE/Non UE

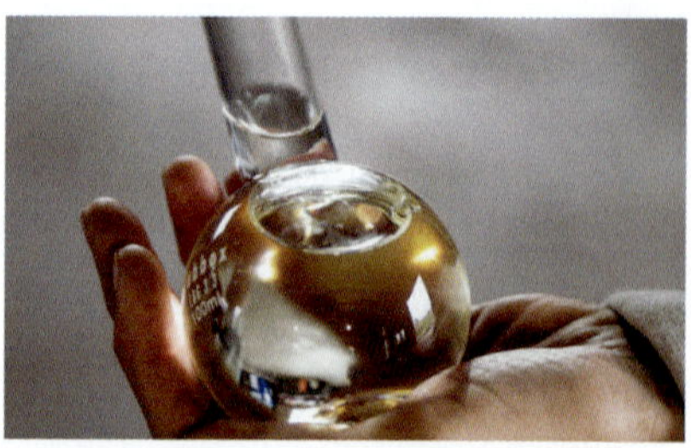

LES MENTIONS IMPORTANTES À VÉRIFIER

LE NOM LATIN
Qui permet d'éviter toute confusion.

LE CHÉMOTYPE (spécificités biochimiques)
Pour ne pas se tromper d'huile essentielle. Par exemple, il existe 8 chémotypes principaux de thym, aux indications et aux usages différents...

LA DATE DE PÉREMPTION

LE NUMÉRO DE LOT

LE LIEU DE PRODUCTION

L'ORGANE PRODUCTEUR (« OP »)

LES PRÉCAUTIONS D'EMPLOI

L'ÉQUIVALENCE (1 ml = x gouttes).

À SAVOIR !

Certaines huiles essentielles sont colorées, c'est normal. Par exemple, l'huile essentielle de thym à thymol peut être rouge sang ; celle de bergamote, verte ; et celle de lavande (vraie ou aspic), jaune pâle. Ainsi, la couleur d'une huile essentielle peut dépendre de la nature du végétal mais aussi de la matière dans laquelle est fabriqué l'alambic : un alambic en cuivre donnera une huile essentielle de gaulthérie de couleur rose foncé, alors qu'un alambic en aluminium produira une huile essentielle d'un jaune très clair.

COMMENT CONSERVER SES HUILES ESSENTIELLES ?

Les huiles essentielles doivent être rangées à l'abri de la lumière et de la chaleur (idéalement, entre 5 et 30 °C). Les huiles essentielles de rose, de thym à thymol ou de menthe poivrée, par exemple, se figent en cristaux à basse température (cela n'a toutefois pas d'incidence sur la qualité de l'huile essentielle qui, dès qu'elle est de nouveau à température ambiante, se liquéfie).

L'idéal est de les laisser dans leur emballage afin d'éviter les erreurs, de les conserver bien rebouchées (elles sont oxydables et volatiles) et debout (pour éviter que les huiles ne « rongent » le bec compte-gouttes et le bouchon, qui sont en plastique).

Ainsi, vos huiles essentielles seront bien protégées et conservées.

QUEL CONDITIONNEMENT ?

Les huiles essentielles doivent être conditionnées dans des flacons en verre (et non en plastique) de couleur sombre : cela facilite leur conservation puisqu'elles sont altérées par les rayons ultraviolets du soleil. Pour plus de sécurité, choisissez des flacons munis de bouchons inviolables équipés d'un système de sécurité enfant et d'un compte-gouttes conforme à la Pharmacopée européenne afin de garantir un parfait dosage.

OÙ LES ACHETER ?

N'achetez pas vos huiles essentielles n'importe où, sans référence qualitative ni conseil.

L'achat auprès d'un pharmacien est le plus sûr. Certaines grandes marques leader, vendues en pharmacie ou parapharmacie, ont créé leur propre site marchand : on peut ainsi trouver un large choix d'huiles essentielles, d'huiles végétales et d'hydrolats, à la qualité irréprochable, en un seul clic !

PRINCIPALES PROPRIÉTÉS
ET INDICATIONS THÉRAPEUTIQUES DES

- 55 -
HUILES ESSENTIELLES
LES PLUS COURANTES

La plupart des huiles essentielles ont, en raison de leur complexité moléculaire, des indications très variées. En voici un résumé.

PLANTE	NOM LATIN	PRINCIPALES PROPRIÉTÉS	QUELQUES INDICATIONS THÉRAPEUTIQUES
BASILIC (EXOTIQUE) 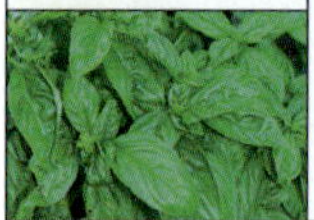	*Ocimum basilicum*	Antispasmodique, régulatrice du système nerveux, tonique générale et digestive, relaxante, calmante nerveuse.	Flatulences, hoquet, indigestion, nausées, gastro-entérite, aérophagie, mal des transports, douleurs de règles, fatigue, déséquilibres nerveux et troubles du sommeil. Spasmes musculaires et toux.
BERGAMOTE (SANS BERGAPTÈNE) 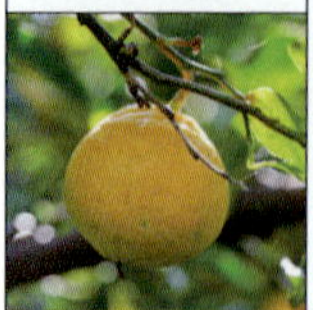	*Citrus aurantium* ssp. *bergamia*	Anxiolytique, calmante, spasmolytique (bloque les spasmes), antiseptique aérienne, désodorisante, assainissante, appétente, digestive et carminative (anti-gaz), purifiante et équilibrante du cuir chevelu.	Frustration et mal-être en période de sevrage (tabac, alcool, nourriture), anxiété, stress, angoisses, irritabilité, troubles du sommeil, purification aérienne des pièces à vivre, digestion, cheveux gras.
BOIS DE ROSE D'ASIE (OU BOIS DE HÔ OU BOIS DE SHIU) 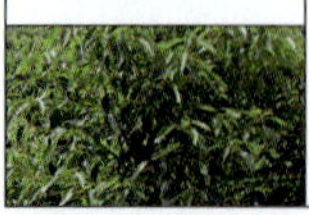	*Cinnamomum camphora linaloliferum*	Antibactérienne, antivirale, antiseptique, anti-inflammatoire, antifongique, tonique immunitaire, lymphatique, cutanée, régénératrice, équilibrante et tonique nerveuse.	Infections O.R.L. et bronchopulmonaires, problèmes de peau (peau sensible, irritée, fatiguée, rides, vergetures, cicatrices, eczéma, psoriasis, acné, mycose), fatigue nerveuse, période de convalescence, défenses naturelles affaiblies.

Utilisez les plantes et les huiles essentielles avec précaution.

PLANTE	NOM LATIN	PRINCIPALES PROPRIÉTÉS	QUELQUES INDICATIONS THÉRAPEUTIQUES
CAMOMILLE ROMAINE 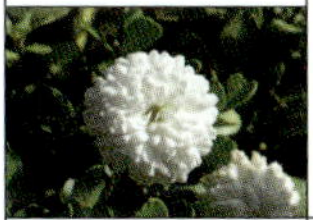	*Chamaemelum nobile*	Anti-inflammatoire, antiprurigineuse, antalgique, adoucissante, calmante nerveuse, sédative, antispasmodique, carminative.	Inflammation dermatologique, démangeaisons, couperose, anxiété, chocs nerveux, insomnie, cauchemars, névralgies, ballonnements, gaz intestinaux.
CANNELLE DE CEYLAN (ÉCORCES) 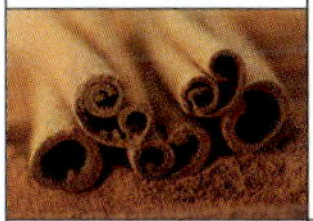	*Cinnamomum verum* (ou *Cinnamomum zeylanicum*)	Antibactérienne, antivirale, antimycosique, antiparasitaire, antispasmodique, tonique physique et mentale, satiétante.	Infections urinaires (cystite), intestinales (turista, diarrhées), respiratoires, asthénie, déprime passagère, fringales, spasmes intestinaux.
CÈDRE DE L'ATLAS 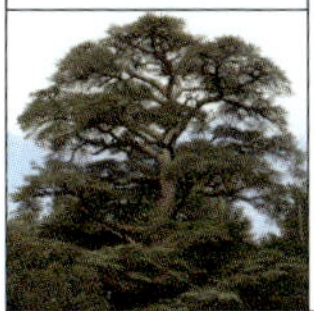	*Cedrus atlantica*	Lipolytique, tonique et drainante circulatoire, expectorante et décongestionnante des voies respiratoires, mucolytique, assainissante et revitalisante capillaire, antifongique, antimites.	Cellulite, œdème des jambes, toux grasse, bronchite, pellicules, mycoses, démangeaisons et irritations du cuir chevelu, cheveux ternes ou gras, chute de cheveux, ongles mous, cassants, dédoublés.
CISTE LADANIFÈRE 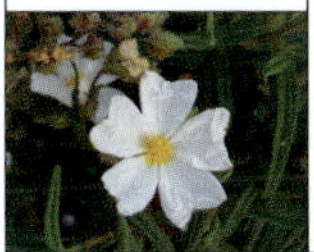	*Cistus ladaniferus*	Cicatrisante, hémostatique, astringente, tonique cutanée, antiseptique, antivirale, équilibrante et tonique immunitaire.	Cicatrices, couperose, gerçures, crevasses, brûlures superficielles, saignement de nez, petits saignements (petites plaies ou coupures), vieillissement cutané, maladies infantiles virales (varicelle, rougeole...), convalescence.
CITRON (JAUNE) 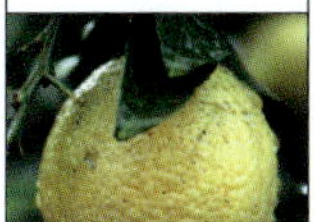	*Citrus limon*	Antiseptique, antivirale, antinauséeuse, tonique et protectrice hépatique, drainante. Purifiante aérienne. Équilibrante nerveuse, tonique immunitaire.	Assainissement de l'air, affections ORL (rhume, sinusite, maux de gorge...), défenses naturelles affaiblies, cellulite, problèmes circulatoires, nausées, mal des transports, fatigue hépatique, verrues planes.
CITRONNELLE DE JAVA 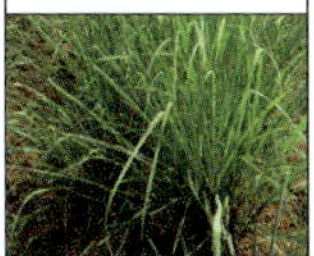	*Cymbopogon winterianus*	Antibactérienne, antivirale, antifongique, désinfectante aérienne, antalgique, anti-inflammatoire, répulsive (poux et insectes piqueurs). Drainante circulatoire.	Angine, extinction de voix, assainissement de l'air, mauvaises odeurs (tabac, cuisine...), transpiration excessive, douleurs rhumatismales (tendinite, arthrose, arthrite...), moustiques, piqûres d'insectes, poux, mycose, œdème des jambes.
CYPRÈS 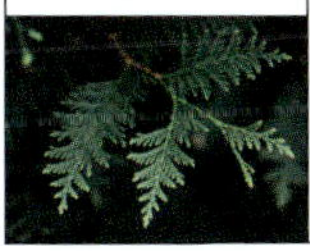	*Cupressus sempervirens*	Antiseptique, antitussive, assainissante, astringente, décongestionnante veineuse, lymphatique et utérine, équilibrante nerveuse.	Asthénie, toux sèche, d'irritation et du fumeur, problèmes circulatoires, cellulite, couperose, varices, hémorroïdes, jambes lourdes, syndrome prémenstruel, douleurs de règles. Fatigue, transpiration excessive, peau mixte grasse ou terne.

PLANTE	NOM LATIN	PRINCIPALES PROPRIÉTÉS	QUELQUES INDICATIONS THÉRAPEUTIQUES
ENCENS (OU *OLIBANUM* OU OLIBAN) 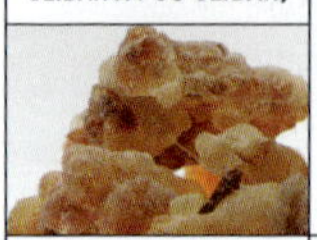	*Boswellia sacra* (ou *Boswellia carterii*)	Antiseptique, astringente, cicatrisante, immunomodulante, tonique immunitaire, antidépressive, relaxante, harmonisante de l'esprit.	Soin de la peau, défenses naturelles affaiblies, bronchite, toux grasse, toux sèche et quinteuse, déprime passagère, fatigue nerveuse, burn out, stress, angoisses, troubles du sommeil.
ÉPINETTE NOIRE 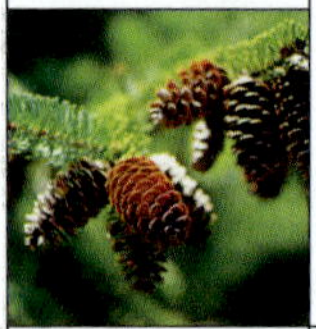	*Picea mariana*	Stimule la production du cortisol (*cortisone-like*), équilibrante du système nerveux, antispasmodique musculaire, expectorante, antibactérienne, antivirale, antiseptique, tonique des défenses immunitaires, anti-inflammatoire, antalgique.	Épuisement (physique et nerveux) intense, burn out, convalescence, contractions involontaires des muscles, blocage du plexus nerveux, émotivité, angoisses, manque de concentration, crises de spasmophilie, rhinite, bronchites, toux, sinusites, douleurs musculaires et articulaires.
ESTRAGON 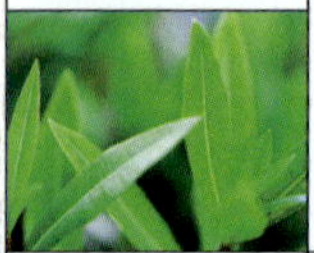	*Artemisia dracunculus*	Tonique digestive, antispasmodique, équilibrante et calmante nerveuse, antiallergique, anti-inflammatoire.	Troubles digestifs, aérophagie, colite, mal des transports, hoquet, syndrome prémenstruel, règles douloureuses, toux, rhinite allergique, stress, angoisses, douleurs rhumatismales, crampes et contractures musculaires, névrites.
EUCALYPTUS CITRONNÉ 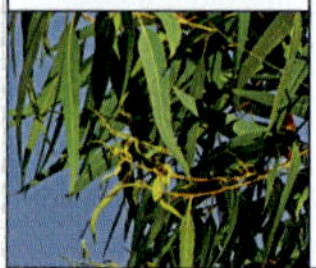	*Eucalyptus citriodora* (ou *Corymbia citriodora*)	Anti-inflammatoire, antalgique, calmante, relaxante, antimycosique, antivirale, antibactérienne, répulsive (poux et insectes piqueurs), antiœdémateuse.	Tendinites, entorses, courbatures, névralgies, névrites, sciatiques, zona, rhumatismes (arthrose, arthrite), anxiété, stress, troubles du sommeil, fatigue nerveuse, mycoses, poux, moustiques, extinction de voix, maux de gorge, stase sanguine.
EUCALYPTUS GLOBULEUX 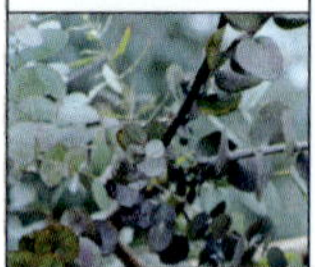	*Eucalyptus globulus*	Antiseptique respiratoire, décongestionnante, fluidifiante des mucosités respiratoires (expectorante), antibactérienne, antivirale, antimycosique, stimulante physique et intellectuelle.	Bronchite, toux grasse, grippe, infections cutanées (acné, furoncle, mycose...) et urinaires (cystite), mycoses, fatigue, troubles de la mémoire et de la concentration.
EUCALYPTUS RADIÉ 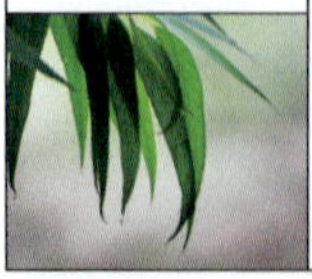	*Eucalyptus radiata*	Décongestionnante respiratoire, fluidifiante des mucosités respiratoires (expectorante), tonique immunitaire, physique et mentale, antiseptique, antivirale, antibactérienne, antifongique, antalgique, immunomodulante.	Infections respiratoires (même celles à répétition !), bronchite, rhinopharyngite, sinusite, otite, états fébriles, grippe, défenses naturelles affaiblies, fatigue, troubles de la mémoire et de la concentration, infections cutanées (zona, herpès labial, acné, mycoses...).

PLANTE	NOM LATIN	PRINCIPALES PROPRIÉTÉS	QUELQUES INDICATIONS THÉRAPEUTIQUES
GAULTHÉRIE (OU *WINTERGREEN*) 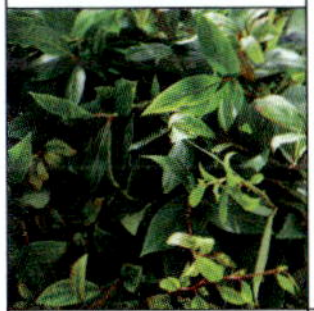	*Gaultheria fragrantissima* (ou *Gaultheria punctata*)	Antalgique, anti-inflammatoire, antispasmodique, drainante hépatique (en application externe à hauteur du foie).	Douleurs musculaires (muscles fatigués et douloureux, crampes, courbatures, lumbago, torticolis...), rhumatismes (goutte, arthrite, polyarthrite, arthrose), inflammations ou contusions douloureuses (tendinites, entorses, cervicalgie, sciatique, lumbago), préparation et récupération musculaires. Fatigue du foie, toux (en massage pectoral).
GENÉVRIER 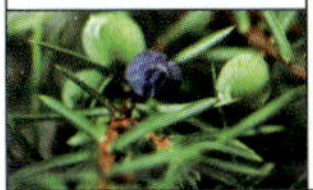	*Juniperus communis*	Antalgique, anti-inflammatoire, antirhumatismale, diurétique, drainante (tonique veineuse et lymphatique), tonique digestive.	Arthrite, polyarthrite, arthrose, crise de goutte, névrites, sciatique, rhumatismes, cellulite, varices, jambes lourdes, hémorroïdes, élimination des toxines, rétention d'eau.
GÉRANIUM 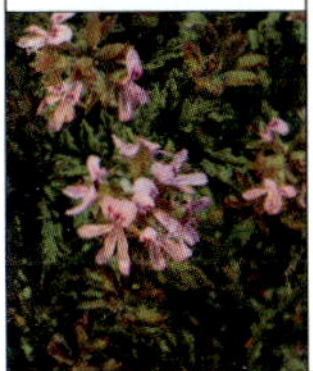	*Pelargonium x asperum* (ou *Pelargo-nium graveolens*)	Antibactérienne, antimycosique, antivirale, antiseptique, antiparasitaire, astringente, hémostatique, anti-inflamma-toire, antalgique, cicatrisante, drainante lymphatique, raffermissante, répulsive (poux et insectes piqueurs). Équilibrante et calmante nerveuse.	Infections O.R.L. et pulmonaires, mycoses, cellulite, rétention d'eau, affections cutanées (psoriasis, eczéma, mycose, acné), brûlures superficielles, coups de soleil, peau mixte ou grasse, transpiration, peau atone, insectes piqueurs, poux, fatigue et déséquilibres nerveux (déprime, humeur changeante, stress, angoisses...).
GINGEMBRE FRAIS 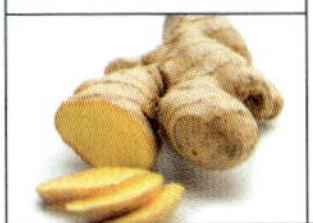	*Zingiber officinale*	Anti-inflammatoire, antivirale, tonique générale, carminative, tonique digestive, hépatique et sexuelle, antinauséeuse, tonique capillaire.	Rhumatismes (arthrose, arthrite, tendinite, névralgie...), asthénie, problèmes digestifs, gaz intestinaux, constipation, crise de foie, mal des transports, nausées, troubles de la libido, chute de cheveux, herpès labial, virus respiratoires (grippe, rhinopharyngite...).
GIROFLIER 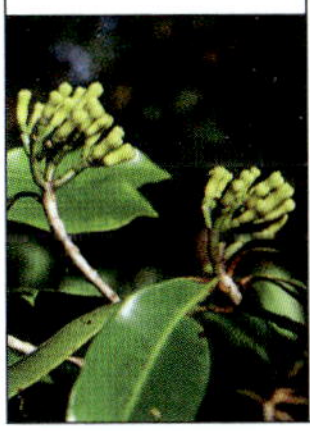	*Syzygium aromaticum* (ou *Eugenia caryophyllata*)	Anti-inflammatoire, anesthésiante, analgésique, antivirale, antibactérienne, antifongique, antiparasitaire, tonique digestive, physique et mentale, antispasmodique, coupe-faim (si respirée).	Polyarthrite, arthrite, arthrose, rhumatismes, douleurs musculaires, infections et douleurs dentaires ou buccales (aphtes, gingivite, caries, rage de dent, abcès), cystite, infections bactériennes et virales respiratoires (angine, bronchite, sinusite), infections et spasmes digestifs (diarrhée infectieuse ou post-antibiotiques, turista), douleur de règles, asthénie, déprime, mycoses cutanées ou de l'ongle, parasitoses cutanées, troubles digestifs, fringales.

PLANTE	NOM LATIN	PRINCIPALES PROPRIÉTÉS	QUELQUES INDICATIONS THÉRAPEUTIQUES
HÉLICHRYSE (OU IMMORTELLE) 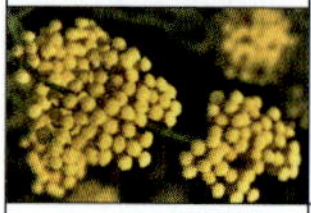	*Helichrysum italicum*	Anti-inflammatoire, antalgique, antihématome, fibrinolytique, tonique veineuse, astringente, cicatrisante, raffermissante, antirides.	Hématome, contusion (entorse, choc), troubles circulatoires (varices, varicosités, hémorroïdes, couperose), soin de la peau (dermatoses, petites plaies, cicatrices, vergetures, eczéma, psoriasis, acné, acné rosacée, vieillissement cutané).
LAURIER NOBLE 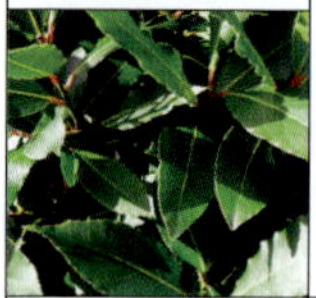	*Laurus nobilis*	Antibactérienne, antivirale, antimycosique, antalgique, anti-inflammatoire, antinévralgique, fluidifiante des mucosités respiratoires, régulatrice du système nerveux, tonique immunitaire, capillaire, physique et mental.	Bronchite, sinusite, grippe, rhinopharyngite, toux, défenses naturelles affaiblies, rhume à répétition, arthrite, arthrose, rhumatismes, névrites, névralgies, infections cutanées (acné, abcès, furoncle, mycoses), buccales (aphtes, candidose, gingivite), intestinales, asthénie, manque de courage ou de concentration, chute de cheveux.
LAVANDE ASPIC 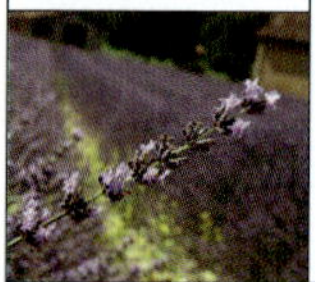	*Lavandula latifolia*	Antalgique, anti-inflammatoire, décontractante musculaire, antiseptique, anti-infectieuse polyvalente (antibactérienne, antivirale, antimycosique, antiparasitaire), fluidifiante des mucosités respiratoires, cicatrisante, apaisante cutanée, tonique et équilibrante nerveuse.	Brûlures superficielles, coups de soleil, piqûres d'insectes, de végétaux ou d'animaux, douleurs articulaires et musculaires, céphalées, migraines, acné, mycoses, herpès labial, zona, mites, poux, bronchites, toux grasse, sinusites, fatigue physique et nerveuse.
LAVANDE VRAIE 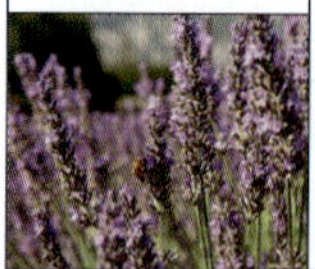	*Lavandula angustifolia*	Sédative, apaisante, calmante nerveuse, cicatrisante, adoucissante, antiseptique et anti-infectieuse polyvalente (antibactérienne, antivirale, antimycosique, antiparasitaire), antalgique, anti-inflammatoire, décontractante musculaire, antispasmodique, antipoux.	Stress, angoisses, oppressions, palpitations, troubles du sommeil, maux de tête, spasmes abdominaux, brûlures superficielles, petits bobos, piqûres d'insectes, de végétaux ou d'animaux, affections cutanées (acné, eczéma, psoriasis, irritations et démangeaisons cutanées, poux), douleurs articulaires et musculaires.
LAVANDIN SUPER 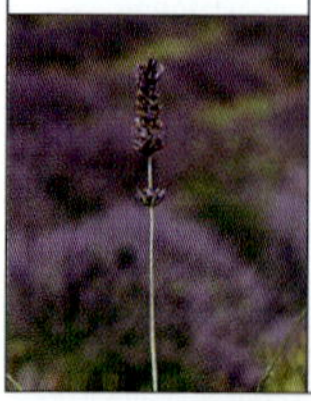	*Lavandula angustifolia* x *Lavandula latifolia*	Antispasmodique, décontractante musculaire, antalgique, anti-inflammatoire, cicatrisante, antidémangeaisons, équilibrante et relaxante nerveuse, répulsive (poux et insectes piqueurs).	Courbatures, crampes, contractures, préparation et récupération musculaire, petits accidents cutanés (piqûres d'insectes, d'animaux ou de végétaux, coups de soleil, petites brûlures, égratignures...), acné, irritations de la peau (eczéma, psoriasis, urticaire, démangeaisons...), déséquilibres et fatigue nerveuse, stress, anxiété, troubles du sommeil, poux, moustiques.

Utilisez les plantes et les huiles essentielles avec précaution.

PLANTE	NOM LATIN	PRINCIPALES PROPRIÉTÉS	QUELQUES INDICATIONS THÉRAPEUTIQUES
LEMONGRASS (OU VERVEINE DES INDES) 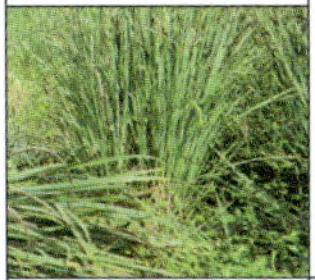	*Cymbopogon citratus*	Calmante, sédative, équilibrante du système nerveux, anti-inflammatoire, anti-allergique, antalgique, antimycosique, antibactérienne, antivirale, répulsive (poux et insectes), décongestionnante et drainante circulatoire.	Stress, anxiété, troubles du sommeil, cellulite, stases circulatoires (œdème), urticaire, allergies, mycoses, acné, zona, chute de cheveux, moustiques, poux, extinction de voix, maux de gorge, rhinite allergique, névralgie.
LENTISQUE PISTACHIER 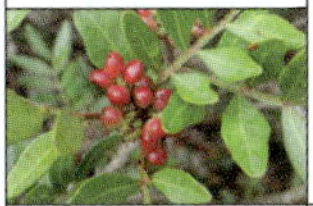	*Pistacia lentiscus*	Décongestionnante veineuse et lymphatique, anti-inflammatoire, antalgique, décongestionnante respiratoire, antivirale, astringente, tonique de la peau.	Hémorroïdes, jambes lourdes, phlébite, varices, cellulite, stases circulatoires, rétention d'eau, peau atone, rides, coup de froid, toux, bronchite, sinusite.
LITSÉE CITRONNÉE 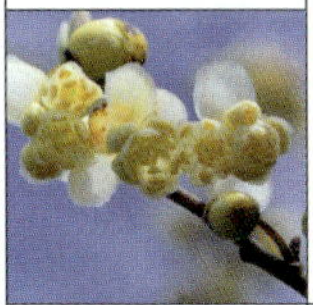	*Litsea cubeba*	Sédative, relaxante, spasmolytique (bloque les spasmes), antivirale, antibactérienne, antiparasitaire, antimycosique, assainissante aérienne, anti-inflammatoire, analgésique, antistase veineuse, anti-œdémateuse.	Endormissement difficile, nervosité, contrariété, anxiété, mauvaise humeur, névralgie, névrite, zona, œdème ou cellulite circulatoire, assainissement de l'air, mauvaises odeurs, mycoses, acné.
MANDARINE VERTE 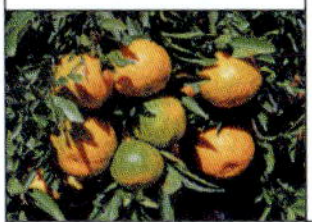	*Citrus reticulata blanco*	Calmante, relaxante, sédative, carminative, tonique et apaisante cutanée.	Angoisse, insomnie, tension nerveuse, stress, nervosité, mauvaise humeur, dyspepsie, gastralgie, gaz intestinaux, peau dévitalisée, premières rides, vergetures, cellulite, rétention d'eau.
MARJOLAINE À COQUILLES 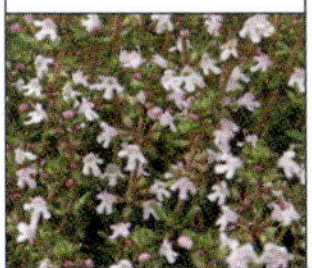	*Origanum majorana*	Anti-infectieuse polyvalente, antimycosique, antalgique, anti-inflammatoire, décontractante musculaire, antispasmodique, calmante et rééquilibrante du système nerveux.	Infections respiratoires (toux, angine, pharyngite, laryngite, rhinopharyngite, maux de gorge, rhinite chronique ou allergique, sinusite), mycoses, douleurs musculaires (contractures, tensions articulaires), règles douloureuses, fatigue nerveuse, arrêt du tabac, boulimie, stress, angoisse, dépression, lassitude, tristesse, irritabilité, insomnie.
MENTHE POIVRÉE 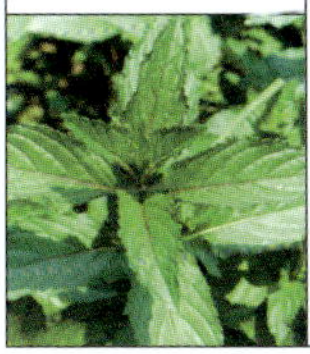	*Mentha x piperita*	Antalgique, tonique générale, mentale et digestive, antispasmodique, antinauséeuse, anti-infectieuse (antivirale, antibactérienne, antimycosique), antiprurigineuse, anti-acariens.	Maux de tête, migraines, névralgies, tendinites, sciatique, crise d'arthrite ou de goutte, entorse, contusion, crampe musculaire ou intestinale, fatigue physique et mentale, troubles digestifs, indigestion, fatigue hépatique, crise de foie, mal des transports, nausées, vomissements, démangeaisons, herpès labial, zona, mycoses.

PLANTE	NOM LATIN	PRINCIPALES PROPRIÉTÉS	QUELQUES INDICATIONS THÉRAPEUTIQUES
MYRTE (ROUGE) 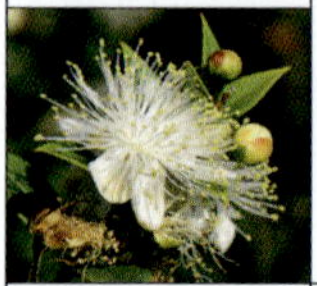	*Myrtus communis*	Anti-infectieuse, anti-inflammatoire, antalgique, décongestionnante respiratoire, veineuse, fluidifiante des mucosités respiratoires, expectorante, tonique et astringente cutanée, antispasmodique.	Hémorroïdes, jambes lourdes, varices, couperose, rhinite, rhinopharyngite, toux, sinusite, bronchite, cystite, rides, peau dévitalisée, crampes et courbatures, spasmes digestifs.
NÉROLI (FLEURS FRAÎCHES) 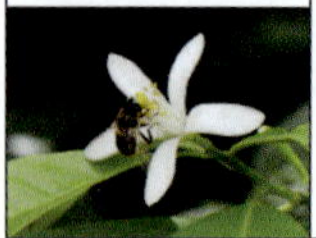	*Citrus aurantium* L. ssp. *amara* (fl.)	Équilibrante, calmante et antispasmodique nerveuse, relaxante, apaisante, régénérante, revitalisante et tonique cutanée.	Hypersensibilité et réactivité nerveuse, anxiété, stress, angoisses, peurs, vitalité, manque de confiance en soi, troubles du sommeil, soins du visage et du corps, peaux sèches, ridées, ternes ou fragilisées et sujettes aux rougeurs.
NIAOULI (SAUVAGE) 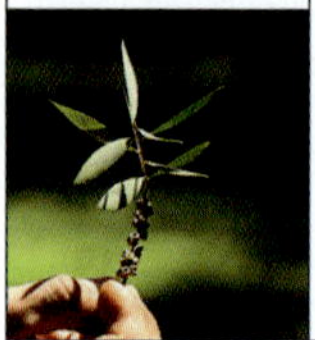	*Melaleuca viridiflora*	Immunomodulante, tonique immunitaire, antiseptique, antivirale, antibactérienne, antimycosique, fluidifiante des mucosités respiratoires, antalgique et anti-inflammatoire, décongestionnante veineuse et lymphatique, radioprotectrice cutanée, cicatrisante.	Défenses naturelles affaiblies, grippe, rhume, rhinite, sinusite, rhinopharyngite, bronchite, trachéite, otite, acné, herpès labial, zona, eczéma, psoriasis, varices, stases veineuses, hémorroïdes, cellulite, mycoses, radiodermite, coups de soleil, brûlures superficielles.
ORANGE DOUCE 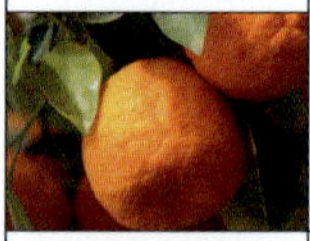	*Citrus sinensis*	Assainissante atmosphérique (en diffusion), calmante et rééquilibrante du système nerveux, sédative, tonique cutanée et digestive, carminative, antinauséeuse, apaisante cutanée.	Assainissement de l'air intérieur (épidémies virales, mauvaises odeurs), anxiété, insomnie, piqûres d'insectes, relâchement cutané, nausées, dyspepsie, digestion difficile, aérophagie.
ORIGAN COMPACT 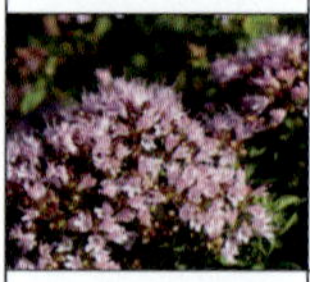	*Origanum compactum*	Anti-infectieuse majeure (antibactérienne, antivirale, antimycosique, antiparasitaire), tonique immunitaire, physique et mentale.	Infections respiratoires (grippe, angine, sinusite, bronchite...), intestinales (diarrhée, gastro-entérite) et urinaires (cystite), mycoses, gale, teigne, acné, asthénie, épuisement nerveux, convalescence, défenses naturelles affaiblies.
PALMAROSA 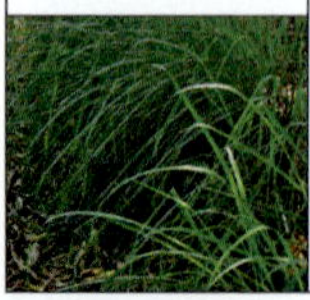	*Cymbopogon martinii* var. *motia*	Anti-inflammatoire, antalgique, anti-infectieuse (antibactérienne, antivirale, antimycosique, antiparasitaire), équilibrante et tonique nerveuse, astringente, cicatrisante, régénératrice cutanée, drainante lymphatique.	Affections respiratoires (rhinopharyngite, sinusite, otite, bronchite, angine, trachéite...), mycoses, acné, plaie, soins de la peau (couperose, peau atone, mixte, grasse), transpiration, cellulite, œdème lymphatique. Cystite. Fatigue nerveuse.

Utilisez les plantes et les huiles essentielles avec précaution.

PLANTE	NOM LATIN	PRINCIPALES PROPRIÉTÉS	QUELQUES INDICATIONS THÉRAPEUTIQUES
PAMPLEMOUSSE 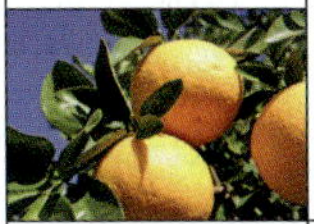	*Citrus* x *paradisi*	Dépurative du foie et des reins, raffermissante, drainante, lipolytique, antiseptique aérienne, antivirale, équilibrante nerveuse.	Cellulite, rétention d'eau, cure « détox » saisonnière, prise de poids, mauvaises odeurs, assainissement de l'air (épidémies virales), verrues, détente, morosité, mauvaise humeur, fatigue nerveuse, asthénie.
PATCHOULI 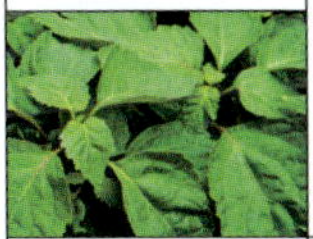	*Pogostemon cablin*	Apaisante, anti-irritante, régénérante cutanée, décongestionnante circulatoire et lymphatique, équilibrante nerveuse, hypotensive, relaxante et sédative.	Soin des peaux, atones, ridées, sensibilisées, irritées, couperosées, gercées ou fragilisées, troubles de la circulation (œdème, jambes enflées, varices, hémorroïdes), détente, asthénie, surmenage, stress, anxiété, attitude positive, hypertension bénigne passagère.
PETIT GRAIN BIGARADE (FEUILLES ET PETITS RAMEAUX) 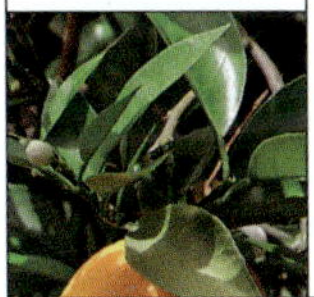	*Citrus aurantium* ssp. *amara*	Relaxante, tranquillisante, calmante, antispasmodique, apaise les palpitations et les spasmes (intestinaux, nerveux, bronchiques, musculaires, utérins...), tonique et régénérante cutanée, cicatrisante, régule la sécrétion de sébum.	Troubles nerveux, stress, anxiété, insomnie, hyperactivité, angoisses, coliques, douleurs de règles, crampes musculaires, torticolis, spasmophilie, tachycardie et arythmie liées au stress, hypertension bénigne passagère, affections cutanées (eczéma, acné), plaies, transpiration, teint terne, peau mixte et grasse.
PIN SYLVESTRE 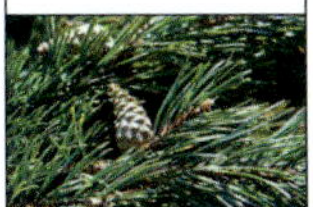	*Pinus sylvestris*	Antiseptique, antivirale et antispasmodique respiratoire, *cortison-like*, anti-inflammatoire, tonique et décongestionnante circulatoire, tonifiante physique et psychique.	Douleurs rhumatismales, assainissement de l'air en période hivernale, bronchite, toux, laryngite, rhinite, sinusite, trachéite, coup de froid, jambes lourdes, varices, fatigue, épuisement professionnel.
RAVINTSARA 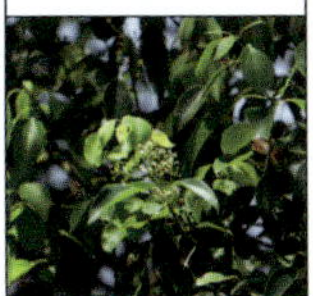	*Cinnamomum camphora cineoliferum*	Anti-infectieuse (antivirale puissante, antibactérienne, antimycosique), antiseptique, immunomodulante, antalgique, tonique immunitaire, physique et mentale.	Défenses naturelles affaiblies, virus (états fébriles, rhume, grippe, rhinopharyngite, laryngite, pharyngite, toux, gastro-entérite, herpès, zona, verrues, molluscum, varicelle...), rhinite allergique, sinusite, assainissement de l'air (épidémies virales, moisissures...) fatigue, convalescence, mémoire, concentration.
ROMARIN À CAMPHRE 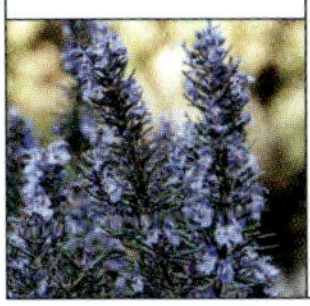	*Rosmarinus officinalis camphoriferum*	Antirhumatismale, anti-inflammatoire, antalgique, décontractante musculaire, antispasmodique, tonique hépatique, décongestionnante et tonique veineuse, revitalisante cutanée et capillaire, mucolytique, fluidifiante des mucosités respiratoires, expectorante, antimycosique.	Contractures, courbatures, crampes, contusions musculaires (claquage, hématome...), rhumatismes, douleurs musculaires, cellulite, jambes lourdes, cheveux dévitalisés, pellicules, démangeaisons et irritations du cuir chevelu, dermite séborrhéique, chute de cheveux, bronchite, otite, sinusite, spasmes digestifs, fatigue du foie.

PLANTE	NOM LATIN	PRINCIPALES PROPRIÉTÉS	QUELQUES INDICATIONS THÉRAPEUTIQUES
ROMARIN À CINÉOLE 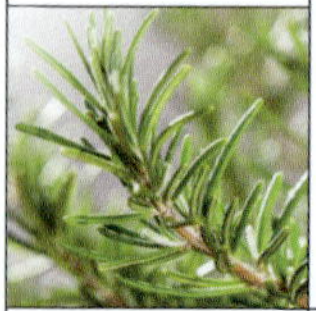	*Rosmarinus officinalis cineoliferum*	Antiseptique et antispasmodique respiratoire, expectorante, mucolytique, anti-inflammatoire, antalgique, antibactérienne, antivirale, antimycosique, tonique et décongestionnante veineuse, stimulante physique et intellectuelle.	Affections respiratoires (rhume, sinusite, toux grasse, bronchite, grippe, otite), cystites, acné, mycoses, fatigue, mémoire, concentration, manque de vigilance, douleurs musculaires ou articulaires (crampes, courbatures, préparation et récupération musculaire, arthrose, arthrite…).
ROMARIN À VERBÉNONE 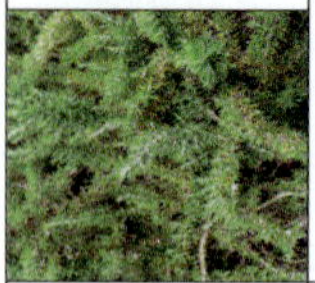	*Rosmarinus officinalis verbenoniferum*	Protectrice, régénérante et tonique du foie, expectorante, mucolytique, antibactérienne, antivirale, antimycosique, cicatrisante, tonique cutanée, équilibrante physique et psychique, antispasmodique.	Fragilité et fatigue du foie, cure dépurative hépatique, toux grasse, bronchite, sinusite, mycoses, petites plaies (égratignures, coupures…), acné, hyperséborrhée, fatigue nerveuse, oppression, angoisse, spasmes nerveux, rides.
SANTAL BLANC 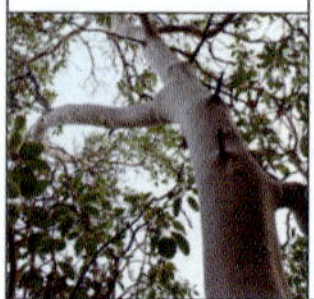	*Santalum album* L.	Calmante nerveuse, relaxante, sédative, spasmolytique, harmonisante et équilibrante nerveuse, aphrodisiaque, régénérante, cicatrisante, tonique cutanée, antimycosique, antiparasitaire et acaricide, décongestionnante veineuse et lymphatique.	Spasme nerveux, sautes d'humeur, lâcher-prise, déprime passagère, stress, anxiété, troubles du sommeil, peaux relâchées, abîmées, gercées et rêches, cicatrices, mycoses (peau et ongles), œdèmes des jambes, drainage des jambes, hémorroïdes et varices, troubles de la libido.
SAPIN DE SIBÉRIE 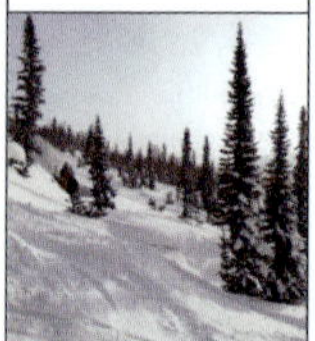	*Abies sibirica*	Antispasmodique puissante, antiseptique et décongestionnante respiratoire, expectorante, antivirale, désinfectante aérienne, anti-inflammatoire, antalgique, décontractante musculaire et nerveuse, équilibrante physique et psychique.	Spasmes intestinaux, douleurs abdominales, quintes de toux (allergies respiratoires, coqueluche…), toux grasse, toux sèche, toux « mixte », bronchite, torticolis, lumbago, contractures, claquages, élongations musculaires, fatigue générale, spasmes nerveux (oppression, palpitations, angoisses…).
SARRIETTE DES MONTAGNES (OU VIVACE) 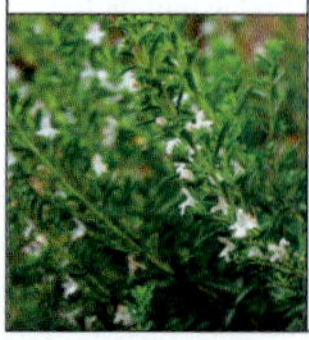	*Satureja montana*	Anti-infectieuse majeure (antibactérienne, antivirale, antimycosique, antiparasitaire), immunomodulante, tonique immunitaire et stimulante générale.	Infections intestinales (diarrhées infectieuses), urinaires (cystite), respiratoires (sinusite, angine, pharyngite, laryngite, bronchite), cutanées (mycoses, gale, poux, verrues, furoncle, abcès, acné), fatigue générale (physique, mentale, sexuelle), immunitaire (épuisement, déprime passagère, suite de maladie ou de stress).

PLANTE	NOM LATIN	PRINCIPALES PROPRIÉTÉS	QUELQUES INDICATIONS THÉRAPEUTIQUES
SAUGE SCLARÉE 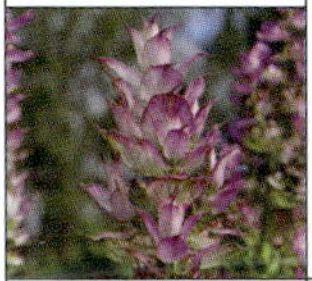	*Salvia sclarea*	*Œstrogen-like*, antispasmodique, décongestionnante utérine, tonique et régénérante cutanée et capillaire, séborégulatrice, astringente, antitranspirante, antistress, calmante et apaisante nerveuse.	Syndrome prémenstruel, cycles irréguliers, règles trop abondantes, symptômes de la préménopause et de la ménopause (bouffées de chaleur, sueurs nocturnes, troubles de l'humeur et du sommeil), anxiété, stress, insomnie, chute de cheveux, pellicules, hyperséborrhée (peau et cuir chevelu), transpiration excessive, beauté de la peau.
TEA TREE (OU ARBRE À THÉ) 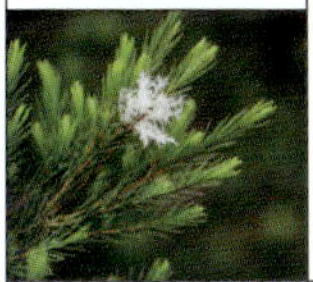	*Melaleuca alternifolia*	Antibactérienne, antimycosique, antivirale, antiparasitaire, antiseptique, décongestionnante respiratoire, immunomodulante, antalgique, tonique immunitaire et physique.	Infections buccales (aphtes, candidose), cutanées (acné, mycose, herpès), O.R.L. (rhume, grippe, maux de gorge, rhinite allergique, sinusite, toux, otite...), fatigue, défenses naturelles affaiblies, poux, pellicules, démangeaisons du cuir chevelu, hyperséborrhée, transpiration.
THYM À LINALOL 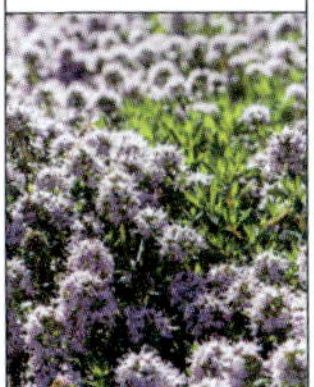	*Thymus vulgaris linaloliferum*	Anti-infectieuse polyvalente (antibactérienne, antivirale, antimycosique, antiparasitaire), antiseptique, immunomodulante, antalgique, équilibrante nerveuse, tonique générale et immunitaire, cicatrisante.	Affections respiratoires (angine virale, maux de gorge, toux, bronchite, grippe, otite, rhinite, rhinopharyngite, sinusite), défenses naturelles affaiblies, purifiante aérienne (virus, moisissures, mauvaises odeurs), plaies buccales (aphte, gingivite), acné, bouton de fièvre, mycoses, eczéma, psoriasis, petites plaies, oxyures, fatigue, convalescence, surmenage, infections urinaires (cystite).
THYM À THUJANOL 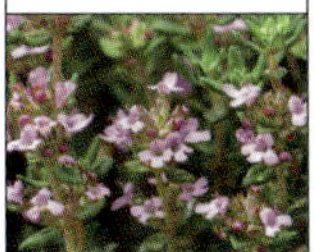	*Thymus vulgaris thujanoliferum*	Antibactérienne, antivirale, antifongique, antiseptique, antalgique, anti-inflammatoire, équilibrante des défenses naturelles, stimulante et équilibrante nerveuse, tonique et régénérante hépatique, réchauffante.	Maux de l'hiver, rhumes, otites, toux, rhinopharyngites, angines, laryngites, pharyngites, aphonie, défenses naturelles affaiblies, fatigue,convalescence, surmenage, foie paresseux, digestion lente, mains et pieds froids, rhumatismes.
THYM À THYMOL 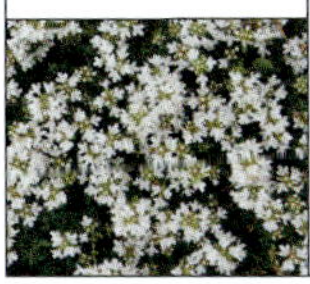	*Thymus zygis thymoliferum*	Anti-infectieuse majeure (antibactérienne, antivirale, antimycosique, antiparasitaire), stimulante immunitaire, physique et mentale.	Infections intestinales (diarrhée infectieuse), respiratoires (sinusite, bronchite, angine, maux de gorge, pharyngite, laryngite, rhinopharyngite, grippe), urinaires (cystite), cutanées (mycoses, gale, teigne, verrues...), affections du cuir chevelu (dermite séborrhéique, mycose, pellicules), surmenage, burn out, fatigue générale ou immunitaire, convalescence.

PLANTE	NOM LATIN	PRINCIPALES PROPRIÉTÉS	QUELQUES INDICATIONS THÉRAPEUTIQUES
YLANG-YLANG (DISTILLATION COMPLÈTE) 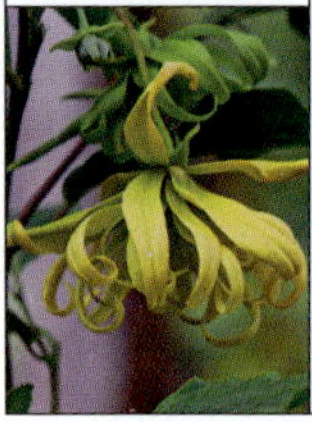	*Cananga odorata*	Antidépressive, rééquilibrante et harmonisante du système nerveux, tonique générale et sexuelle, anti-inflammatoire, antalgique, antirhumatismale, séborégulatrice, tonique et revitalisante de la peau et des cheveux, antiparasitaire.	Anxiété, fatigue nerveuse, insomnie, stress, angoisses, hypertension bénigne passagère, troubles de la libido, rhumatismes (arthrose, arthrite), tendinite, claquage musculaire, contractures, courbatures, peaux sèches, ternes, et dévitalisées, cheveux ternes, secs et fourchus, ongles cassants, chute de cheveux.

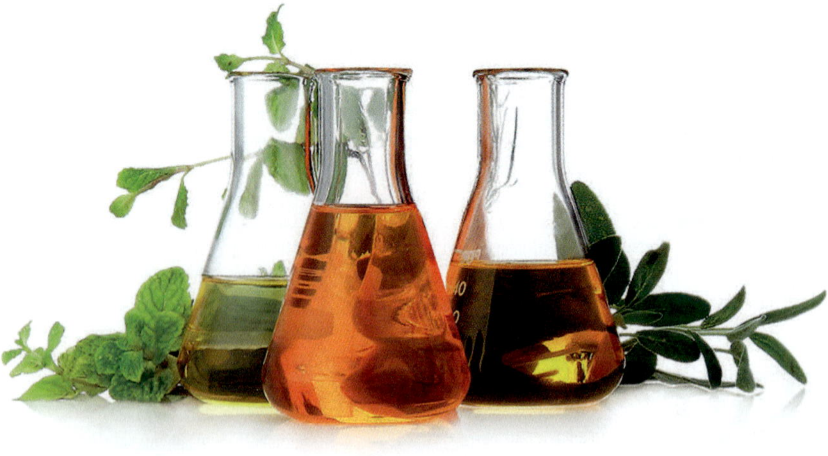

Utiliser les plantes et les huiles essentielles avec précaution. Avant toute utilisation, lisez les informations et les précautions d'emploi précisées dans ce guide.

LES 8 SPHÈRES D'ACTION DES HUILES ESSENTIELLES

RESPIRATOIRE - ASSAINISSANT

Bergamote sans bergaptène, Cannelle de Ceylan, Cèdre de l'Atlas, Citron, Citronnelle de Java, Cyprès, Encens, Épinette noire, Estragon, Eucalyptus globuleux, Eucalyptus radié, Laurier noble, Litsée citronnée, Myrte, Niaouli, Origan compact, Pamplemousse, Pin sylvestre, Ravintsara, Romarin à cinéole, Romarin à verbénone, Sapin de Sibérie, Sarriette des montagnes, Tea tree, Thym à linalol, Thym à thujanol, Thym à thymol.

DÉFENSES NATURELLES

Bois de rose d'Asie, Ciste ladanifère, Citron, Encens, Eucalyptus radié, Laurier noble, Niaouli, Origan compact, Ravintsara, Sarriette des montagnes, Tea tree, Thym à linalol, Thym à thujanol, Thym à thymol.

STRESS - SOMMEIL - RELAX

Bergamote sans bergaptène, Camomille romaine, Eucalyptus citronné, Géranium, Lavande vraie, Lavandin super, Lemongrass, Litsée citronnée, Mandarine verte, Marjolaine à coquilles, Néroli, Orange douce, Patchouli, Petit grain bigarade, Santal blanc, Sauge sclarée.

CIRCULATION - MINCEUR

Cèdre de l'Atlas, Citron, Cyprès, Eucalyptus citronné, Genévrier, Géranium, Hélichryse, Lemongrass, Lentisque pistachier, Myrte, Niaouli, Palmarosa, Pamplemousse, Patchouli, Romarin à camphre, Santal blanc, Sauge sclarée.

DIGESTION - ÉLIMINATION

Basilic, Bergamote sans bergaptène, Camomille romaine, Citron, Estragon, Gaulthérie, Gingembre frais, Lavande vraie, Lentisque pistachier, Mandarine verte, Menthe poivrée, Orange douce, Pamplemousse, Romarin à camphre, Romarin à verbénone, Sapin de Sibérie, Thym à thujanol.

FORME PHYSIQUE, NERVEUSE ET MENTALE - BIEN-ÊTRE - HARMONIE

Bergamote sans bergaptène, Cannelle de Ceylan, Encens, Épinette noire, Eucalyptus citronné, Gingembre frais, Giroflier, Lavande aspic, Lemongrass, Lentisque pistachier, Litsée citronnée, Marjolaine à coquilles, Menthe poivrée, Néroli, Origan compact, Palmarosa, Patchouli, Pin sylvestre, Ravintsara, Romarin à cinéole, Romarin à verbénone, Santal blanc, Sapin de Sibérie, Sarriette des montagnes, Thym à linalol, Thym à thujanol, Thym à thymol, Ylang-ylang.

DOULEURS

Basilic, Épinette noire, Estragon, Eucalyptus citronné, Gaulthérie, Genévrier, Giroflier, Laurier noble, Lavande vraie, Lavande aspic, Lavandin super, Lemongrass, Litsée citronnée, Marjolaine à coquilles, Menthe poivrée, Romarin à camphre, Romarin à cinéole, Sapin de Sibérie.

PEAU - CHEVEUX

Bois de rose d'Asie, Camomille romaine, Cèdre de l'Atlas, Ciste ladanifère, Citronnelle de Java, Cyprès, Eucalyptus citronné, Eucalyptus globuleux, Géranium, Hélichryse, Laurier noble, Lavande aspic, Lavande vraie, Lavandin super, Lemongrass, Litsée citronnée, Menthe poivrée, Néroli, Niaouli, Orange douce, Origan compact, Palmarosa, Patchouli, Petit grain bigarade, Romarin à verbénone, Santal blanc, Sarriette des montagnes, Tea tree, Thym à linalol, Ylang-ylang.

LES
INDISPENSABLES

- 55 -
HUILES ESSENTIELLES
À LA LOUPE

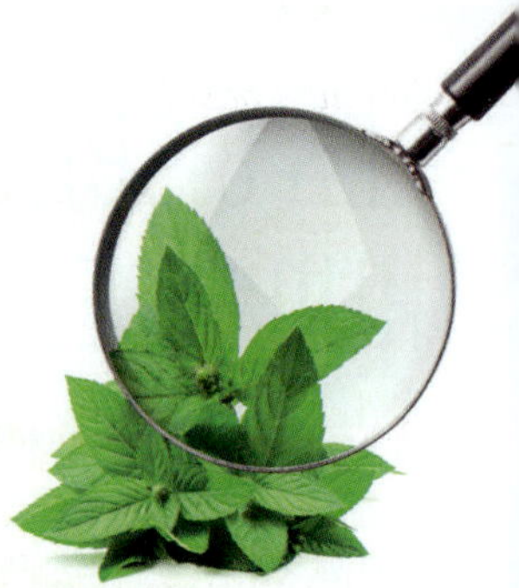

Vous trouverez dans les pages suivantes les fiches détaillées des 55 huiles essentielles indispensables, afin de vous permettre de les découvrir et de vous initier à leur utilisation.

LES MODES D'UTILISATION
EN UN SEUL COUP D'ŒIL

Application cutanée
ou massage

Bain

Voie orale

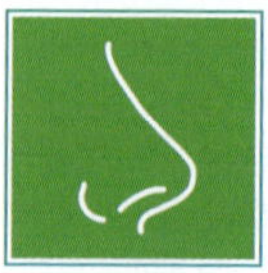

Inhalation
(sèche ou humide)

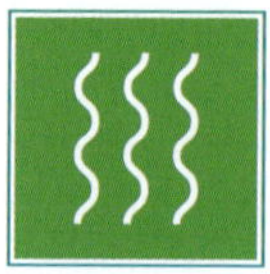

Diffusion

BASILIC (EXOTIQUE)

Ocimum basilicum

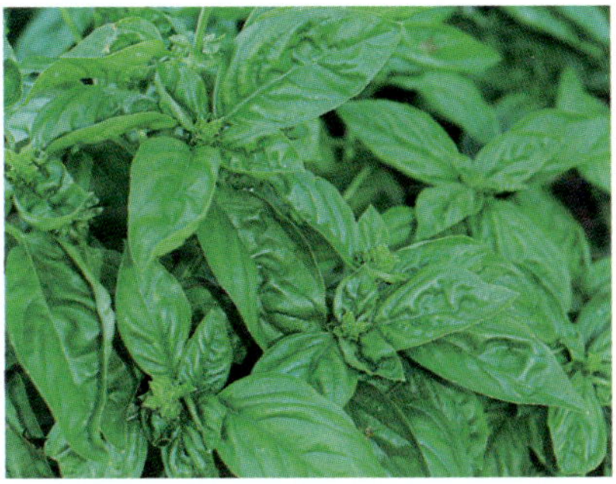

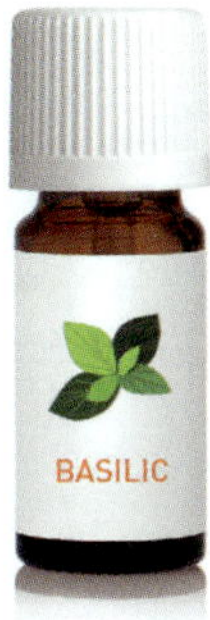

/ PLANTE / BOTANIQUE / ORIGINE / CULTURE / PRODUCTION

Originaire d'Asie, le basilic exotique ou tropical est cultivé à Madagascar, dans de nombreux pays asiatiques et en Afrique. Une espèce proche est utilisée en cuisine pour son parfum frais, elle entre dans de nombreuses recettes aux saveurs du Sud.

• Application cutanée après dilution à 3 %, massage • Bain
• Inhalation sèche

MOLÉCULES aromatiques principales | Phénol méthyl-éther, essentiellement le méthylchavicol ou estragole. **FAMILLE** | Lamiacées. **ORGANES producteurs** | Parties aériennes. **RENDEMENT** | 100 g d'huile essentielle pour 100 kg de plantes. **ÉQUIVALENCE** | 1 ml → 29 gouttes (dosage calculé pour un compte-gouttes calibré Pharmacopée européenne).

PRINCIPALES PROPRIÉTÉS DE L'HUILE ESSENTIELLE

Très odorante, l'huile essentielle de basilic est un puissant antispasmodique, efficace contre les douleurs liées aux règles, mais aussi les spasmes (hoquet et toux) et les douleurs gastriques ou entériques. Elle régule également le système nerveux en soignant les états de fatigue ou de dépression, la spasmophilie et les troubles du sommeil. Elle peut remplacer efficacement l'huile essentielle d'estragon.

USAGES CONSEILLÉS

→ **ADULTE** **SOMMEIL :** 1 goutte d'huile essentielle de basilic + 2 gouttes d'essence de mandarine verte sur un mouchoir à respirer pendant 10 minutes au moment du coucher.

→ **ADULTE** **DIGESTION/AÉROPHAGIE :** mélanger 1 goutte d'huile essentielle de basilic + 1 goutte d'huile essentielle de menthe poivrée dans 10 gouttes d'huile végétale d'amande douce. Masser le ventre avec ce mélange 2 fois par jour, en cas de trouble digestif.

→ **ADULTE** **RÈGLES DOULOUREUSES :** masser le bas du ventre avec 2 gouttes d'huile essentielle de basilic diluées dans un peu d'huile végétale de macadamia, renouveler si nécessaire.

+ DEMANDEZ TOUJOURS CONSEIL À VOTRE PHARMACIEN

PRÉCAUTIONS D'EMPLOI

Avant toute utilisation demandez conseil à votre pharmacien. L'huile essentielle doit systématiquement être largement diluée avant d'être appliquée sur la peau ou utilisée dans le bain (1 goutte d'huile essentielle dans 2 bouchons d'une base neutre pour le bain ou la douche). Il est déconseillé d'augmenter les doses inconsidérément, car l'huile essentielle de basilic peut alors provoquer un état d'hébétude.

NE PAS UTILISER chez la femme enceinte ou allaitante, chez l'enfant, chez les personnes dont l'activité professionnelle nécessite de la vigilance, chez la personne allergique aux huiles essentielles, chez les asthmatiques sans l'avis d'un allergologue, chez le sujet épileptique ou ayant des antécédents de troubles convulsifs et en cas de fragilité du foie. Pour les personnes sous traitement médical, se rapprocher d'un spécialiste de santé.

BERGAMOTE (SANS BERGAPTÈNE)

Citrus aurantium ssp. *bergamia*

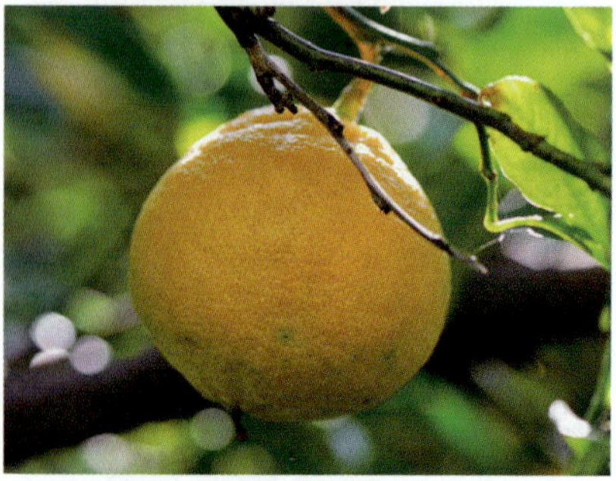

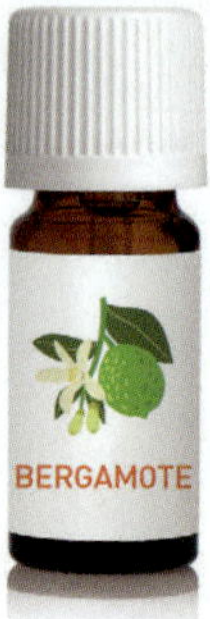

/ PLANTE / BOTANIQUE / ORIGINE / CULTURE / PRODUCTION

Ce petit arbre de 5 mètres présente des feuilles vertes, lisses et ovales. Les fleurs blanches très parfumées donneront de petits fruits ronds comme une orange miniature, verts foncés puis jaunes à maturité.

- Application cutanée, massage
- Bain
- Voie orale
- Inhalation (sèche ou humide)
- Diffusion

MOLÉCULES aromatiques principales | Monoterpénols (linalol), monoterpènes (limonène), esters (acétate de linalyle). **FAMILLE** | Rutacées. **ORGANES PRODUCTEURS** | Zestes (péricarpe du fruit). **RENDEMENT** | 480 g d'essence pour 100 kg de zestes. **ÉQUIVALENCE** | 1 ml → 32 gouttes (dosage calculé pour un compte-gouttes calibré Pharmacopée européenne).

PRINCIPALES PROPRIÉTÉS DE L'HUILE ESSENTIELLE

Antifrustration, elle a une action marquée sur les comportements de mal-être en période de sevrage : tabac, alcool, nourriture. Elle lutte ainsi contre anxiété, stress, angoisses, irritabilité et insomnies.

En diffusion, elle est aussi antiseptique aérienne et désodorisante, et assainit et purifie l'air des pièces à vivre. Comme beaucoup d'essences d'agrumes, elle a des propriétés appétentes, digestives et carminative (antigaz). On l'utilise également pour purifier et équilibrer les cuirs chevelus gras.

USAGES CONSEILLÉS

→ **15 ANS ET +** **ANXIÉTÉ, STRESS :** 1 goutte d'huile essentielle de bergamote + 1 goutte d'huile essentielle de marjolaine à coquilles, sur un comprimé neutre, 3 à 4 fois par jour en cas de besoin, durant au maximum 8 jours.

→ **15 ANS ET +** **ANGOISSES :** 2 gouttes d'huile essentielle de bergamote + 1 goutte d'huile essentielle de petit grain bigarade, diluées dans 8 gouttes d'huile végétale d'amande douce, à utiliser en massage du thorax et du plexus nerveux, matin, midi et soir en cas de besoin.

→ **15 ANS ET +** **CHEVEUX GRAS :** Mélanger 1 goutte d'huile essentielle de bergamote + 1 goutte d'huile essentielle de citron dans une noisette de shampooing doux, laver les cheveux 2 à 3 fois par semaine.

+ DEMANDEZ TOUJOURS CONSEIL À VOTRE PHARMACIEN

PRÉCAUTIONS D'EMPLOI

NE PAS UTILISER chez la femme enceinte ou allaitante, chez l'enfant de moins de 15 ans, chez les personnes allergiques aux huiles essentielles, chez les asthmatiques sans l'avis d'un allergologue, chez le sujet épileptique ou ayant des antécédents de troubles convulsifs. NE PAS S'EXPOSER AU SOLEIL APRÈS APPLICATION. Pour les personnes sous traitement médical, se rapprocher d'un spécialiste de santé.

BOIS DE ROSE D'ASIE (OU BOIS DE HÔ OU BOIS DE SHIU) *Cinnamomum camphora linaloliferum*

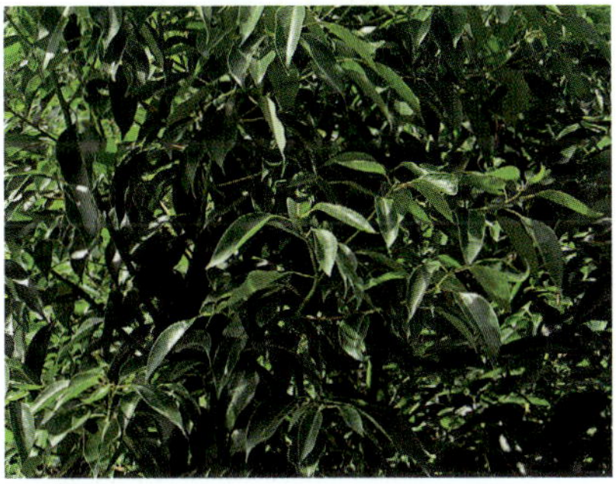

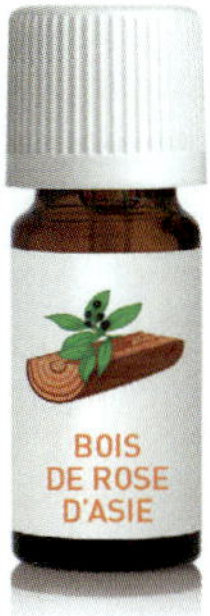

/ PLANTE / BOTANIQUE / ORIGINE / CULTURE / PRODUCTION

Le bois de rose d'Asie, dit bois de HÔ ou bois de Shiu, est un grand arbre d'environ 30 mètres de haut à feuilles persistantes, fleurs jaunes et baies rouges. Il est originaire de Chine et du Japon. Son utilisation en Chine a été rapportée par les voyages de Marco Polo.

- Application cutanée, massage • Bain • Voie orale • Inhalation (sèche ou humide)
- Diffusion

MOLÉCULES aromatiques principales | Monoterpénol (linalol). **FAMILLE** | Lauracées. **ORGANES PRODUCTEURS** | Feuilles et bois. **RENDEMENT** | 5 kg d'huile essentielle pour 100 kg de plantes. **ÉQUIVALENCE** | 1 ml → 29 gouttes (dosage calculé pour un compte-gouttes calibré Pharmacopée européenne).

. PRINCIPALES PROPRIÉTÉS DE L'HUILE ESSENTIELLE

Cette huile essentielle est remarquable pour la peau : elle tonifie et régénère les tissus, adoucit et raffermit l'épiderme, traite les vergetures, les rides, l'eczéma, l'acné et les affections cutanées. Elle est également immunomodulante, antalgique, anti-infectieuse, antibactérienne, antifongique, antivirale, et antispasmodique.

. USAGES CONSEILLÉS

→ **15 ANS ET +** **BEAUTÉ DE LA PEAU :** ajouter 5 gouttes d'huile essentielle de bois de rose d'Asie à 1 cuillerée à café de chacune de ces huiles végétales : noyau d'abricot, argan et rose musquée.

→ **15 ANS ET +** **RAFFERMISSEMENT ET BEAUTÉ DES SEINS :** appliquer chaque jour 2 gouttes d'huile essentielle de bois de rose d'Asie mélangées à 1 cuillerée à café d'huile végétale de macadamia.

→ **12 ANS ET +** **CICATRICE ET VERGETURES :** masser doucement (en décollant et en faisant rouler la peau) avec 5 gouttes d'huile essentielle de bois de rose d'Asie diluées dans 10 gouttes d'huile végétale de rose musquée.

+ DEMANDEZ TOUJOURS CONSEIL À VOTRE PHARMACIEN

. PRÉCAUTIONS D'EMPLOI

Cette huile essentielle est très bien tolérée et remplace très efficacement l'huile essentielle de bois de rose d'Amazonie (*Aniba rosaeodora*), dont le commerce est restreint car il s'agit d'une espèce protégée.

NE PAS UTILISER chez la femme enceinte ou allaitante, chez l'enfant avant 7 ans, chez la personne allergique aux huiles essentielles, chez les asthmatiques sans l'avis de l'allergologue, chez le sujet épileptique ou ayant des antécédents de troubles convulsifs. Pour les personnes sous traitement médical, se rapprocher d'un spécialiste de santé.

Pour chaque recette, référez-vous aux précautions d'emploi de chaque huile essentielle et / ou huile végétale utilisée.

CAMOMILLE ROMAINE

Chamaemelum nobile

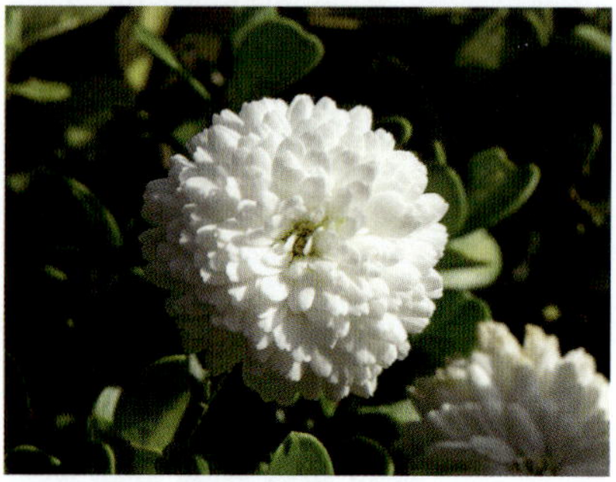

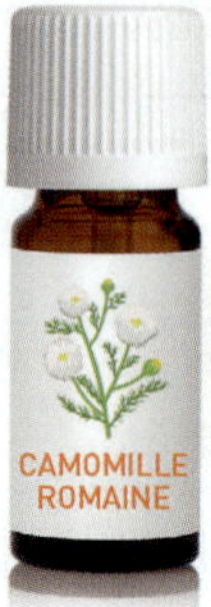

/ PLANTE / BOTANIQUE / ORIGINE / CULTURE / PRODUCTION

La camomille romaine (ou noble) se plaît dans les régions tempérées d'Europe, et notamment en France, où le Maine-et-Loire en cultive environ 90 hectares. Elle apprécie les terrains siliceux et ses capitules sont cueillis un à un de juillet à septembre.

• Application cutanée, massage • Bain • Voie orale • Inhalation sèche • Diffusion

MOLÉCULES aromatiques principales | Esters aliphatiques (angélates d'isobutyle, de méthyl-allyle et d'isoamyle), monoterpénols (pinocarvéol), cétones (pinocarvone). **FAMILLE** | Astéracées. **ORGANES PRODUCTEURS** | Sommités fleuries. **RENDEMENT** | 400 g à 1 kg d'huile essentielle pour 100 kg de fleurs. **ÉQUIVALENCE** | 1 ml → 34 gouttes (dosage calculé pour un compte-gouttes calibré Pharmacopée européenne).

PRINCIPALES PROPRIÉTÉS DE L'HUILE ESSENTIELLE

Elle est avant tout utilisée comme calmant, chez l'enfant et l'adulte, car elle apaise les tensions, calme les angoisses et les chocs nerveux et favorise le sommeil. Elle agit également sur les migraines et les névralgies, et est recommandée pour la peau (affections cutanées, feu du rasoir, érythèmes ou coupures) mais aussi pour le système digestif (digestion lente, flatulences, ballonnements) et dans la lutte contre les rhinites allergiques (rhume des foins).

USAGES CONSEILLÉS

→ **7 ANS ET +** **ANGOISSE, TRAC, STRESS, APPRÉHENSION :** respirer directement le flacon d'huile essentielle de camomille romaine pendant 2 ou 3 minutes.

→ **7 ANS ET +** **STRESS ET SOMMEIL :** appliquer 1 goutte (sans diluer) d'huile essentielle de camomille romaine directement sur le plexus solaire, 1 goutte sur la face interne des poignets, 1 goutte sur la voûte plantaire et 1 goutte le long de la colonne vertébrale.

→ **ADULTE** **BRÛLURES D'ESTOMAC OU ACIDITÉ :** prendre 1 goutte d'huile essentielle de camomille romaine diluée dans un quart de cuillerée à café de miel, d'huile d'olive ou d'amande douce, 3 fois par jour, pendant 1 jour ou 2.

+ DEMANDEZ TOUJOURS CONSEIL À VOTRE PHARMACIEN

PRÉCAUTIONS D'EMPLOI

Elle est remarquablement bien tolérée mais son odeur est puissante.

NE PAS UTILISER chez la femme enceinte ou allaitante, chez l'enfant avant 7 ans, chez le sujet épileptique ou ayant des antécédents de troubles convulsifs, chez la personne allergique aux huiles essentielles, chez les asthmatiques sans l'avis d'un allergologue. Pour les personnes sous traitement médical, se rapprocher d'un spécialiste de santé.

CANNELLE DE CEYLAN (ÉCORCES)

Cinnamomum verum (ou *Cinnamomum zeylanicum*)

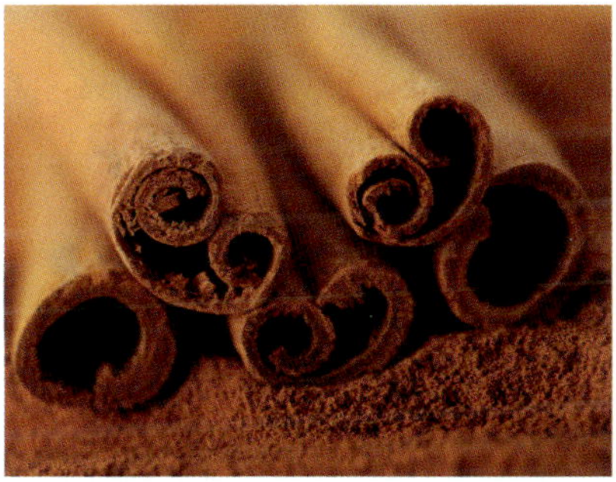

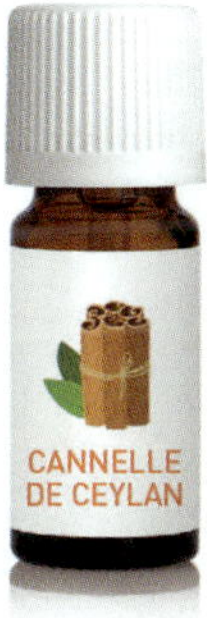

/ PLANTE / BOTANIQUE / ORIGINE / CULTURE / PRODUCTION

Originaire du Sri Lanka, ce grand arbre (jusqu'à 15 mètres de hauteur) est aussi cultivé à Madagascar. L'écorce du cannelier est prélevée à la saison des pluies.

• Application cutanée, massage après dilution à 1 % • Voie orale • Inhalation sèche

MOLÉCULES aromatiques principales | Aldéhyde aromatique (cinnamaldéhyde), phénols (eugénol), alcools et esters aromatiques. **FAMILLE** | Lauracées. **ORGANES PRODUCTEURS** | Écorces. **RENDEMENT** | 400 g à 1,7 kg d'huile essentielle pour 100 kg d'écorce. **ÉQUIVALENCE** | 1 ml → 31 gouttes (dosage calculé pour un compte-gouttes calibré Pharmacopée européenne).

PRINCIPALES PROPRIÉTÉS DE L'HUILE ESSENTIELLE

Elle est essentiellement antiseptique, antivirale et antibactérienne, avec un très large spectre d'action sur les microbes, même résistants aux antibiotiques. On l'utilise contre les infections respiratoires (bronchite, rhume, grippe), urinaires (cystite), ou intestinales (gastro-entérite, turista). C'est aussi un remarquable antispasmodique et antiparasitaire.

USAGES CONSEILLÉS

→ **ADULTE** **INFECTION URINAIRE :** 1 goutte d'huile essentielle de cannelle de Ceylan + 1 goutte d'essence de citron + 6 gouttes d'huile végétale d'amande douce, sur un comprimé neutre. À prendre au cours des repas, 3 fois par jour, pendant 7 jours.

→ **12 ANS ET +** **DIARRHÉE :** mélanger 2 gouttes d'huile essentielle de cannelle de Ceylan à 10 gouttes d'huile végétale de calophylle et masser l'abdomen après les repas pendant 48 heures. Ajouter 2 gouttes d'huile essentielle de cannelle de Ceylan sur un comprimé neutre, un sucre ou dans 1 cuillerée de miel.

→ **15 ANS ET +** **FATIGUE (PHYSIQUE OU PSYCHIQUE) :** 1 goutte d'huile essentielle de cannelle de Ceylan + 1 goutte d'huile essentielle de ravintsara + 4 gouttes d'huile végétale d'amande douce, sur un comprimé neutre ou un sucre, matin et midi, 2 semaines au maximum.

+ DEMANDEZ TOUJOURS CONSEIL À VOTRE PHARMACIEN

PRÉCAUTIONS D'EMPLOI

Très irritante pour la peau, elle doit obligatoirement être utilisée à petite dose et diluée très largement dans une huile végétale.

NE PAS UTILISER chez la femme enceinte ou allaitante, l'enfant avant 7 ans (sauf par voie orale : utilisation à partir de 12 ans), le sujet épileptique ou ayant des antécédents de troubles convulsifs, la personne allergique aux huiles essentielles, chez les asthmatiques sans l'avis d'un allergologue, en cas d'antécédents de reflux gastro-œsophagien, de gastrite ou d'ulcère gastroduodénal, d'hépatite. Pour les personnes sous traitement médical, se rapprocher d'un spécialiste de santé.

CÈDRE DE L'ATLAS

Cedrus atlantica

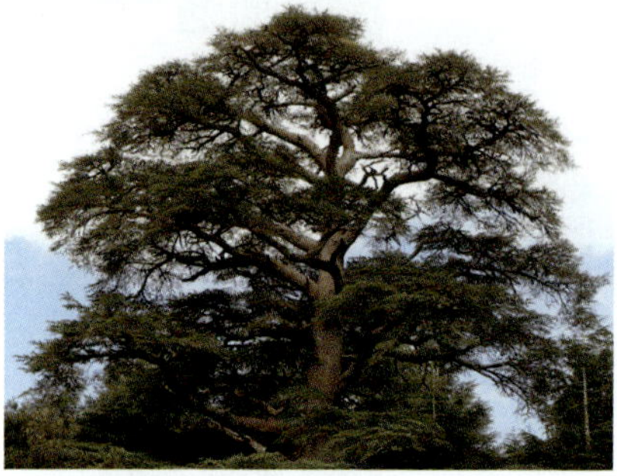

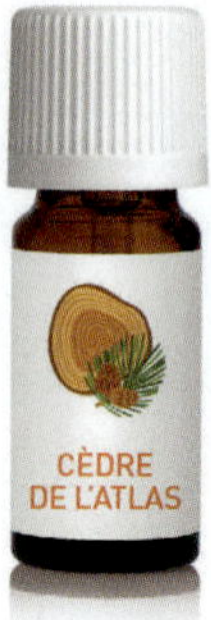

/ PLANTE / BOTANIQUE / ORIGINE / CULTURE / PRODUCTION

Originaire d'Afrique du Nord (Atlas marocain), cet arbre immense et imposant, de 25 à 50 mètres, s'épanouit dans les zones montagneuses du Moyen Atlas marocain entre 1500 et 2000 mètres d'altitude. Cette espèce, introduite en France, forme de magnifiques forêts.

- Application cutanée, massage • Bain • Voie orale • Inhalation sèche
- Diffusion (1 goutte pour 10 gouttes d'autres huiles essentielles)

MOLÉCULES aromatiques principales | Sesquiterpènes (α-himachalène, β-himachalène et γ-himachalène), sesquiterpénones, (α-atlantone et γ-atlantone), sesquiterpénols (atlantol). **FAMILLE** | Pinacées. **ORGANES PRODUCTEURS** | Bois. **RENDEMENT** | 1 kg d'huile essentielle pour 100 kg de bois. **ÉQUIVALENCE** | 1 ml → 30 gouttes (dosage calculé pour un compte-gouttes calibré Pharmacopée européenne).

PRINCIPALES PROPRIÉTÉS DE L'HUILE ESSENTIELLE

Drainant, lipolytique et tonique pour les systèmes veineux et lymphatique, le cèdre de l'Atlas lutte contre la cellulite et les œdèmes. Mucolytique, décongestionnant, antiviral, anti-inflammatoire, antiseptique, il soulage et dégage les voies respiratoires. Il traite aussi efficacement les soucis de peau puisqu'il est antifongique, assainissant, cicatrisant et régénérant du cuir chevelu et de l'épiderme. Remarquable revitalisant capillaire, il renforce et répare les cheveux ternes et abîmés. C'est aussi un bon relaxant.

USAGES CONSEILLÉS

→ **15 ANS ET +** **DÉMANGEAISONS DU CUIR CHEVELU :** ajouter 9 gouttes d'huile essentielle de cèdre de l'Atlas dans 30 ml d'huile végétale de millepertuis (ou de chanvre en cas d'exposition solaire). Appliquer 2 fois par semaine en masque capillaire, laisser poser 20 à 30 minutes avant le shampooing.

→ **ANTIMITES :** déposer 5 gouttes d'huile essentielle de cèdre de l'Atlas sur un morceau de bois, un galet ou un mouchoir, à disposer au fond d'un placard, ou d'un tiroir.

→ **12 ANS ET +** **TOUX GRASSE :** mélanger 3 ou 4 gouttes d'huile essentielle de cèdre de l'Atlas dans 8 gouttes d'huile végétale d'amande douce, masser le thorax et la plante des pieds avec ce mélange matin et soir, pendant 5 à 7 jours.

+ DEMANDEZ TOUJOURS CONSEIL À VOTRE PHARMACIEN

PRÉCAUTIONS D'EMPLOI

Elle ne doit pas être utilisée à forte dose ni pendant une période prolongée (présence de cétones). Par voie orale, **son utilisation est limitée à 1 goutte 4 fois par jour pendant 3 jours** (présence de cétones, goût peu agréable). L'inhalation sèche est limitée à 5 minutes.

NE PAS UTILISER chez la femme enceinte ou allaitante, chez l'enfant avant 7 ans, chez la personne allergique aux huiles essentielles, chez les asthmatiques sans l'avis d'un allergologue, chez le sujet épileptique ou ayant des antécédents de troubles convulsifs. Pour les personnes sous traitement médical, se rapprocher d'un spécialiste de santé.

CISTE LADANIFÈRE

Cistus ladaniferus

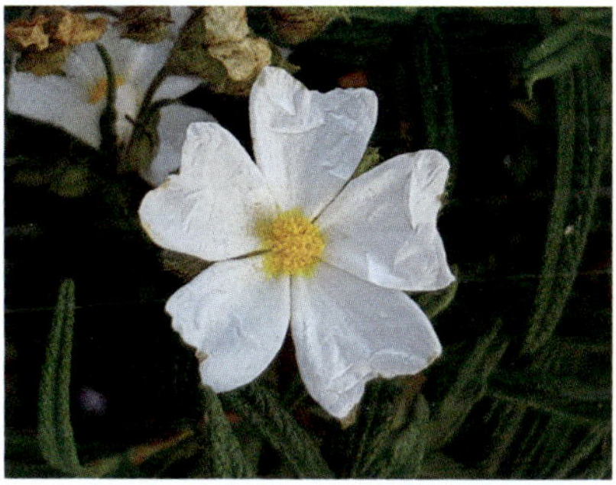

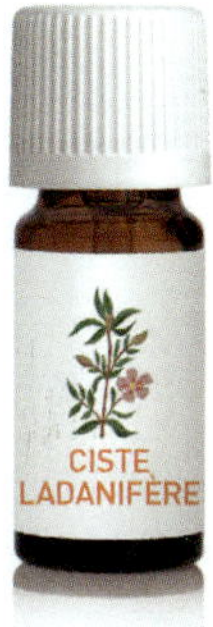

/ PLANTE / BOTANIQUE / ORIGINE / CULTURE / PRODUCTION

Arbuste du bassin méditerranéen, en particulier de l'Espagne, où il pousse sur des terres pauvres, le ciste est utilisé en médecine et également en parfumerie.

- Application cutanée, massage • Bain • Voie orale • Inhalation (sèche ou humide)
- Diffusion (1 goutte pour 10 gouttes d'autres huiles essentielles)

MOLÉCULES aromatiques principales | Monoterpènes dont α-pinène, alcools terpéniques, esters, acétophénones. **FAMILLE** | Cistacées. **ORGANES PRODUCTEURS** | Rameaux feuillus. **RENDEMENT** | 20 g d'huile essentielle pour 100 kg de plantes. **ÉQUIVALENCE** | 1 ml → 34 gouttes (dosage calculé pour un compte-gouttes calibré Pharmacopée européenne).

PRINCIPALES PROPRIÉTÉS DE L'HUILE ESSENTIELLE

À la fois astringente, cicatrisante et antiseptique, elle stoppe les petites hémorragies, facilite la cicatrisation des plaies en évitant une surinfection. Elle est recommandée contre toutes les infections infantiles virales, de la coqueluche à la rougeole en passant par la varicelle et la scarlatine.

USAGES CONSEILLÉS

→ **7 ANS ET +** **SAIGNEMENT DE NEZ :** déposer 1 goutte d'huile essentielle de ciste ladanifère sur un bâtonnet ouaté et appliquer dans la narine (ou imprégner une mèche de coton à laisser dans la narine 1 à 2 minutes).

→ **12 ANS ET +** **DÉFENSES NATURELLES AFFAIBLIES :** appliquer sur le thorax 3 gouttes d'huile essentielle de ciste ladanifère diluées dans 5 gouttes d'huile végétale (d'amande douce, de jojoba ou de macadamia), chaque matin, pendant 7 jours.

→ **7 ANS ET +** **AMPOULES :** mélanger 2 gouttes d'huile essentielle de ciste ladanifère + 1 goutte d'huile essentielle d'hélichryse + 20 gouttes d'huile végétale de rose musquée. Appliquer 4 gouttes du mélange sur l'ampoule, 3 fois par jour jusqu'à guérison.

+ DEMANDEZ TOUJOURS CONSEIL À VOTRE PHARMACIEN

PRÉCAUTIONS D'EMPLOI

Cette huile essentielle est à éviter en cas de traitement par anticoagulants. La voie orale est réservée à l'adulte et sur avis médical.

NE PAS UTILISER chcz la femme enceinte ou allaitante, chez l'enfant avant 7 ans, chez le sujet épileptique ou ayant des antécédents de troubles convulsifs, chez la personne allergique aux huiles essentielles, chez les asthmatiques sans l'avis d'un allergologue. Pour les personnes sous traitement médical, se rapprocher d'un spécialiste de santé.

CITRON (JAUNE)

Citrus limon

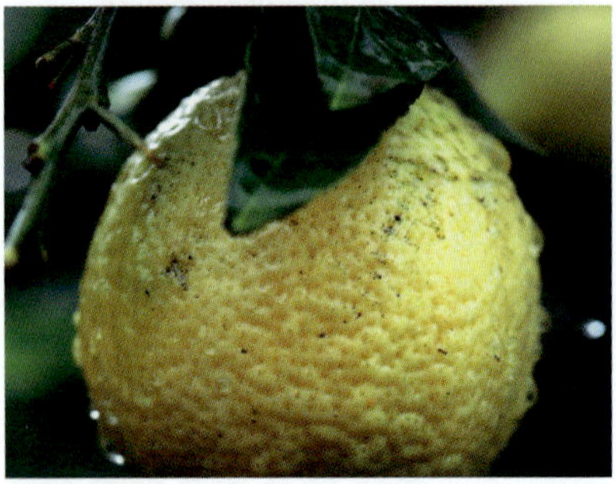

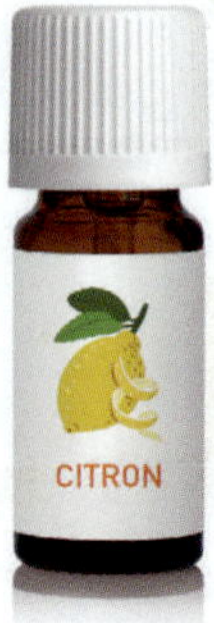

/ PLANTE / BOTANIQUE / ORIGINE / CULTURE / PRODUCTION

Originaire de l'ancienne Médie (entre le fleuve Tigre et la mer Caspienne), le citronnier est cultivé dans tout le bassin méditerranéen, surtout en Espagne, principal exportateur mondial.

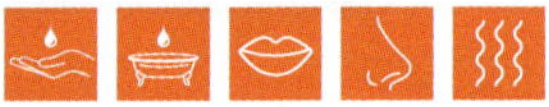

- Application cutanée, massage • Bain • Voie orale • Inhalation (sèche ou humide)
- Diffusion

MOLÉCULES aromatiques principales | Monoterpènes (limonène), aldéhydes terpéniques (géranial, néral), monoterpénols (linalol). **FAMILLE** | Rutacées. **ORGANES PRODUCTEURS** | Zestes (péricarpe du fruit). **RENDEMENT** | 4 kg d'essence pour 100 kg de zestes. **ÉQUIVALENCE** | 1 ml → 31 gouttes (dosage calculé pour un compte-gouttes calibré Pharmacopée européenne).

PRINCIPALES PROPRIÉTÉS DE L'ESSENCE

Elle est à la fois tonique, hépatique et antinauséeuse, même si, traditionnellement, on l'utilisait avant tout comme contrepoison et remède des affections respiratoires. Elle assainit l'air et lutte contre les jambes lourdes, la rétention d'eau et le surpoids quand ceux-ci sont d'origine hépatique. Énergisante, elle donne la « positive attitude » pour retrouver sa bonne humeur !

USAGES CONSEILLÉS

→ **7 ANS ET +** **ASSAINIR ET PARFUMER L'AIR :** diffuser simplement 20 gouttes d'essence de citron avec un diffuseur (à chaleur douce, à nébulisation, à brumisation ou ultrasonique).

→ **12 ANS ET +** **STIMULER LES DÉFENSES NATURELLES :** prendre 2 gouttes d'essence de citron sur un comprimé neutre, un sucre ou dans 1 cuillerée de miel, chaque matin, pendant 15 jours.

→ **12 ANS ET +** **MAUVAISE HALEINE ET DÉSINFECTION DE LA BOUCHE / DENTS TACHÉES OU JAUNIES :** ajouter 1 goutte d'essence de citron + 1 goutte d'huile essentielle de menthe poivrée sur le dentifrice avant de se brosser les dents.

+ DEMANDEZ TOUJOURS CONSEIL À VOTRE PHARMACIEN

PRÉCAUTIONS D'EMPLOI

Le terme « phototoxique » est un terme « général » qui comprend l'aspect photosensibilisation (principalement due au soleil qui déclenche une allergie) et l'aspect photo-irritation (principalement due au soleil qui déclenche une irritation). Concernant les huiles essentielles d'agrumes, elles peuvent être sensibilisantes mais parfois également irritantes, tout dépend de l'usage que l'on en fait. C'est le cas de l'essence de citron jaune qui ne doit pas être utilisée avant une exposition au soleil.

NE PAS UTILISER chez la femme enceinte ou allaitante, chez l'enfant avant 7 ans, chez la personne allergique aux huiles essentielles, chez les asthmatiques sans l'avis d'un allergologue et sur une longue durée chez une personne atteinte d'insuffisance rénale ou hépatique, chez le sujet épileptique ou ayant des antécédents de troubles convulsifs. NE PAS S'EXPOSER AU SOLEIL APRÈS APPLICATION. Pour les personnes sous traitement médical, se rapprocher d'un spécialiste de santé.

Pour chaque recette, référez-vous aux précautions d'emploi de chaque huile essentielle et / ou huile végétale utilisée.

CITRONNELLE DE JAVA

Cymbopogon winterianus

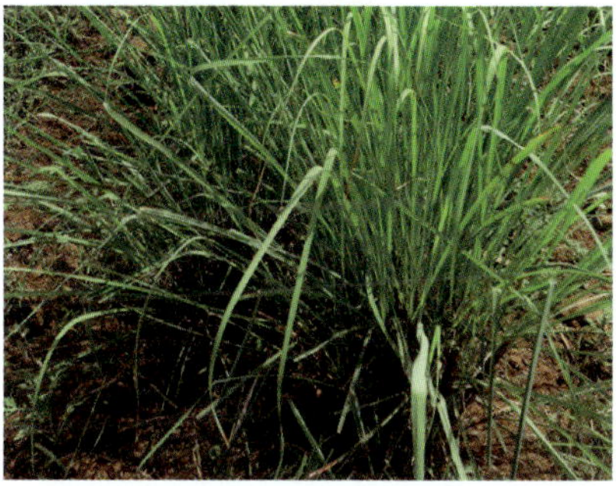

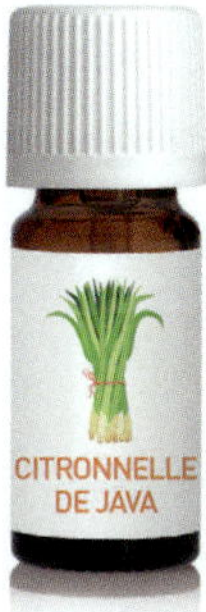

/ PLANTE / BOTANIQUE / ORIGINE / CULTURE / PRODUCTION

Originaire d'Indonésie, elle pousse également en Chine, au Vietnam, au Népal, et dans différentes régions d'Afrique ou des Antilles.

• Application cutanée, massage • Bain • Voie orale • Inhalation (sèche ou humide) • Diffusion

MOLÉCULES aromatiques principales | Aldéhydes terpéniques (citronnellal), monoterpénols (géraniol, citronnellol). **FAMILLE** | Poacées. **ORGANES PRODUCTEURS** | Parties aériennes. **RENDEMENT** | 300 g à 1 kg d'essence pour 100 kg de plantes. **ÉQUIVALENCE** | 1 ml → 31 gouttes (dosage calculé pour un compte-gouttes calibré Pharmacopée européenne).

PRINCIPALES PROPRIÉTÉS DE L'HUILE ESSENTIELLE

Elle est, avant tout, un anti-moustique naturel, et est souvent plantée à cet usage autour des maisons. Elle soulage également les piqûres, est anti-infectieuse, antibactérienne, antifongique et anti-inflammatoire, et peut être utilisée contre les infections O.R.L. (angine, aphonie par exemple), mais aussi pour soulager les tendinites ou les douleurs rhumatismales.

USAGES CONSEILLÉS

→ **7 ANS ET +** **PIQÛRES D'INSECTES :** 1 goutte d'huile essentielle de citronnelle de Java + 2 gouttes d'huile végétale de millepertuis ou de nigelle (si exposition au soleil par la suite) à déposer sur le bouton.

→ **7 ANS ET +** **ÉVITER LES INSECTES :** diffuser, à l'aide d'un diffuseur, 30 gouttes d'huile essentielle de citronnelle de Java dans l'air ambiant.

→ **12 ANS ET +** **MYCOSE CUTANÉE :** 2 gouttes d'huile essentielle de citronnelle de Java + 1 goutte d'huile essentielle de palmarosa + 1 goutte d'huile végétale de nigelle sur les zones concernées, 2 fois par jour, pendant 3 semaines.

+ DEMANDEZ TOUJOURS CONSEIL À VOTRE PHARMACIEN

PRÉCAUTIONS D'EMPLOI

Sur la peau, l'huile essentielle de citronnelle de Java doit impérativement être diluée dans une huile végétale si elle est utilisée sur de grandes surfaces.

NE PAS UTILISER chez la femme enceinte ou allaitante, l'enfant avant 7 ans, la personne allergique aux huiles essentielles, les asthmatiques sans l'avis d'un allergologue, chez le sujet épileptique ou ayant des antécédents de troubles convulsifs. Pour les personnes sous traitement médical, se rapprocher d'un spécialiste de santé.

Pour chaque recette, référez-vous aux précautions d'emploi de chaque huile essentielle et / ou huile végétale utilisée.

CYPRÈS

Cupressus sempervirens

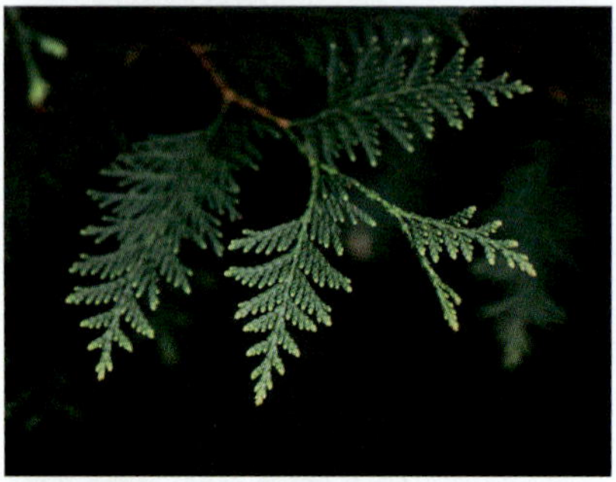

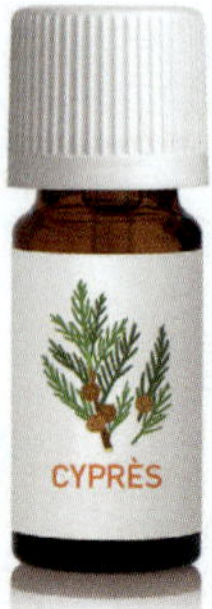

/ PLANTE / BOTANIQUE / ORIGINE / CULTURE / PRODUCTION

Ce bel arbre au feuillage vert s'acclimate de sols très divers et aussi bien de la chaleur que d'un froid vif. En France, il est cultivé essentiellement en Provence, mais on le trouve également en Italie, en Espagne, au Portugal et en Algérie.

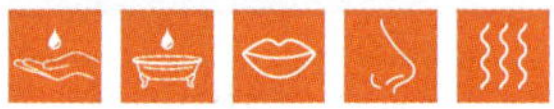

- Application cutanée, massage • Bain • Voie orale • Inhalation (sèche ou humide)
- Diffusion (1 goutte pour 10 gouttes d'autres huiles essentielles)

MOLÉCULES aromatiques principales | Monoterpènes (δ-3-carène, α-pinène), sesquiterpènes et sesquiterpénols (cédrol). **FAMILLE** | Cupressacées. **ORGANES PRODUCTEURS** | Rameaux feuillus. **RENDEMENT** | 200 à 500 g d'huile essentielle pour 100 kg de rameaux. **ÉQUIVALENCE** | 1 ml → 32 gouttes (dosage calculé pour un compte-gouttes calibré Pharmacopée européenne).

PRINCIPALES PROPRIÉTÉS DE L'HUILE ESSENTIELLE

C'est un excellent antitussif. Elle est anti-infectieuse et antibactérienne, mais aussi phlébotonique (contre les varices ou les hémorroïdes), décongestionnante veineuse, lymphatique, prostatique ou utérine. Elle peut soulager les douleurs des règles, le syndrome prémenstruel ou les œdèmes, et même la cellulite. Enfin, c'est une bonne arme antifatigue.

USAGES CONSEILLÉS

→ **15 ANS ET +** **TOUX :** diluer 2 gouttes d'huile essentielle de cyprès et d'épinette noire dans 1 cuillerée à café d'huile végétale de nigelle, appliquer en massage sur la poitrine et le haut du dos, 3 fois par jour.

→ **15 ANS ET +** **FATIGUE NERVEUSE :** répandre dans un bain tiède 5 gouttes d'huile essentielle de cyprès diluées dans 2 bouchons d'une base neutre pour le bain et la douche.

→ **ADULTE** **TROUBLES DE LA CIRCULATION :** jambes lourdes, hémorroïdes et varices : 5 gouttes d'huile essentielle de cyprès + 5 gouttes d'huile végétale de calophylle + 10 gouttes d'huile végétale de macadamia en application locale ou en massage doux des jambes (de bas en haut, de la cheville au genou).

+ DEMANDEZ TOUJOURS CONSEIL À VOTRE PHARMACIEN

PRÉCAUTIONS D'EMPLOI

ATTENTION ! Sur la peau, l'huile essentielle de cyprès doit impérativement être diluée dans une huile végétale. **Par voie orale, elle nécessite les conseils d'un médecin ou d'un pharmacien.** **NE PAS UTILISER** chez la femme enceinte ou allaitante, chez l'enfant avant 7 ans (sauf pour la voie orale : utilisation à partir de 12 ans), chez la personne allergique aux huiles essentielles, chez les asthmatiques sans l'avis d'un allergologue, chez les personnes souffrant d'un cancer hormonodépendant (utérus, ovaires, sein, prostate, testicules et certains cancers de l'intestin), en cas de fibrome ou de mastose du sein, sur une longue durée chez une personne atteinte d'insuffisance rénale fonctionnelle, chez le sujet épileptique ou ayant des antécédents de troubles convulsifs. Pour les personnes sous traitement médical, se rapprocher d'un spécialiste de santé.

Pour chaque recette, référez-vous aux précautions d'emploi de chaque huile essentielle et / ou huile végétale utilisée.

ENCENS (OU *OLIBANUM* OU OLIBAN)

Boswellia sacra (ou *Boswellia carterii*)

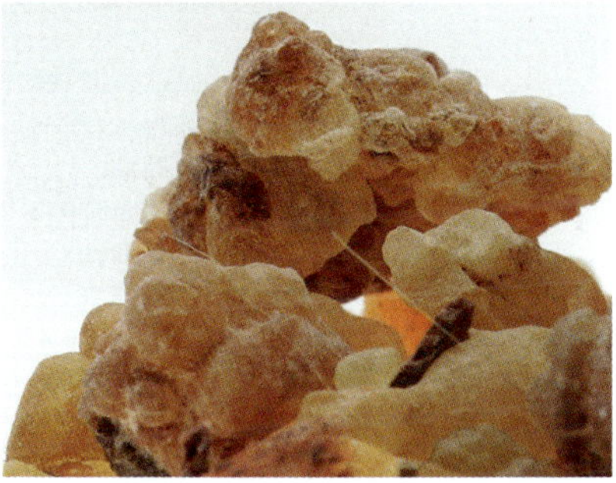

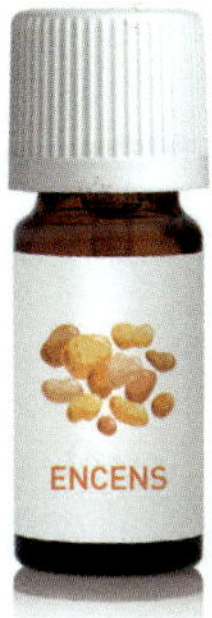

/ PLANTE / BOTANIQUE / ORIGINE / CULTURE / PRODUCTION

Originaire de la péninsule arabique (sud du Yémen et sultanat d'Oman) et de la corne de l'Afrique, l'oliban est une oléorésine très prisée.

• Application cutanée, massage • Bain • Voie orale • Inhalation (sèche ou humide) • Diffusion

MOLÉCULES aromatiques principales | Monoterpènes (α-pinène), sesquiterpènes, alcools terpéniques, oxydes et esters. **FAMILLE** | Burséracées. **ORGANES PRODUCTEURS** | Gomme ou oléorésine. **RENDEMENT** | 8 à 10 kg d'huile essentielle pour 100 kg de gomme. **ÉQUIVALENCE** | 1 ml → 36 gouttes (dosage calculé pour un compte-gouttes calibré Pharmacopée européenne).

. PRINCIPALES PROPRIÉTÉS DE L'HUILE ESSENTIELLE

Elle combat les infections de l'appareil respiratoire car elle est expectorante et antiseptique, équilibre les défenses immunitaires et calme l'angoisse, les rhumatismes et les migraines. Elle est également astringente et cicatrisante. Elle est utilisée dans les soins antirides et pour les peaux sèches. C'est également une huile essentielle propice à la méditation.

. USAGES CONSEILLÉS

→ **12 ANS ET +** **RHUME :** faire une fumigation (inhalation) avec 2 gouttes d'huile essentielle d'encens dans un bol d'eau frémissante, à respirer pour dégager les voies respiratoires.

→ **7 ANS ET +** **PETITE PLAIE :** 1 goutte d'huile essentielle d'encens + 1 goutte d'huile végétale de rose musquée à appliquer sur la blessure.

→ **ADULTE** **DÉPRIME / STRESS :** prendre 1 goutte d'huile essentielle d'encens sur un comprimé neutre, sur un sucre ou dans 1 cuillerée de miel, 3 fois par jour avant le repas, 5 jours sur 7, pendant 3 semaines.

+ DEMANDEZ TOUJOURS CONSEIL À VOTRE PHARMACIEN

. PRÉCAUTIONS D'EMPLOI

Sur la peau, l'huile essentielle d'encens doit impérativement être diluée dans une huile végétale.

NE PAS UTILISER chez la femme enceinte ou allaitante, chez l'enfant avant 7 ans, chez la personne allergique aux huiles essentielles, chez les asthmatiques sans l'avis d'un allergologue, en usage prolongé chez une personne fragile des reins, chez le sujet épileptique ou ayant des antécédents de troubles convulsifs. Pour les personnes sous traitement médical, se rapprocher d'un spécialiste de santé.

ÉPINETTE NOIRE

Picea mariana

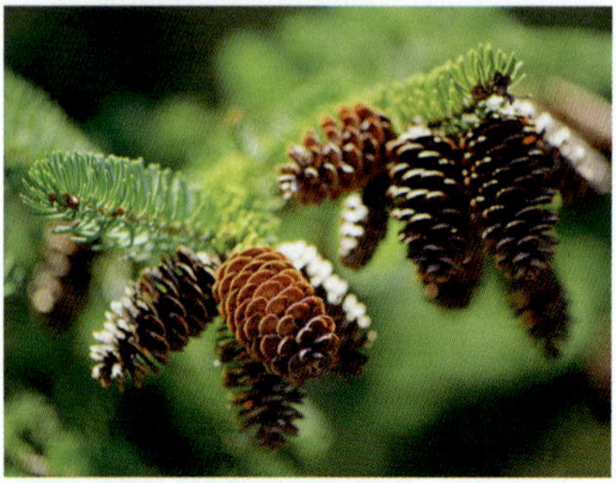

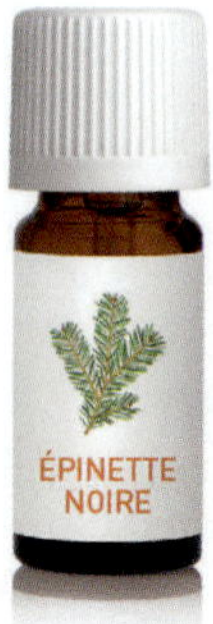

/ PLANTE / BOTANIQUE / ORIGINE / CULTURE / PRODUCTION

Ce grand arbre de la famille des conifères pousse dans les zones montagneuses au Canada. Son écorce est d'un gris-marron très foncé, d'où son nom car il existe aussi l'épinette rouge et l'épinette blanche.

- Application cutanée, massage • Bain • Inhalation (sèche ou humide) • Diffusion

MOLÉCULES aromatiques principales | Esters (acétate de bornyle), monoterpènes (camphène, alpha-pinène). **FAMILLE** | Pinacées (synonyme : abiétacées). **ORGANES PRODUCTEURS** | Aiguilles. **RENDEMENT** | 500 à 700 g d'huile essentielle pour 100 kg d'aiguilles. **ÉQUIVALENCE** | 1 ml → 33 gouttes (dosage calculé pour un compte-gouttes calibré Pharmacopée européenne).

PRINCIPALES PROPRIÉTÉS DE L'HUILE ESSENTIELLE

Ses capacités à agir sur les états de fatigue (physique et nerveuse) intense et les symptômes associés (spasmes involontaires, émotivité, angoisses, manque de concentration) en font l'huile essentielle de l'épuisement et du burn out par excellence !

Elle soulage aussi la toux, tout en favorisant l'expectoration. Antibactérienne, antiseptique et stimulante des défenses immunitaires, elle traite aussi les sinusites. Anti-inflammatoire et antalgique, elle est utilisée en rhumatologie et relaxe les muscles en cas de contracture.

USAGES CONSEILLÉS

→ **ADULTE** **FATIGUE :** 3 gouttes d'huile essentielle d'épinette noire diluées dans une cuillerée à café d'huile végétale de macadamia. À utiliser en massage du plexus et des fosses lombaires (zone entre les lombaires et le bas des côtes), chaque matin, 5 jours sur 7, pendant 6 semaines.

→ **ADULTE** **TOUX :** 2 gouttes d'huile essentielle d'épinette noire + 1 goutte d'huile essentielle de menthe poivrée diluées dans une cuillerée à café d'huile végétale (de macadamia et de nigelle pour moitié), à utiliser en massage du thorax, matin, midi et soir, pendant 4 à 6 jours au maximum.

→ **ADULTE** **CONCENTRATION :** diluer 3 gouttes d'huile essentielle d'épinette noire + 2 gouttes d'huile essentielle de romarin à cinéole dans 10 gouttes d'huile végétale de jojoba ; utiliser en friction de la nuque et de la face interne des poignets, respirer profondément les poignets ; 1 ou 2 fois par jour.

+ DEMANDEZ TOUJOURS CONSEIL À VOTRE PHARMACIEN

PRÉCAUTIONS D'EMPLOI

NE JAMAIS UTILISER PURE Usage réservé à l'adulte. Sur la peau, elle doit être impérativement diluée dans une huile végétale.

NE PAS UTILISER chez la femme enceinte ou allaitante, chez l'enfant, chez les personnes allergiques aux huiles essentielles, chez les asthmatiques sans l'avis d'un allergologue, en usage prolongé chez une personne fragile des reins, chez le sujet épileptique ou ayant des antécédents de troubles convulsifs. Pour les personnes sous traitement médical, se rapprocher d'un spécialiste de santé.

Pour chaque recette, référez-vous aux précautions d'emploi de chaque huile essentielle et / ou huile végétale utilisée.

ESTRAGON

Artemisia dracunculus

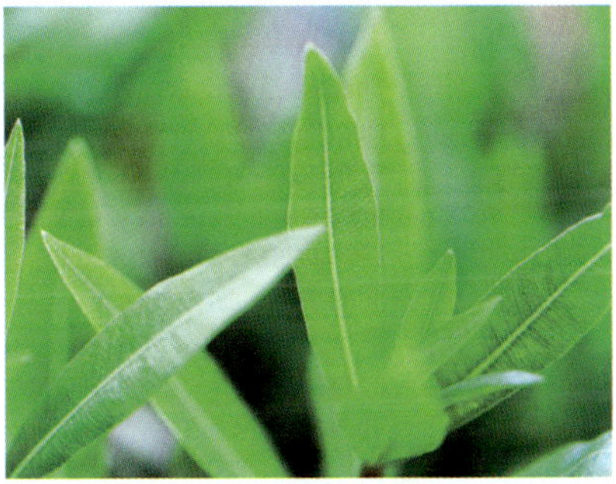

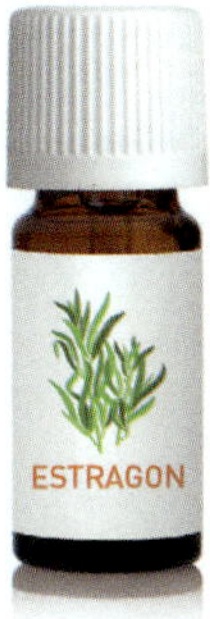

/ PLANTE / BOTANIQUE / ORIGINE / CULTURE / PRODUCTION

Venue d'Asie centrale, cette plante vivace et buissonnante, difficile à cultiver, est présente en France, surtout en Provence, où la production de l'huile essentielle est destinée avant tout à la parfumerie.

- Application cutanée après dilution à 3 %, massage • Bain
- Inhalation sèche

MOLÉCULES aromatiques principales | Phénol méthyl-éther, essentiellement le méthylchavicol ou estragole, monoterpènes. **FAMILLE** | Astéracées. **ORGANES PRODUCTEURS** | Parties aériennes. **RENDEMENT** | 500 g d'huile essentielle pour 100 kg de plantes. **ÉQUIVALENCE** | 1 ml → 32 gouttes (dosage calculé pour un compte-gouttes calibré Pharmacopée européenne).

. PRINCIPALES PROPRIÉTÉS DE L'HUILE ESSENTIELLE

L'estragon agit sur le système digestif : il est à la fois tonique (et ouvre l'appétit), antispasmodique et efficace contre les troubles digestifs (colite, aérophagie). Il intervient également sur les allergies respiratoires, les douleurs rhumatismales, celles des règles, les névrites et polynévrites, les crampes et spasmes variés (y compris le hoquet).

. USAGES CONSEILLÉS

→ **ADULTE** **HOQUET :** mélanger 1 goutte d'huile essentielle d'estragon + 2 gouttes d'huile essentielle de petit grain bigarade dans 10 gouttes d'huile végétale de jojoba. Masser le diaphragme avec ce mélange en cas de crise de hoquet.

→ **ADULTE** **RHUME DES FOINS :** appliquer 2 gouttes d'huile essentielle d'estragon mélangées à 5 gouttes de chacune de ces huiles végétales : jojaba, nigelle, sur les ailes du nez et les tempes.

→ **ADULTE** **STRESS / RHUME DES FOINS :** respirer 2 gouttes d'huile essentielle d'estragon sur un mouchoir.

+ DEMANDEZ TOUJOURS CONSEIL À VOTRE PHARMACIEN

. PRÉCAUTIONS D'EMPLOI

Avant toute utilisation demandez conseil à votre pharmacien. L'huile essentielle doit systématiquement être largement diluée avant d'être appliquée sur la peau ou utilisée dans le bain (1 goutte d'huile essentielle dans 2 bouchons d'une base neutre pour le bain ou la douche). Il est déconseillé d'augmenter les doses inconsidérément, car l'estragon peut alors provoquer un état d'hébétude.

NE PAS UTILISER chez la femme enceinte ou allaitante, chez l'enfant, chez les personnes dont l'activité professionnelle nécessite de la vigilance, chez la personne allergique aux huiles essentielles, chez les asthmatiques sans l'avis d'un allergologue, chez le sujet épileptique ou ayant des antécédents de troubles convulsifs, et en cas de fragilité du foie. Pour les personnes sous traitement médical, se rapprocher d'un spécialiste de santé.

Pour chaque recette, référez-vous aux précautions d'emploi de chaque huile essentielle et / ou huile végétale utilisée.

EUCALYPTUS CITRONNÉ

Eucalyptus citriodora (ou *Corymbia citriodora*)

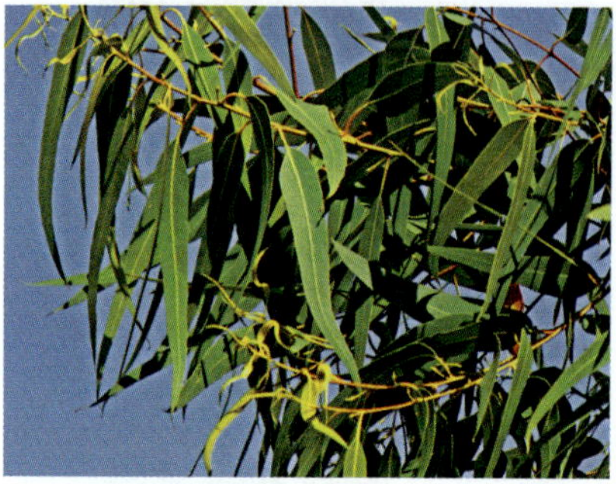

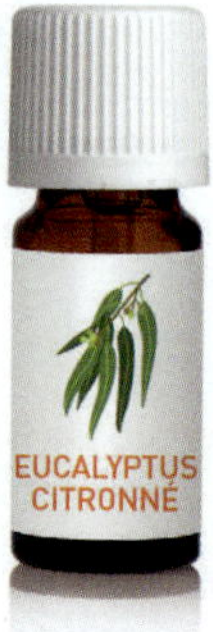

/ PLANTE / BOTANIQUE / ORIGINE / CULTURE / PRODUCTION

Originaire d'Australie, l'eucalyptus citronné s'est acclimaté dans de nombreux pays comme le Brésil, Madagascar, ou encore la Chine. C'est un grand arbre pouvant atteindre 25 à 50 mètres. Ses feuilles ont une odeur marquée citronnée quand on les froisse.

• Application cutanée après dilution entre 1 et 5 %, massage • Bain • Voie orale • Inhalation sèche • Diffusion

MOLÉCULES aromatiques principales | Aldéhydes terpéniques (citronnellal), monoterpénols (citronnellol, isopulégol), esters terpéniques (acétate de citronnellyle). **FAMILLE** | Myrtacées. **ORGANES PRODUCTEURS** | Feuilles. **RENDEMENT** | 1,25 kg d'huile essentielle pour 100 kg de feuilles. **ÉQUIVALENCE** | 1 ml → 29 gouttes (dosage calculé pour un compte-gouttes calibré Pharmacopée européenne).

PRINCIPALES PROPRIÉTÉS DE L'HUILE ESSENTIELLE

Puissamment anti-inflammatoire, antispasmodique et antalgique, l'huile essentielle d'eucalyptus citronné est idéale pour soulager les rhumatismes (arthrose, arthrite...), traumatismes articulaires et/ou musculaires (tendinite, élongation, contracture, lumbago, torticolis...) et les inflammations des nerfs (névralgie, névrite, sciatique...). Elle se révèle également calmante et équilibrante pour le système nerveux (anxiété, troubles du sommeil, déséquilibre nerveux, stress). Enfin, elle est antimycosique, antivirale, antiseptique pour la peau, répulsive contre les moustiques, les poux et autres insectes dont elle soulage aussi les piqûres.

USAGES CONSEILLÉS

→ **12 ANS ET +** **RHUMATISMES, DOULEURS MUSCULAIRES OU OSTÉO-ARTICULAIRES :** diluer 5 gouttes d'huile essentielle d'eucalyptus citronné dans 1 cuillerée à café d'huile végétale d'arnica, masser la zone douloureuse avec ce mélange, 3 fois par jour, pendant 1 à 3 semaines selon la douleur.

→ **ADULTE** **ANXIÉTÉ, STRESS, DÉSÉQUILIBRE NERVEUX :** prendre 2 gouttes d'huile essentielle d'eucalyptus citronné + 2 gouttes d'huile végétale d'amande douce sur un comprimé neutre, 3 ou 4 fois par jour, pendant 1 à 2 semaines.

→ **15 ANS ET +** **ZONA :** appliquer 4 gouttes d'huile essentielle d'eucalyptus citronné mélangées à 1 cuillerée à soupe d'huile végétale de millepertuis ou de calophylle (l'exposition au soleil doit être proscrite en cas de zona, car elle l'aggraverait), 6 fois par jour, jusqu'à disparition complète des lésions.

+ DEMANDEZ TOUJOURS CONSEIL À VOTRE PHARMACIEN

PRÉCAUTIONS D'EMPLOI

L'huile essentielle d'eucalyptus citronné doit toujours être très largement diluée dans une huile végétale avant d'être appliquée sur la peau.

NE PAS UTILISER chez la femme enceinte ou allaitante, chez l'enfant avant 7 ans, chez la personne allergique aux huiles essentielles, chez les asthmatiques sans l'avis d'un allergologue, chez le sujet épileptique ou ayant des antécédents de troubles convulsifs. Pour les personnes sous traitement médical, se rapprocher d'un spécialiste de santé.

Pour chaque recette, référez-vous aux précautions d'emploi de chaque huile essentielle et / ou huile végétale utilisée.

EUCALYPTUS GLOBULEUX

Eucalyptus globulus

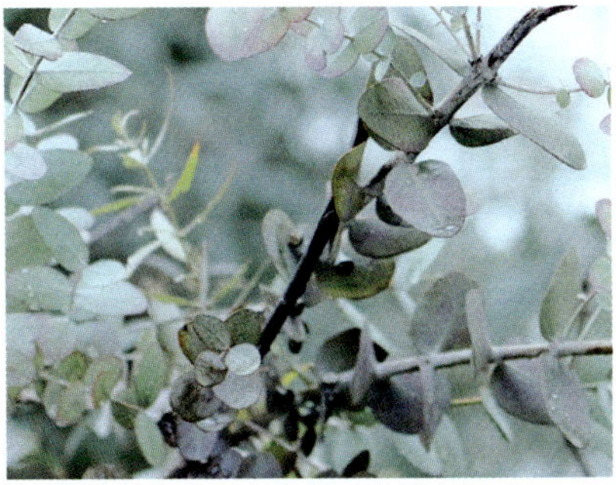

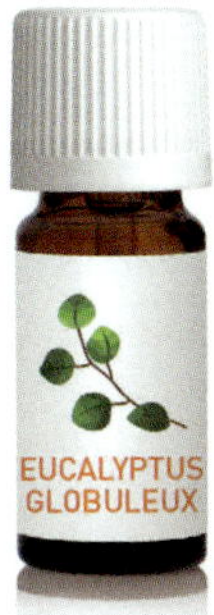

/ PLANTE / BOTANIQUE / ORIGINE / CULTURE / PRODUCTION

Originaire d'Australie et de Tasmanie, cet arbre est utilisé pour assainir les zones marécageuses. On le trouve aujourd'hui abondamment au Maroc, en Espagne, au Portugal, en Chine et en Uruguay.

• Application cutanée, massage • Bain • Voie orale • Inhalation (sèche ou humide) • Diffusion

MOLÉCULES aromatiques principales | Oxydes monoterpéniques (1,8-cinéole ou eucalyptol), monoterpènes, sesquiterpènes, monoterpénols, sesquiterpénols. **FAMILLE** | Myrtacées. **ORGANES PRODUCTEURS** | Feuilles et rameaux. **RENDEMENT** | 700 g à 3 kg d'huile essentielle pour 100 kg de plantes. **ÉQUIVALENCE** | 1 ml → 33 gouttes (dosage calculé pour un compte-gouttes calibré Pharmacopée européenne).

PRINCIPALES PROPRIÉTÉS DE L'HUILE ESSENTIELLE

Cette huile essentielle est à la fois expectorante, mucolytique et antiseptique. Elle est recommandée dans les infections bronchopulmonaires puisqu'elle favorise la bronchodilatation. Elle est également conseillée en cas de rhume, grippe ou sinusite, et est aussi efficace sur les infections urinaires.

USAGES CONSEILLÉS

→ **12 ANS ET +** **COUPS DE FROID :** appliquer un mélange de 2 gouttes d'huile essentielle d'eucalyptus globuleux + 2 gouttes d'huile essentielle de thym à thujanol ou à linalol diluées dans 5 gouttes de chacune de ces huiles végétales : nigelle, amandes douce, en massages sur le dos et le thorax, 1 ou 2 fois par jour.

→ **12 ANS ET +** **TOUX GRASSE :** boire une tisane de thym en y ajoutant 1 goutte d'huile essentielle d'eucalyptus globuleux diluée dans 1 cuillerée à café de miel de thym ou de romarin.

→ **12 ANS ET +** **SOIN LAVANT PURIFIANT :** 10 gouttes d'huile essentielle d'eucalyptus globuleux mélangées à 100 ml d'un savon liquide ou d'un gel douche assainiront les dos qui ont tendance à l'acné ou aux boutons disgracieux.

+ DEMANDEZ TOUJOURS CONSEIL À VOTRE PHARMACIEN

PRÉCAUTIONS D'EMPLOI

L'huile essentielle d'eucalyptus globuleux est très bien tolérée mais, pour les enfants, il est impératif de la diluer à 50 % avec une huile végétale.

NE PAS UTILISER chez la femme enceinte ou allaitante, l'enfant avant 7 ans, le sujet épileptique ou ayant des antécédents de troubles convulsifs, la personne allergique aux huiles essentielles, les asthmatiques sans l'avis d'un allergologue, en cas de traitement de plus de quelques jours (pilule, anticoagulants, chimiothérapie...). Pour les personnes sous traitement médical, se rapprocher d'un spécialiste de santé.

EUCALYPTUS RADIÉ

Eucalyptus radiata

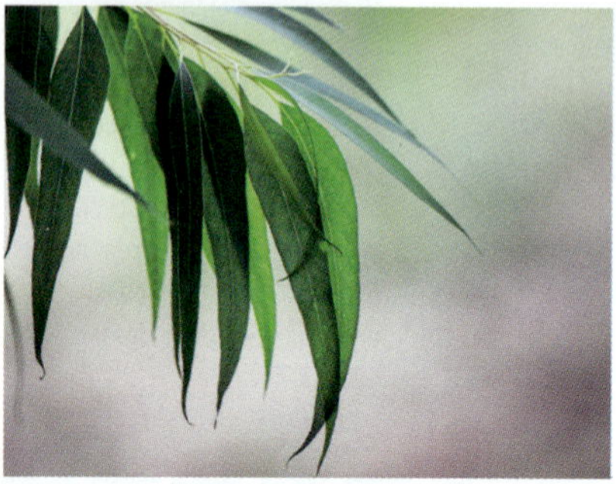

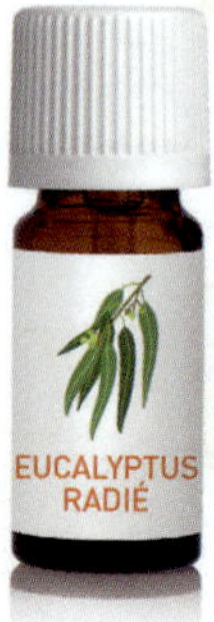

/ PLANTE / BOTANIQUE / ORIGINE / CULTURE / PRODUCTION

D'origine australienne, l'eucalyptus est un grand arbre (jusqu'à 30 mètres) qui fait le régal des koalas.

• Application cutanée, massage • Bain • Voie orale • Inhalation (sèche ou humide) • Diffusion

MOLÉCULES aromatiques principales | Oxydes monoterpéniques (1,8-cinéole ou eucalyptol), monoterpènes et monoterpénols (α-terpinéol). **FAMILLE** | Myrtacées. **ORGANES PRODUCTEURS** | Feuilles et rameaux. **RENDEMENT** | 2 kg d'huile essentielle pour 100 kg de plantes. **ÉQUIVALENCE** | 1 ml → 32 gouttes (dosage calculé pour un compte-gouttes calibré Pharmacopée européenne).

PRINCIPALES PROPRIÉTÉS DE L'HUILE ESSENTIELLE

C'est l'huile essentielle par excellence des affections respiratoires, car elle est tout à la fois antivirale, décongestionnante (notamment pour le nez) et expectorante, d'où son utilisation aussi bien pour les pathologies O.R.L. virales (rhume, grippe) que bactériennes (bronchite, sinusite, otite). L'eucalyptus radié soutient également le système immunitaire et redonne de l'énergie. Enfin, il guérit certaines affections cutanées.

USAGES CONSEILLÉS

→ **12 ANS ET +** **INFECTIONS O.R.L. (virale ou bactérienne) :** mélanger 5 gouttes d'huile essentielle d'eucalyptus radié dans 5 gouttes d'huile végétale d'amande douce + 5 gouttes d'huile végétale de nigelle, frictionner le haut du dos, le thorax, le cou, le soir au coucher.

→ **12 ANS ET +** **NEZ BOUCHÉ :** 3 gouttes d'huile essentielle d'eucalyptus radié sur un mouchoir ou dans un bol d'eau frémissante, respirer pendant 10 minutes avec chaque narine.

→ **7 ANS ET +** **OTITE :** appliquer 2 gouttes d'huile essentielle d'eucalyptus radié diluées dans 3 gouttes d'huile végétale d'amande douce autour du lobe de l'oreille, 3 fois par jour, durant 5 jours. Ne jamais verser d'huile essentielle dans le conduit auditif.

+ DEMANDEZ TOUJOURS CONSEIL À VOTRE PHARMACIEN

PRÉCAUTIONS D'EMPLOI

L'huile essentielle d'eucalyptus radié est très bien tolérée mais, pour les enfants, il est impératif de la diluer à 50 % avec une huile végétale.

NE PAS UTILISER chez la femme enceinte ou allaitante, l'enfant avant 7 ans, le sujet épileptique ou ayant des antécédents de troubles convulsifs, la personne allergique aux huiles essentielles, les asthmatiques sans l'avis d'un allergologue, en cas de traitement de plus de quelques jours (pilule, anticoagulants, chimiothérapie...). Pour les personnes sous traitement médical, se rapprocher d'un spécialiste de santé.

Pour chaque recette, référez-vous aux précautions d'emploi de chaque huile essentielle et / ou huile végétale utilisée.

GAULTHÉRIE (OU *WINTERGREEN*)

Gaultheria fragrantissima (ou *Gaultheria punctata*)

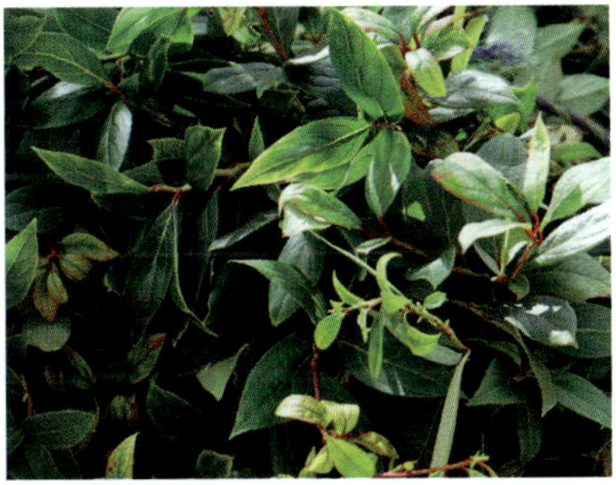

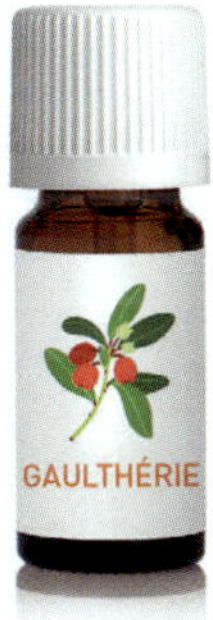

/ PLANTE / BOTANIQUE / ORIGINE / CULTURE / PRODUCTION

Cet arbrisseau est présent dans les forêts du Népal et en Chine, il s'agit d'une espèce voisine de la gaulthérie couchée (Gaultheria procumbens). Selon l'alambic dans laquelle elle est distillée, elle peut être rose foncé ou translucide.

• Application cutanée, massage • Bain

MOLÉCULES aromatiques principales | Ester aromatique (salicylate de méthyle).
FAMILLE | Éricacées. **ORGANES PRODUCTEURS** | Feuilles. **RENDEMENT** | 1,5 à 2 kg d'huile essentielle pour 100 kg de feuilles.
ÉQUIVALENCE | 1 ml → 30 gouttes (dosage calculé pour un compte-gouttes calibré Pharmacopée européenne).

PRINCIPALES PROPRIÉTÉS DE L'HUILE ESSENTIELLE

Formidablement anti-inflammatoire, antalgique et antispasmodique, la gaulthérie soulage toutes les douleurs musculaires et articulaires provoquées par des efforts intenses ou pas : entorse, tendinite, crampe, mal de dos, lumbago, élongation, ainsi que les rhumatismes. Elle fait merveille pour préparer les muscles à l'effort et soulager les courbatures après le sport. Elle est d'ailleurs caractéristique des salles de sport, des vestiaires et des cabinets de kiné.

USAGES CONSEILLÉS

→ **12 ANS ET +** **COURBATURES (prévention et traitement) :** diluer 2 gouttes d'huile essentielle de gaulthérie dans 10 gouttes d'huile végétale d'arnica et appliquer en massages avant et après l'effort.

→ **12 ANS ET +** **ENTORSE OU CONTUSION TRAUMATIQUE :** diluer 2 gouttes d'huile essentielle de gaulthérie + 2 gouttes d'huile essentielle d'hélichryse dans 5 gouttes d'huile végétale d'arnica, appliquer en massages légers, 2 fois par jour, pendant une semaine.

→ **15 ANS ET +** **RHUMATISMES :** 3 gouttes d'huile essentielle de gaulthérie + 10 gouttes d'huile végétale d'arnica, en massages, 3 fois par jour.

+ DEMANDEZ TOUJOURS CONSEIL À VOTRE PHARMACIEN

PRÉCAUTIONS D'EMPLOI

L'huile essentielle de gaulthérie peut être irritante pour certaines personnes par voie cutanée. Sur des zones larges, il faut de préférence la diluer à 25 % dans une huile végétale. Elle procure sur la peau un effet d'échauffement tout à fait normal et apaisant en cas de douleur. Elle est interdite par voie orale. Éviter de l'appliquer directement sur les hématomes (bleu avec œdème) récents.

NE PAS UTILISER chez la femme enceinte ou allaitante, l'enfant avant 7 ans, les asthmatiques sans l'avis d'un allergologue, en cas d'allergie à l'aspirine ou aux salicylés en général, en cas de traitement anticoagulant, chez le sujet épileptique ou ayant des antécédents de troubles convulsifs. Pour les personnes sous traitement médical, se rapprocher d'un spécialiste de santé.

GENÉVRIER

Juniperus communis

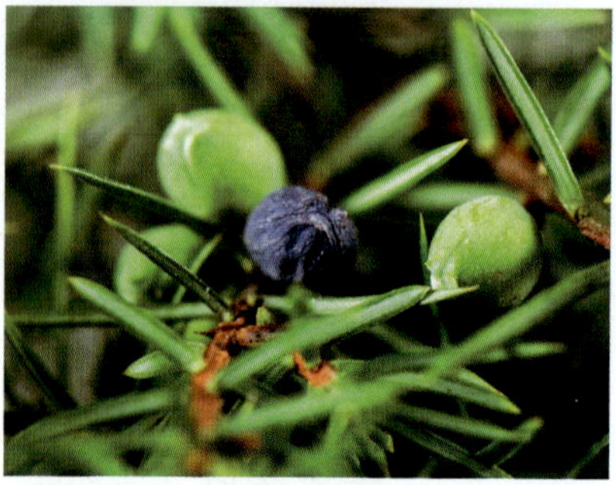

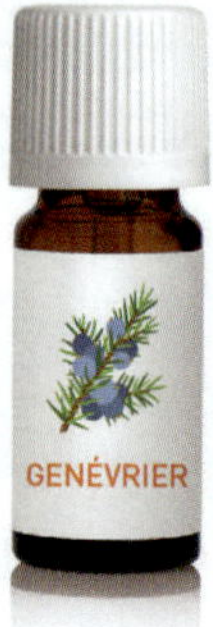

/ PLANTE / BOTANIQUE / ORIGINE / CULTURE / PRODUCTION

Ce bel arbuste produit des fruits qui, après maturation de deux ans, sont baptisés « baies de genièvre ». Il apprécie le soleil mais ne craint pas le froid. Il pousse dans les pays de l'hémisphère Nord. Les principaux pays producteurs sont l'Italie, l'Espagne, la Grèce et l'Autriche.

• Application cutanée, massage • Bain • Voie orale • Inhalation (sèche ou humide) • Diffusion

MOLÉCULES aromatiques principales | Monoterpènes (α-pinène, myrcène), sesquiterpènes, alcools terpéniques, esters terpéniques (acétates de bornyle et de terpényle). **FAMILLE** | Cupressacées. **ORGANES PRODUCTEURS** | Baies et rameaux. **RENDEMENT** | 200 à 400 g d'huile essentielle pour 100 kg de plantes. **ÉQUIVALENCE** | 1 ml → 34 gouttes (dosage calculé pour un compte-gouttes calibré Pharmacopée européenne).

PRINCIPALES PROPRIÉTÉS DE L'HUILE ESSENTIELLE

Antidouleur et anti-inflammatoire, l'huile essentielle de genévrier soigne aussi bien l'arthrite, l'arthrose et autres rhumatismes que les névrites ou névralgies. Elle facilite l'élimination des toxines, favorise la circulation lymphatique et le drainage, et lutte contre la cellulite et la rétention d'eau.

USAGES CONSEILLÉS

→ **15 ANS ET +** **CELLULITE :** masser fermement les zones concernées (de bas en haut) avec un mélange de 4 gouttes d'huile essentielle de genévrier diluées dans 1 cuillerée à café d'huile végétale de macadamia.

→ **15 ANS ET +** **RÉTENTION D'EAU ET CELLULITE :** ajouter dans l'eau du bain 10 gouttes d'huile essentielle de genévrier diluées dans 2 cuillerées à soupe de base neutre pour le bain et la douche ou de lait écrémé. Masser les zones concernées pendant le bain.

→ **15 ANS ET +** **DOULEURS DE SCIATIQUE :** ajouter dans l'eau du bain 10 gouttes d'huile essentielle de genévrier diluées dans 2 cuillerées à soupe de base neutre pour le bain et la douche ou de lait écrémé.

+ DEMANDEZ TOUJOURS CONSEIL À VOTRE PHARMACIEN

PRÉCAUTIONS D'EMPLOI

Sur la peau, l'huile essentielle de genévrier doit être diluée avant application.

NE PAS UTILISER chez la femme enceinte ou allaitante, chez l'enfant avant 7 ans, chez la personne allergique aux huiles essentielles, chez les asthmatiques sans l'avis d'un allergologue, chez la personne souffrant d'un cancer hormono-dépendant (ovaires, utérus, sein, prostate, testicules et certains cancers de l'intestin), chez les personnes souffrant de problèmes rénaux, chez le sujet épileptique ou ayant des antécédents de troubles convulsifs. Pour les personnes sous traitement médical, se rapprocher d'un spécialiste de santé.

GÉRANIUM

Pelargonium x *asperum* (ou *Pelargonium graveolens*)

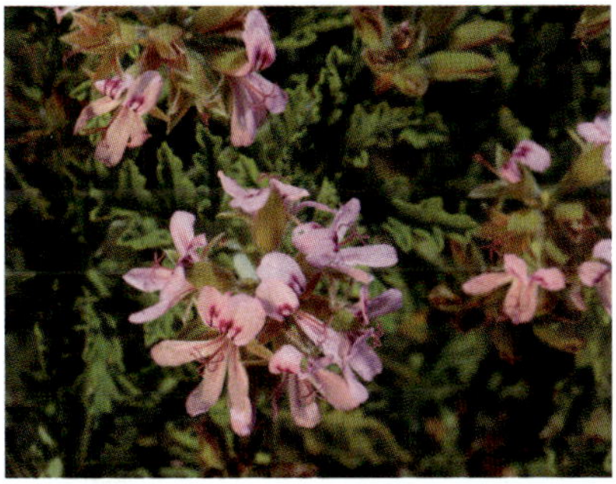

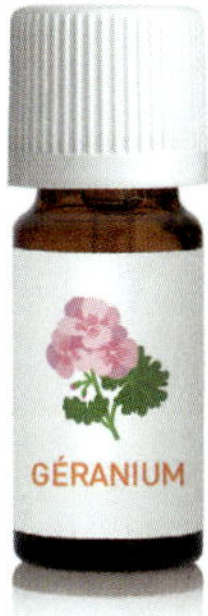

/ PLANTE / BOTANIQUE / ORIGINE / CULTURE / PRODUCTION

Originaire d'Afrique du Sud, il existait à l'état sauvage depuis l'Antiquité, mais n'a été cultivé que depuis son arrivée en Europe, à la fin du XVIIe siècle. La Chine est aujourd'hui le premier producteur et exportateur de géranium odorant.

- Application cutanée, massage • Bain • Voie orale • Inhalation (sèche ou humide)
- Diffusion

MOLÉCULES aromatiques principales | Monoterpénols (citronnellol, géraniol), esters terpéniques (acétate de géranyle + formate de citronnellyle), monoterpénones, sesquiterpénols. **FAMILLE** | Géraniacées. **ORGANES PRODUCTEURS** | Feuilles. **RENDEMENT** | 100 à 250 g d'huile essentielle pour 100 kg de feuilles. **ÉQUIVALENCE** | 1 ml → 31 gouttes (dosage calculé pour un compte-gouttes calibré Pharmacopée européenne).

PRINCIPALES PROPRIÉTÉS DE L'HUILE ESSENTIELLE

Spécialiste des problèmes cutanés, antibactérienne, antivirale, antiparasitaire, antimycosique et anti-inflammatoire, elle raffermit, favorise la cicatrisation, traite acné, impétigo, eczéma ou démangeaisons, lutte contre la cellulite, la rétention d'eau et le surpoids. Elle traite également les infections intestinales ou pulmonaires. Enfin, elle repousse les moustiques, tout comme la citronnelle.

USAGES CONSEILLÉS

→ **12 ANS ET +** **MYCOSE CUTANÉE :** mélanger 5 gouttes d'huile essentielle de géranium à 5 gouttes d'huiles végétales de nigelle et une petit noisette de coco, puis appliquer sur la zone concernée, matin et soir, pendant au moins 3 semaines.

→ **ADULTE** **VIEILLISSEMENT DE LA PEAU :** mélanger 5 gouttes d'huile essentielle de géranium + 1 cuillerée à café d'huile végétale de rose musquée + 1 cuillerée à café d'huile végétale de figue de Barbarie (ou d'argan) + 1 cuillerée à café d'huile végétale de noyau d'abricot. Appliquer quelques gouttes du mélange, matin et soir, sur la peau du visage et du décolleté.

→ **7 ANS ET +** **ANTIMOUSTIQUES - PIQÛRE D'INSECTE :** Mélanger 5 gouttes d'huile essentielle de géranium diluées dans une cuillérée à café d'huile végétale de macadamia. Appliquer sur les parties découvertes du corps ou sur une piqûre d'insecte.

+ DEMANDEZ TOUJOURS CONSEIL À VOTRE PHARMACIEN

PRÉCAUTIONS D'EMPLOI

NE PAS UTILISER chez la femme enceinte ou allaitante, l'enfant avant 7 ans, le sujet épileptique ou ayant des antécédents de troubles convulsifs, la personne allergique aux huiles essentielles, les asthmatiques sans l'avis d'un allergologue. Pour les personnes sous traitement médical, se rapprocher d'un spécialiste de santé.

Pour chaque recette, référez-vous aux précautions d'emploi de chaque huile essentielle et / ou huile végétale utilisée.

GINGEMBRE FRAIS

Zingiber officinale

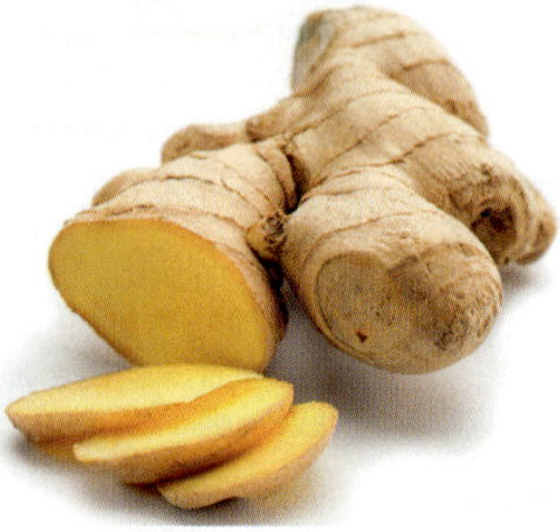

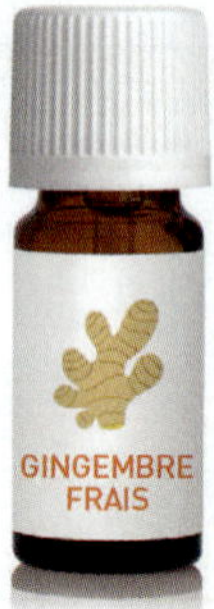

/ PLANTE / BOTANIQUE / ORIGINE / CULTURE / PRODUCTION

Plante tropicale originaire du Malabar (Inde), le gingembre est cultivé en France dans la région de Montpellier depuis le XIXe siècle. L'Inde fournit le quart de la production mondiale, tout comme d'autres pays au climat chaud et humide.

- **Application cutanée, massage** • **Bain** • **Voie orale** • **Inhalation sèche**
- **Diffusion (1 goutte pour 10 gouttes d'autres huiles essentielles)**

MOLÉCULES aromatiques principales | Monoterpènes (camphène), monoterpénols (bornéol, géraniol, linalol), sesquiterpènes (ar-curcumène, sesquiphellandrène, zingibérène), vanilloïdes (gingérols). **FAMILLE** | Zingibéracées. **ORGANES PRODUCTEURS** | Rhizomes frais. **RENDEMENT** | 1,5 à 3 kg d'huile essentielle pour 100 kg de rhizomes. **ÉQUIVALENCE** | 1 ml → 32 gouttes (dosage calculé pour un compte-gouttes calibré Pharmacopée européenne).

PRINCIPALES PROPRIÉTÉS DE L'HUILE ESSENTIELLE

C'est un formidable tonique et antifatigue, tant physique que mentale. Elle est également considérée comme un puissant aphrodisiaque, pour l'homme comme pour la femme. C'est aussi un tonique digestif qui facilite la digestion, limite flatulences et constipation, et son action antinauséeuse est extraordinaire. Ses propriétés anti-inflammatoires sont scientifiquement démontrées.

USAGES CONSEILLÉS

→ **12 ANS ET +** **DIGESTION/FLATULENCES/NAUSÉES :** masser le ventre avec 3 gouttes d'huile essentielle de gingembre frais mélangées à 8 gouttes d'huile végétale d'amande douce.
Nausées : 2 gouttes sur un comprimé neutre à avaler et respirer profondément à même le flacon.

→ **ADULTE** **BAISSE DE LIBIDO :** prendre 1 goutte de gingembre frais sur un sucre, un comprimé neutre ou dans 1 cuillerée de miel, 3 fois par jour, pendant 3 semaines. Et appliquer, dans le bas du dos et le long de la colonne vertébrale, 3 gouttes d'huile essentielle de gingembre frais diluées dans 5 gouttes d'huile végétale de macadamia, 3 fois par jour.

→ **15 ANS ET +** **CONSTIPATION :** prendre 2 gouttes d'huile essentielle de gingembre frais diluées dans 1 cuillerée à café d'amande douce ou de miel, 2 fois par jour.

+ DEMANDEZ TOUJOURS CONSEIL À VOTRE PHARMACIEN

PRÉCAUTIONS D'EMPLOI

Son odeur fraîche et citronnée permet une diffusion en mélange (1 goutte pour 10 gouttes) avec une autre huile essentielle, comme l'essence de citron.

NE PAS UTILISER chez la femme enceinte ou allaitante, chez l'enfant avant 7 ans, chez la personne allergique aux huiles essentielles, chez les asthmatiques sans l'avis d'un allergologue, en cas de traitement anticoagulant ou avant une intervention chirurgicale, chez le sujet épileptique ou ayant des antécédents de troubles convulsifs. Pour les personnes sous traitement médical, se rapprocher d'un spécialiste de santé.

Pour chaque recette, référez-vous aux précautions d'emploi de chaque huile essentielle et / ou huile végétale utilisée.

GIROFLIER

Syzygium aromaticum (ou *Eugenia caryophyllata*)

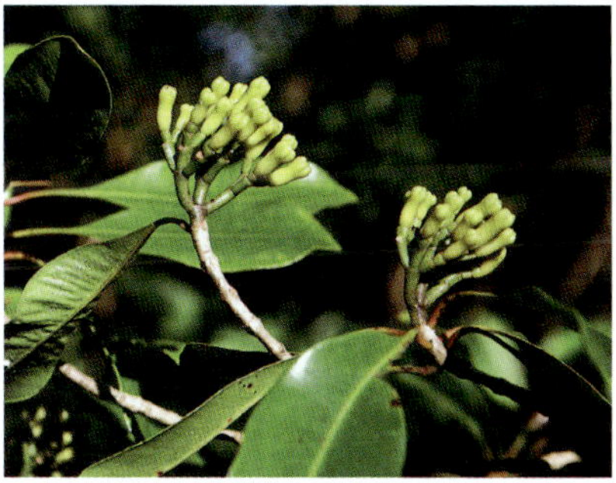

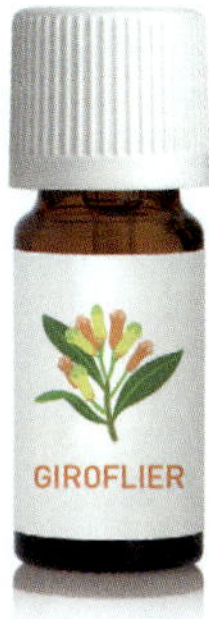

/ PLANTE / BOTANIQUE / ORIGINE / CULTURE / PRODUCTION

L'arbre est originaire d'Indonésie, laquelle reste le premier pays producteur de clous de girofle, mais ceux-ci y sont essentiellement utilisés pour fabriquer les *kreteks*, cigarettes locales. L'huile essentielle provient, quant à elle, de Madagascar, de Tanzanie, du Sri Lanka, des Comores et de Mayotte.

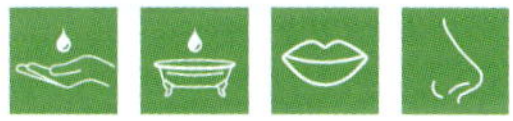

- Application cutanée, après dilution à 3 %, massage • Bain • Voie orale
- Inhalation sèche

MOLÉCULES aromatiques principales | Phénols (eugénol), sesquiterpènes (β-caryophyllène) et esters (acétate d'eugényle). **FAMILLE** | Myrtacées. **ORGANES PRODUCTEURS** | Boutons floraux (clous). **RENDEMENT** | 13 kg d'huile essentielle pour 100 kg de clous de girofle. **ÉQUIVALENCE** | 1 ml → 32 gouttes (dosage calculé pour un compte-gouttes calibré Pharmacopée européenne).

PRINCIPALES PROPRIÉTÉS DE L'HUILE ESSENTIELLE

Antivirale, antibactérienne, antimycosique, antiparasitaire, analgésique et anti-inflammatoire, elle est souveraine contre les douleurs dentaires (car anesthésiante). Elle facilite la digestion, soulage les diarrhées bactériennes mais aussi la constipation et les spasmes intestinaux. Enfin, elle chasse la fatigue aussi bien physique qu'intellectuelle. Son odeur, qui a la propriété de couper la faim, lui vaut d'être respirée pour supporter les longues heures de jeûne religieux. Quelques gouttes sur un galet en céramique, ou dans une coupelle, repoussent efficacement les mouches.

USAGES CONSEILLÉS

→ **12 ANS ET +** **EFFET « COUPE-FAIM » :** mélanger dans un flacon 60 gouttes d'huile essentielle de giroflier à autant d'huile essentielle de cannelle de Ceylan et respirer ce mélange au flacon (5 longues inspirations) en cas de fringale.

→ **12 ANS ET +** **APHTE OU ABCÈS DENTAIRE :** déposer 1 goutte d'huile essentielle de giroflier sur un bâtonnet ouaté, appliquer directement sur la plaie ou à la base de la dent. Effets antalgique immédiat et antiseptique associé.

→ **15 ANS ET +** **COUPS DE FROID :** sucrer une tisane avec 1 goutte d'huile essentielle de giroflier mélangées à 1 cuillerée de miel.

+ DEMANDEZ TOUJOURS CONSEIL À VOTRE PHARMACIEN

PRÉCAUTIONS D'EMPLOI

L'huile essentielle de giroflier, fortement irritante utilisée pure, doit être diluée dans une huile végétale avant d'être utilisée sur la peau ; pour le bain ou sous la douche : 1 goutte au maximum diluée dans 3 cuillerées à café de base neutre pour le bain et la douche.

NE PAS UTILISER chez la femme enceinte ou allaitante, chez l'enfant avant 7 ans, chez la personne allergique aux huiles essentielles, chez les asthmatiques sans l'avis d'un allergologue, chez le sujet épileptique ou ayant des antécédents de troubles convulsifs, en cas d'insuffisance hépatique, d'hépatites. Pour les personnes sous traitement médical, se rapprocher d'un spécialiste de santé.

HÉLICHRYSE (OU IMMORTELLE)

Helichrysum italicum

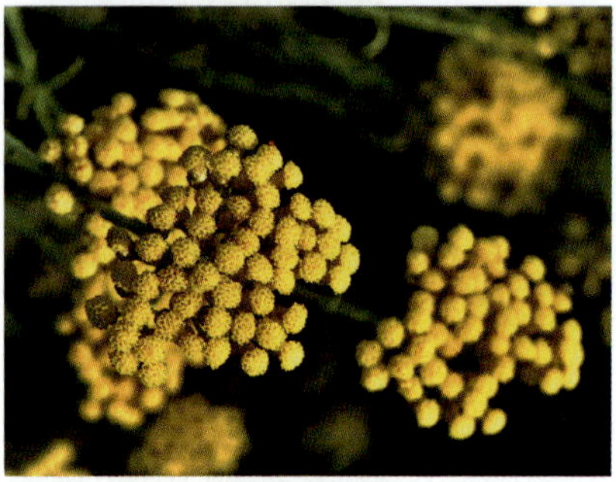

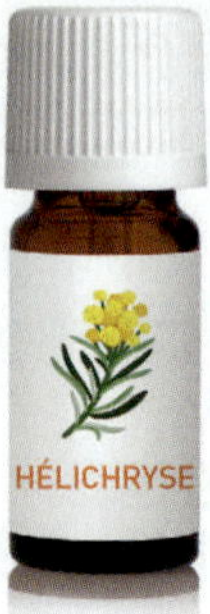

/ PLANTE / BOTANIQUE / ORIGINE / CULTURE / PRODUCTION

Présente sur l'ensemble du pourtour méditerranéen, elle provient essentiellement aujourd'hui de Corse, où sa récolte se fait encore parfois, mais de plus en plus rarement, de façon traditionnelle, à la serpe, avant que les fleurs ne soient transportées dans des bâches en toile de jute.

• Application cutanée, massage • Bain • Inhalation sèche

MOLÉCULES aromatiques principales | Esters terpéniques dont l'acétate de néryle, sesquiterpènes (γ-curcumène), β-diones (italidiones), monoterpénols (nérol). **FAMILLE** | Astéracées. **ORGANES PRODUCTEURS** | Sommités fleuries. **RENDEMENT** | 200 g d'huile essentielle pour 100 kg de plantes. **ÉQUIVALENCE** | 1 ml → 32 gouttes (dosage calculé pour un compte-gouttes calibré Pharmacopée européenne).

PRINCIPALES PROPRIÉTÉS DE L'HUILE ESSENTIELLE

Grâce à ses propriétés fibrinolytiques, c'est le plus puissant antihématome connu et elle régularise les troubles de la circulation (couperose, phlébites, varices ou hémorroïdes). Elle soigne aussi la peau (signes de l'âge, crevasses) et estompe les cicatrices. Elle apaise également le ressentiment et la colère.

USAGES CONSEILLÉS

→ **7 ANS ET +** **BLEU OU BOSSE :** 2 gouttes d'huile essentielle d'hélichryse + 2 gouttes de chacune de ces huiles végétales : arnica, jojoba, masser la zone douloureuse avec ce mélange 3 fois par jour.

→ **15 ANS ET +** **CIRCULATION SANGUINE :** masser les zones concernées avec un mélange de 2 gouttes d'huile essentielle d'hélichryse diluées dans 10 gouttes d'huiles végétales de calophylle et de macadamia.

→ **15 ANS ET +** **PEAU (couperose, crevasses, cicatrices, rides) : Cicatrices :** appliquer sur la peau 2 ou 3 gouttes d'huile essentielle d'hélichryse pure.
Couperose, crevasses, rides : diluer 2 gouttes d'huile essentielle d'hélichryse dans 10 gouttes d'huile végétale de rose musquée.

+ DEMANDEZ TOUJOURS CONSEIL À VOTRE PHARMACIEN

PRÉCAUTIONS D'EMPLOI

La voie orale est sur avis médical.

NE PAS UTILISER chez la femme enceinte ou allaitante, chez l'enfant avant 7 ans, chez la personne allergique aux huiles essentielles, chez les asthmatiques sans l'avis d'un allergologue, en cas de troubles de la coagulation ou de traitement par anticoagulants, chez le sujet épileptique ou ayant des antécédents de troubles convulsifs. Pour les personnes sous traitement médical, se rapprocher d'un spécialiste de santé.

Pour chaque recette, référez-vous aux précautions d'emploi de chaque huile essentielle et / ou huile végétale utilisée.

LAURIER NOBLE

Laurus nobilis

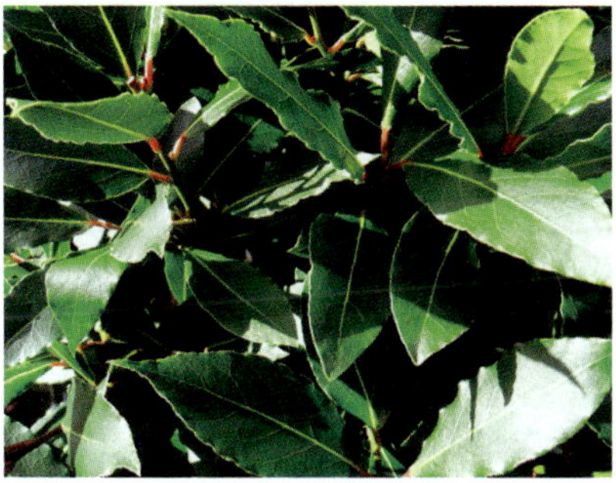

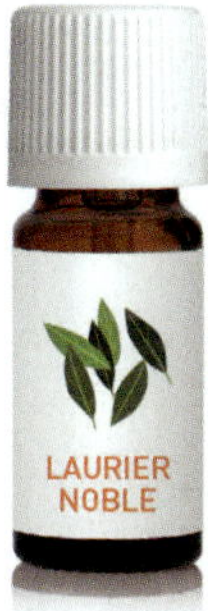

/ PLANTE / BOTANIQUE / ORIGINE / CULTURE / PRODUCTION

Originaire d'Europe méridionale et du Moyen-Orient, cet arbuste vivace au feuillage persistant, pouvant atteindre 6 mètres de haut, est avant tout exporté par la Turquie. Il abonde également en ex-Yougoslavie.

• Application cutanée, massage • Bain • Voie orale • Inhalation sèche • Diffusion

MOLÉCULES aromatiques principales | Oxydes terpéniques (1,8-cinéole ou eucalyptol), monoterpènes, sesquiterpènes, monoterpénols (α-terpinéol, terpinène-4-ol), phénols (méthyleugénol), esters (acétate de terpényle), lactones (costunolide). **FAMILLE** | Lauracées. **ORGANES PRODUCTEURS** | Feuilles. **RENDEMENT** | 130 g d'huile essentielle pour 100 kg de feuilles. **ÉQUIVALENCE** | 1 ml → 33 gouttes (dosage calculé pour un compte-gouttes calibré Pharmacopée européenne).

PRINCIPALES PROPRIÉTÉS DE L'HUILE ESSENTIELLE

Elle est antibactérienne, antivirale (active sur les SRAS-Cov1), fongicide et traite toutes les affections respiratoires hivernales, les infections intestinales et cutanées, ainsi que les plaies buccales. Associée à l'huile essentielle de tea tree, elle guérit l'infection par *Candida albicans* (à l'origine de mycoses) et l'acné. Enfin, elle soulage les états de fatigue, de déséquilibre nerveux et stimule le système capillaire.

USAGES CONSEILLÉS

→ **ADULTE** **CROISSANCE DES CHEVEUX :** diluer 3 gouttes d'huile essentielle de laurier noble dans 10 ml d'huiles végétales de ricin et d'argan à parts égales. Appliquez ce mélange aromatique en massage du cuir chevelu. Laissez poser 15 minutes puis laver les cheveux.

→ **7 ANS ET +** **APHTE :** appliquer directement sur la plaie, 3 fois par jour, 1 goutte d'huile essentielle de laurier noble à l'aide d'un bâtonnet ouaté. À répéter jusqu'à guérison, 7 jours au maximum.

→ **ADULTE** **COLITE RÉCURRENTE :** prendre chaque jour 1 goutte d'huile essentielle de laurier noble + 1 goutte d'huile essentielle de cannelle de Ceylan sur un comprimé neutre ou un sucre, pendant 7 jours.

+ DEMANDEZ TOUJOURS CONSEIL À VOTRE PHARMACIEN

PRÉCAUTIONS D'EMPLOI

Sur la peau, l'huile essentielle de laurier noble, allergisante, doit être diluée (test cutané : voir page 12, à faire 2 fois). La prise par voie orale doit se faire avec précaution. Ne jamais augmenter les doses ni prolonger l'utilisation, car l'huile essentielle présente un effet narcotique.

NE PAS UTILISER chez la femme enceinte ou allaitante, chez l'enfant avant 7 ans, chez les personnes fragiles des reins, chez le sujet épileptique ou ayant des antécédents de troubles convulsifs, chez la personne allergique aux huiles essentielles, chez les asthmatiques sans l'avis d'un allergologue. Pour les personnes sous traitement médical, se rapprocher d'un spécialiste de santé.

LAVANDE ASPIC

Lavandula latifolia

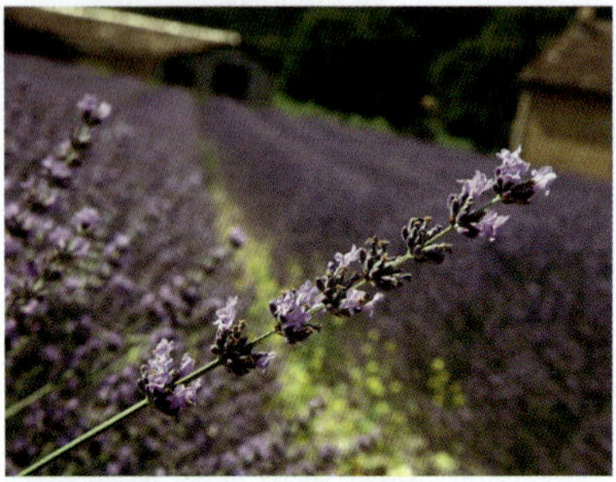

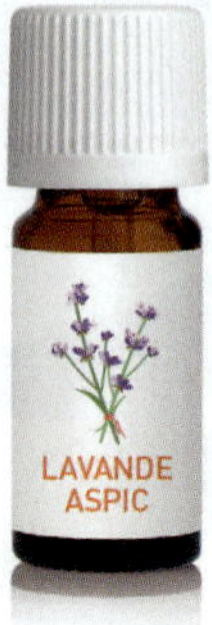

/ PLANTE / BOTANIQUE / ORIGINE / CULTURE / PRODUCTION

La lavande aspic pousse à l'état sauvage et en abondance un peu partout en Europe, surtout sur le pourtour de la Méditerranée, en particulier dans le Midi de la France et en Espagne.

• Application cutanée, massage • Bain • Voie orale

MOLÉCULES aromatiques principales | Monoterpénols (linalol), oxydes terpéniques (1,8-cinéole ou eucalyptol), cétones (camphre). **FAMILLE** | Lamiacées. **ORGANES PRODUCTEURS** | Sommités fleuries. **RENDEMENT** | 500 à 800 g d'huile essentielle pour 100 kg de fleurs. **ÉQUIVALENCE** | 1 ml → 29 gouttes (dosage calculé pour un compte-gouttes calibré Pharmacopée européenne).

PRINCIPALES PROPRIÉTÉS DE L'HUILE ESSENTIELLE

Antiprurigineuse, anti-infectieuse et extrêmement cicatrisante, elle soulage toutes les piqûres (insectes, méduses, etc.) et les coups de soleil. Elle traite aussi les mycoses de la peau même rebelles, et extermine mites et poux. Elle présente également une forte action antidouleur, notamment contre le zona ou l'herpès labial, les douleurs articulaires ou musculaires (arthrose, arthrite rhumatoïde, crampes, etc.), et soigne les pathologies O.R.L. et bronchiques.

USAGES CONSEILLÉS

→ **12 ANS ET +** **OTITE :** appliquer 2 à 3 gouttes d'huile essentielle de lavande aspic pure autour de l'oreille (jamais dans le conduit auditif), 3 fois par jour.

→ **12 ANS ET +** **BRÛLURE SUPERFICIELLE :** appliquer immédiatement sur la zone lésée 3 à 6 gouttes d'huile essentielle de lavande aspic pure toutes les 15 secondes pendant 2 minutes, puis toutes les 15 minutes pendant 2 heures. Ensuite, 3 ou 4 fois par jour jusqu'à guérison.

→ **12 ANS ET +** **PIED D'ATHLÈTE :** appliquer quelques gouttes d'huile essentielle de lavande aspic pure dans les espaces interdigitaux, 2 fois par jour, pendant au moins 3 semaines.

+ DEMANDEZ TOUJOURS CONSEIL À VOTRE PHARMACIEN

PRÉCAUTIONS D'EMPLOI

La voie orale est réservée aux enfants de plus de 15 ans et doit être utilisée avec précaution (car présence de camphre).

NE PAS UTILISER chez la femme enceinte ou allaitante, chez l'enfant avant 7 ans, la personne allergique aux huiles essentielles, les asthmatiques sans l'avis d'un allergologue, le sujet épileptique ou ayant des antécédents de troubles convulsifs, en cas de troubles cardiaques (hypertension, arythmie...). Pour les personnes sous traitement médical, se rapprocher d'un spécialiste de santé.

Pour chaque recette, référez-vous aux précautions d'emploi de chaque huile essentielle et / ou huile végétale utilisée.

LAVANDE VRAIE

Lavandula angustifolia

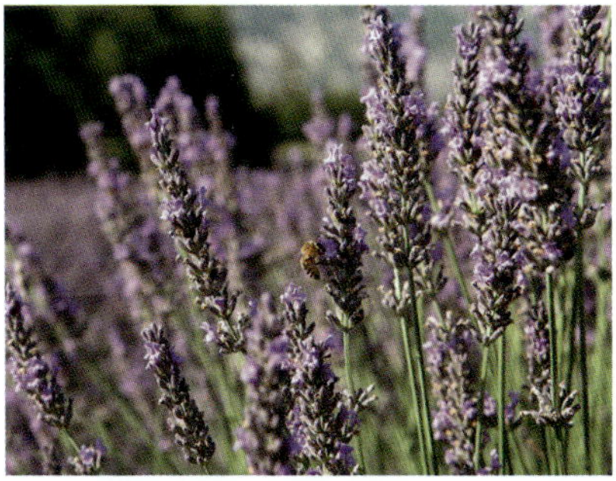

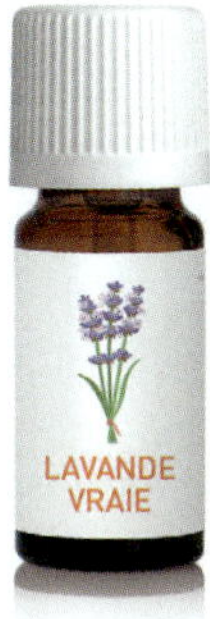

/ PLANTE / BOTANIQUE / ORIGINE / CULTURE / PRODUCTION

Naturellement présente au nord du bassin méditerranéen, la lavande vraie ou officinale est aussi cultivée depuis quelques années en Bulgarie, en Ukraine et même en Australie. En France, les quatre départements producteurs du Midi représentent à eux seuls quelque 20 000 hectares cultivés.

• Application cutanée, massage • Bain • Voie orale • Inhalation sèche • Diffusion

MOLÉCULES aromatiques principales | Esters terpéniques (acétate de linalyle et acétate de lavandulyle), monoterpénols (linalol et lavandulol). **FAMILLE** | Lamiacées. **ORGANES PRODUCTEURS** | Sommités fleuries. **RENDEMENT** | 1,3 kg d'huile essentielle pour 100 kg de fleurs. **ÉQUIVALENCE** | 1 ml → 31 gouttes (dosage calculé pour un compte-gouttes calibré Pharmacopée européenne).

PRINCIPALES PROPRIÉTÉS DE L'HUILE ESSENTIELLE

Cette huile essentielle, majeure en aromathérapie, est très polyvalente. Elle est principalement utilisée pour soulager l'insomnie, l'anxiété, l'irritabilité et les diverses manifestations liées au stress. C'est également un bon relaxant musculaire et une alliée efficace contre les problèmes de peau (acné, eczéma, psoriasis). Elle est aussi antiseptique et permet d'éviter les infections parasitaires, notamment les poux.

USAGES CONSEILLÉS

→ **7 ANS ET +** **DÉTENTE :** appliquer 2 gouttes d'huile essentielle de lavande vraie pure sur le plexus solaire et masser doucement.

→ **7 ANS ET +** **SOMMEIL :** prendre un bain contenant 5 à 8 gouttes d'huile essentielle de lavande vraie diluées dans 2 cuillerées à soupe de base neutre pour le bain et la douche ou de lait écrémé. Y rester 20 minutes et ne pas se rincer avant de se coucher.

→ **7 ANS ET +** **BRÛLURE SUPERFICIELLE, COUP DE SOLEIL :** appliquer 2 à 4 gouttes d'huile essentielle de lavande vraie pure sur la zone concernée ou, éventuellement, les mélanger à autant de gouttes d'huile végétale de rose musquée ou de chanvre.

+ DEMANDEZ TOUJOURS CONSEIL À VOTRE PHARMACIEN

PRÉCAUTIONS D'EMPLOI

Cette huile essentielle peut être utilisée chez l'enfant (de 7 ans et +), à condition d'être diluée à 50 % dans une huile végétale.

NE PAS UTILISER chez la femme enceinte ou allaitante, l'enfant avant 7 ans, la personne allergique aux huiles essentielles, les asthmatiques sans l'avis d'un allergologue, le sujet épileptique ou ayant des antécédents de troubles convulsifs. Pour les personnes sous traitement médical, se rapprocher d'un spécialiste de santé.

LAVANDIN SUPER

Lavandula angustifolia x Lavandula latifolia

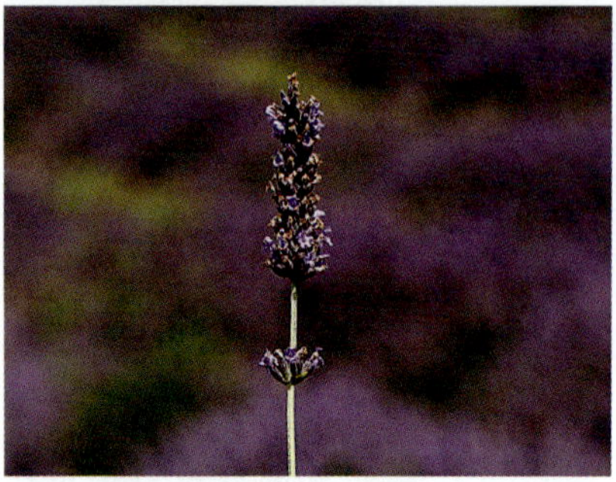

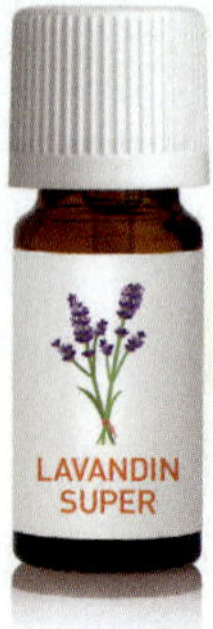

/ PLANTE / BOTANIQUE / ORIGINE / CULTURE / PRODUCTION

Cet hybride de lavandes vraie et aspic, plus résistant, pousse à basse altitude. Il est cultivé en France, en Italie et en Espagne. Les lavandins, d'une façon générale, ont un rendement qui peut être jusqu'à dix fois plus élevé que celui de la lavande vraie, selon les espèces.

- Application cutanée, massage • Bain • Voie orale • Inhalation (sèche ou humide) • Diffusion

MOLÉCULES aromatiques principales | Monoterpénols (linalol), esters terpéniques (acétate de linalyle), cétones monoterpéniques (camphre), oxydes terpéniques (1,8-cinéole ou eucalyptol). **FAMILLE** | Lamiacées. **ORGANES PRODUCTEURS** | Sommités fleuries. **RENDEMENT** | 2 à 3 kg d'huile essentielle pour 100 kg de fleurs. **ÉQUIVALENCE** | 1 ml → 29 gouttes (dosage calculé pour un compte-gouttes calibré Pharmacopée européenne).

PRINCIPALES PROPRIÉTÉS DE L'HUILE ESSENTIELLE

Elle est avant tout relaxante, spasmolytique et décontracturante, ce qui en fait une alliée de choix contre le stress mais aussi pour soulager les contractures et les crampes. D'autant qu'elle présente des vertus antalgiques localement. C'est également un bon anti-infectieux et antiparasitaire cutané.

USAGES CONSEILLÉS

→ **15 ANS ET +** **PRÉPARATION À L'EFFORT :** mélanger 5 gouttes d'huile essentielle de lavandin super + 2 gouttes d'huile essentielle de gaulthérie dans 1 cuillerée à café d'huile végétale d'arnica et masser les muscles.

→ **7 ANS ET +** **RELAXATION :** 1 goutte d'huile essentielle de lavandin super diluée dans 5 gouttes d'huile végétale (de macadamia, d'amande douce, ou de jojoba) à appliquer sur les poignets ou au niveau du plexus solaire, 2 ou 3 fois par jour, en période de stress.

→ **15 ANS ET +** **CRAMPES ET DOULEURS :** mélanger 40 gouttes d'huile essentielle de lavandin super + 40 gouttes d'huile essentielle de gingembre frais diluées dans 30 ml d'huile végétale d'arnica. Masser avec quelques gouttes du mélange, 2 fois par jour.

+ DEMANDEZ TOUJOURS CONSEIL À VOTRE PHARMACIEN

PRÉCAUTIONS D'EMPLOI

La diffusion ne doit se faire que hors de la présence de jeunes enfants car elle contient du camphre. Sur la peau, l'huile essentielle de lavandin super doit systématiquement être diluée.

NE PAS UTILISER chez la femme enceinte ou allaitante, chez l'enfant avant 7 ans, chez la personne allergique aux huiles essentielles, chez les asthmatiques sans l'avis d'un allergologue, chez le sujet épileptique ou ayant des antécédents de troubles convulsifs, en cas de troubles cardiaques (hypertension, arythmie...). Pour les personnes sous traitement médical, se rapprocher d'un spécialiste de santé.

Pour chaque recette, référez-vous aux précautions d'emploi de chaque huile essentielle et / ou huile végétale utilisée.

LEMONGRASS (OU VERVEINE DES INDES)

Cymbopogon citratus

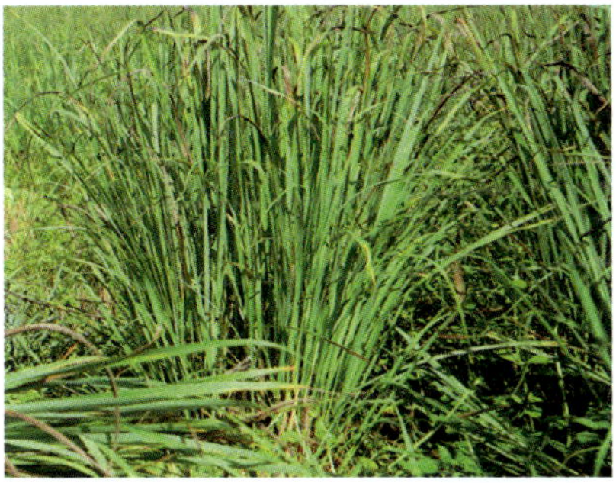

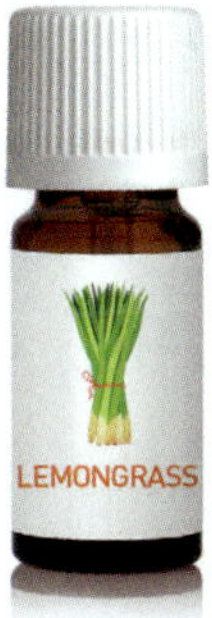

/ PLANTE / BOTANIQUE / ORIGINE / CULTURE / PRODUCTION

Cette espèce est très répandue en Asie tropicale, on la retrouve en Inde, au Sri Lanka et au Vietnam. Elle se présente sous forme de grande herbe vivace d'environ 1,50 mètre. Elle pousse en « touffes fournies » de nombreuses feuilles raides, coupantes, linéaires, de 30 centimètres à 1 mètre de long.

• Application cutanée, massage • Bain • Voie orale • Inhalation (sèche ou humide) • Diffusion

MOLÉCULES aromatiques principales | Aldéhydes terpéniques (citrals : géranial, néral), monoterpénols (géraniol), monoterpènes (myrcène, limonène), esters terpéniques (acétate de géranyle). **FAMILLE** | Poacées. **ORGANES PRODUCTEURS** | Parties aériennes. **RENDEMENT** | 2 kg d'huile essentielle pour 100 kg de plantes. **ÉQUIVALENCE** | 1 ml → 28 gouttes (dosage calculé pour un compte-gouttes calibré Pharmacopée européenne).

PRINCIPALES PROPRIÉTÉS DE L'HUILE ESSENTIELLE

Particulièrement calmante et sédative, c'est l'une des huiles essentielles clefs de la détente et du sommeil, capable de soulager angoisses, sensations d'oppression et anxiété. Elle est aussi vasodilatatrice, et lutte contre la cellulite, les œdèmes et les stases veineuses. C'est aussi un bon antipelliculaire à ajouter à son shampooing doux.

USAGES CONSEILLÉS

→ **12 ANS ET +** **TROUBLES DU SOMMEIL :** déposer 2 gouttes d'huile essentielle de lemongrass + 2 gouttes d'huile végétale d'amande douce sur un comprimé neutre à sucer, au dîner et au coucher, pendant 2 semaines. En plus ou pour les enfants dès 7 ans, respirer 3 à 4 gouttes d'huile essentielle de lemongrass (sur un mouchoir) pendant une vingtaine de minutes au coucher.

→ **15 ANS ET +** **DÉSÉQUILIBRE DU SYSTÈME NERVEUX :** prendre 3 fois par jour, 5 jours sur 7 pendant 3 semaines, 2 gouttes d'huile essentielle de lemongrass + 2 gouttes d'huile végétale de millepertuis (ou d'amande douce en cas d'exposition solaire) sur un comprimé neutre à sucer.

→ **ADULTE** **JAMBES LOURDES ET GONFLÉES :** masser les jambes (de bas en haut) avec 5 gouttes d'huile essentielle de lemongrass diluées dans 1 cuillerée à café d'huile végétale de calophylle et 1 cuillerée à café d'huile végétale de macadamia, 2 fois par jour, pendant 8 à 10 jours.

+ DEMANDEZ TOUJOURS CONSEIL À VOTRE PHARMACIEN

PRÉCAUTIONS D'EMPLOI

L'huile essentielle de lemongrass doit systématiquement être diluée (à 5 %) avant d'être appliquée sur la peau.

NE PAS UTILISER chez la femme enceinte ou allaitante, chez l'enfant avant 7 ans, chez la personne allergique aux huiles essentielles, chez les asthmatiques sans l'avis d'un allergologue, chez le sujet épileptique ou ayant des antécédents de troubles convulsifs. Pour les personnes sous traitement médical, se rapprocher d'un spécialiste de santé.

Pour chaque recette, référez-vous aux précautions d'emploi de chaque huile essentielle et / ou huile végétale utilisée.

LENTISQUE PISTACHIER

Pistacia lentiscus

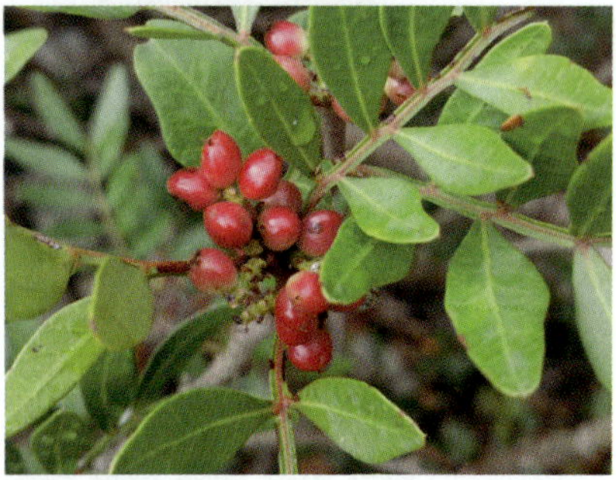

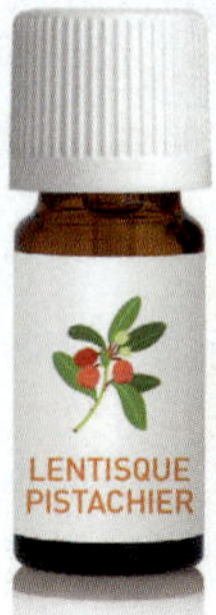

/ PLANTE / BOTANIQUE / ORIGINE / CULTURE / PRODUCTION

Présent dans les maquis et garrigues, particulièrement au Maroc, en Corse et en Algérie, cet arbrisseau peut pousser jusqu'à 3 mètres, mais il faut attendre dix ou quinze ans après sa plantation pour qu'il soit économiquement rentable. Son nom latin lentus («visqueux») est dû à sa gomme.

• Application cutanée, massage • Bain • Voie orale • Inhalation (sèche ou humide) • Diffusion

MOLÉCULES aromatiques principales | Monoterpènes (myrcène, α-pinène, limonène), sesquiterpènes, monoterpénols et sesquiterpénols. **FAMILLE** | Anacardiacées. **ORGANES PRODUCTEURS** | Rameaux et feuilles. **RENDEMENT** | 15 g d'huile essentielle pour 100 kg de plantes. **ÉQUIVALENCE** | 1 ml → 24 gouttes (dosage calculé pour un compte-gouttes calibré Pharmacopée européenne).

PRINCIPALES PROPRIÉTÉS DE L'HUILE ESSENTIELLE

Décongestionnante des systèmes veineux et lymphatique, l'huile essentielle de lentisque pistachier traite ainsi les varices, les congestions et stases veineuses, les phlébites et les hémorroïdes. Elle permet aussi d'arrêter les petits saignements du nez (hémostatique).

USAGES CONSEILLÉS

→ **15 ANS ET +** **HÉMORROÏDES :** déposer 2 gouttes d'huile essentielle de lentisque pistachier diluées dans 2 gouttes d'huile végétale de calophylle sur la veine hémorroïdaire après la toilette et après chaque selle.

→ **7 ANS ET +** **DOULEURS DIGESTIVES :** diluer 3 gouttes d'huile essentielle de lentisque pistachier dans 10 gouttes d'huile végétale de calophylle et masser le ventre matin et soir.

→ **ADULTE** **JAMBES LOURDES ET VARICES :** mélanger 5 gouttes d'huile essentielle de lentisque pistachier à 20 gouttes d'huiles végétales de calophylle et de macadamia à parts égales. Appliquer matin et soir sur les zones concernées.

+ DEMANDEZ TOUJOURS CONSEIL À VOTRE PHARMACIEN

PRÉCAUTIONS D'EMPLOI

L'huile essentielle doit être diluée avant toute application sur la peau. À diffuser hors de la présence des jeunes enfants.

NE PAS UTILISER chez la femme enceinte ou allaitante, chez l'enfant avant 7 ans, chez la personne allergique aux huiles essentielles, chez les asthmatiques sans l'avis d'un allergologue, sur une longue durée chez une personne atteinte d'insuffisance rénale fonctionnelle, chez le sujet épileptique ou ayant des antécédents de troubles convulsifs. Pour les personnes sous traitement médical, se rapprocher d'un spécialiste de santé.

 Pour chaque recette, référez-vous aux précautions d'emploi de chaque huile essentielle et / ou huile végétale utilisée.

LITSÉE CITRONNÉE

Litsea cubeba

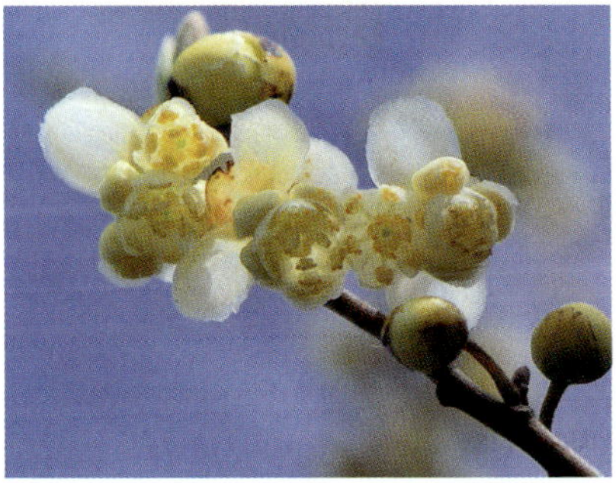

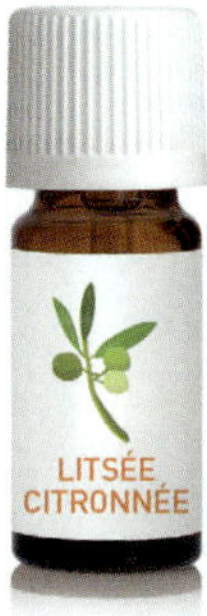

/ PLANTE / BOTANIQUE / ORIGINE / CULTURE / PRODUCTION

Appelée aussi verveine exotique ou tropicale, elle est originaire d'Asie. C'est un petit arbre à feuille toujours vertes, ses fleurs blanches sont regroupées en « grappe ». Son huile essentielle est très proche des autres lemongrass.

- Application cutanée, massage • Bain • Voie orale • Inhalation (sèche ou humide)
- Diffusion

MOLÉCULES aromatiques principales | Aldéhydes terpéniques (citrals : géranial, néral), monoterpènes (limonène). **FAMILLE** | Lauracées. **ORGANES PRODUCTEURS** | Fruit frais. **RENDEMENT** | 3 à 5 kg d'huile essentielle pour 100 kg de fruits. **ÉQUIVALENCE** | 1 ml → 30 gouttes (dosage calculé pour un compte-gouttes calibré Pharmacopée européenne).

PRINCIPALES PROPRIÉTÉS DE L'HUILE ESSENTIELLE

Très relaxante, elle permet de s'endormir lorsque le sommeil ne vient pas à cause d'un énervement ou de contrariétés, et chasse les idées noires. Antivirale et très antibactérienne, elle chasse les mauvaises odeurs. C'est un assainissant aérien doté d'un arôme « extra ». Tout comme l'huile essentielle de lemongrass, elle est antiparasitaire, antimycosique, analgésique et anti-inflammatoire.

USAGES CONSEILLÉS

→ **ADULTE** **ENDORMISSEMENT, STRESS :** diluer 3 gouttes d'huile essentielle de litsée citronnée dans 10 gouttes d'huile végétale (amande douce, macadamia...). Appliquer en massage du thorax et sur les faces internes des poignets après le dîner et au coucher, pendant 6 semaines.

→ **ADULTE** **DÉPRIME :** diffuser un mélange de 30 gouttes d'huile essentielle de litsée citronnée + 5 gouttes d'huile essentielle de petit grain bigarade, par séquence de 15 minutes, dès que le besoin se fait ressentir.

→ **ADULTE** **ACNÉ :** dans un flacon en verre opaque de 30 ml, mélanger 5 gouttes d'huile essentielle de litsée citronnée à une cuillerée à soupe d'huiles végétales de nigelle et de jojoba à parts égales. Chaque soir après la toilette, appliquez quelques gouttes du mélange sur les zones acnéiques (visage, dos, décolleté).

+ DEMANDEZ TOUJOURS CONSEIL À VOTRE PHARMACIEN

PRÉCAUTIONS D'EMPLOI

Usage réservé à l'adulte. L'huile essentielle de litsée citronnée doit systématiquement être diluée (à 5 %) avant d'être appliquée sur la peau.

NE PAS UTILISER chez la femme enceinte ou allaitante, chez l'enfant avant 18 ans, chez la personne allergique aux huiles essentielles, chez les asthmatiques sans l'avis d'un allergologue, chez le sujet épileptique ou ayant des antécédents de troubles convulsifs. NE PAS S'EXPOSER AU SOLEIL APRÈS APPLICATION. Pour les personnes sous traitement médical, se rapprocher d'un spécialiste de santé.

Pour chaque recette, référez-vous aux précautions d'emploi de chaque huile essentielle et / ou huile végétale utilisée.

MANDARINE VERTE

Citrus reticulata blanco

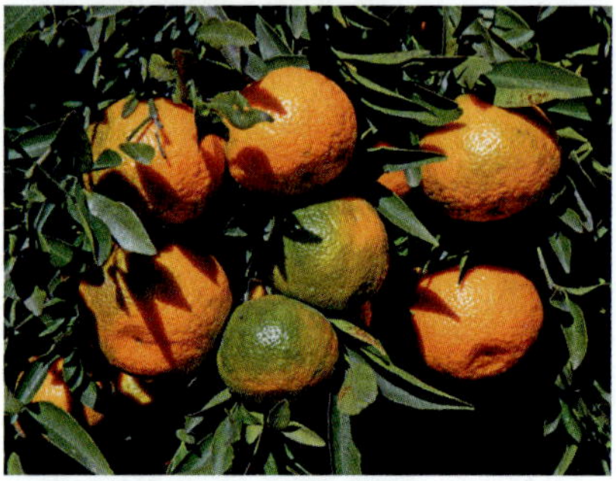

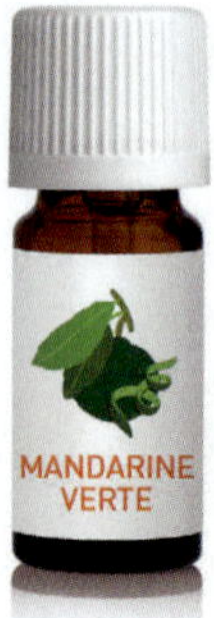

/ PLANTE / BOTANIQUE / ORIGINE / CULTURE / PRODUCTION

Originaire de Chine et du Vietnam, le mandarinier est principalement cultivé au Maghreb, en Espagne, en Italie, aux États-Unis d'Amérique et au Mexique. La production française reste négligeable.

- Application cutanée, massage • Bain • Voie orale • Inhalation (sèche ou humide)
- Diffusion

MOLÉCULES aromatiques principales | Monoterpènes (limonène, γ-terpinènes) monoterpénols (linalol, α-terpinéol), aldéhydes terpéniques. **FAMILLE** | Rutacées. **ORGANES PRODUCTEURS** | Zestes (péricarpe du fruit). **RENDEMENT** | 800 g à 1,2 kg d'essence pour 100 kg de zestes. **ÉQUIVALENCE** | 1 ml → 31 gouttes (dosage calculé pour un compte-gouttes calibré Pharmacopée européenne).

PRINCIPALES PROPRIÉTÉS DE L'ESSENCE

Modératrice du système nerveux central, elle est à la fois relaxante, sédative et légèrement hypnotique. Elle combat l'insomnie et l'angoisse chez l'adulte comme chez l'enfant. Elle est également antinauséeuse, soulage les dyspepsies et les gastralgies. Enfin, elle lutte contre le vieillissement de la peau.

USAGES CONSEILLÉS

→ **12 ANS ET +** **ANGOISSES :** prendre 1 goutte d'essence de mandarine verte sur un comprimé neutre, un morceau de sucre ou dans 1 cuillerée de miel ou d'huile végétale d'amande douce et laisser fondre en bouche. Répéter si besoin.

→ **7 ANS ET +** **ENDORMISSEMENT (DES PETITS ET DES GRANDS) :** déposer quelques gouttes d'essence de mandarine verte sur un mouchoir, à côté de l'oreiller.

→ **15 ANS ET +** **AMBIANCE RELAXANTE :** diffuser un mélange de 30 gouttes d'essence de mandarine verte + 5 gouttes d'huile essentielle de patchouli dans la pièce pendant 1 heure avant le coucher.

+ DEMANDEZ TOUJOURS CONSEIL À VOTRE PHARMACIEN

PRÉCAUTIONS D'EMPLOI

Le terme « phototoxique » est un terme « général » qui comprend l'aspect photosensibilisation (principalement due au soleil qui déclenche une allergie) et l'aspect photo-irritation (principalement due au soleil qui déclenche une irritation). Concernant les huiles essentielles d'agrumes, elles peuvent être sensibilisantes mais parfois également irritantes, tout dépend de l'usage que l'on en fait. C'est le cas de l'essence de mandarine verte qui ne doit pas être utilisée avant une exposition au soleil.

NE PAS UTILISER chez la femme enceinte ou allaitante, chez l'enfant avant 7 ans, chez la personne allergique aux huiles essentielles, chez les asthmatiques sans l'avis d'un allergologue et sur une longue durée chez une personne atteinte d'insuffisance rénale ou hépatique, chez le sujet épileptique ou ayant des antécédents de troubles convulsifs. NE PAS S'EXPOSER AU SOLEIL APRÈS APPLICATION. Pour les personnes sous traitement médical, se rapprocher d'un spécialiste de santé.

Pour chaque recette, référez-vous aux précautions d'emploi de chaque huile essentielle et / ou huile végétale utilisée.

MARJOLAINE À COQUILLES

Origanum majorana

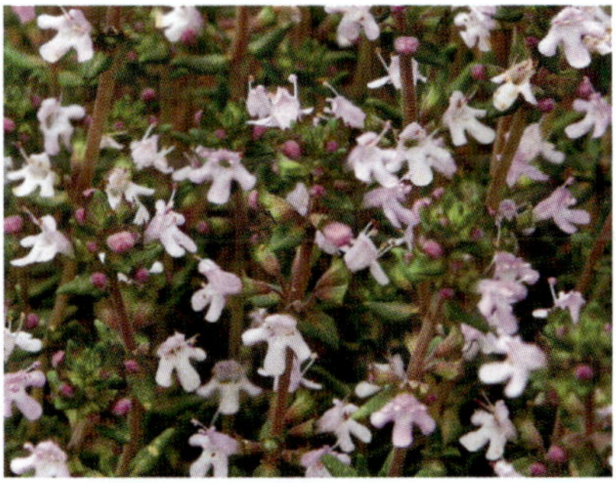

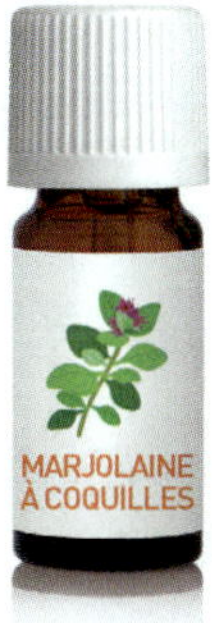

/ PLANTE / BOTANIQUE / ORIGINE / CULTURE / PRODUCTION

La marjolaine à coquilles, ou « marjolaine des jardins », est originaire de l'est du bassin méditerranéen (Chypre, Égypte, Turquie), elle supporte les terrains arides et est cultivée jusqu'à 2000 mètres d'altitude.

- Application cutanée, massage • Bain • Voie orale • Inhalation (sèche ou humide)
- Diffusion

MOLÉCULES aromatiques principales | Monoterpénols (terpinène-4-ol, thujanols), monoterpènes (γ et α-terpinènes). **FAMILLE** | Lamiacées. **ORGANES PRODUCTEURS** | Sommités fleuries. **RENDEMENT** | 200 à 300 g d'huile essentielle pour 100 kg de fleurs. **ÉQUIVALENCE** | 1 ml → 31 gouttes (dosage calculé pour un compte-gouttes calibré Pharmacopée européenne).

PRINCIPALES PROPRIÉTÉS DE L'HUILE ESSENTIELLE

Apaisante et relaxante, elle agit contre les troubles de l'humeur ou en dissipant la fatigue. C'est une aide efficace à l'arrêt du tabac, car elle éloigne angoisses, irritabilité et boulimie. Anti-infectieuse et fongicide, elle traite les pathologies respiratoires ou les mycoses, facilite les digestions difficiles, calme les douleurs rhumatismales mais également les ardeurs sexuelles obsédantes. Elle est bénéfique aux hypertendus.

USAGES CONSEILLÉS

→ **12 ANS ET +** **ANXIÉTÉ, CHAGRIN :** déposer ponctuellement 2 ou 3 gouttes d'huile essentielle de marjolaine à coquilles sur l'intérieur des poignets, le plexus solaire et le long de la colonne vertébrale, 4 fois par jour.

→ **15 ANS ET +** **DOULEURS ABDOMINALES :** 2 gouttes d'huile essentielle de marjolaine à coquilles sur un comprimé neutre, un sucre ou dans 1 cuillerée à café d'huile végétale d'amande douce. Et pendant 20 jours avant les repas en cas de douleurs chroniques.

→ **ADULTE** **HYPERTENSION BÉNIGNE PASSAGÈRE, STRESS :** masser le plexus solaire matin et soir pendant 10 jours avec 5 gouttes d'huile essentielle de marjolaine à coquilles et autant d'huile végétale de jojoba.

+ DEMANDEZ TOUJOURS CONSEIL À VOTRE PHARMACIEN

PRÉCAUTIONS D'EMPLOI

Ne pas l'appliquer pure, diluer à 50 % dans une huile végétale.

NE PAS UTILISER chez la femme enceinte ou allaitante, chez l'enfant avant 7 ans, chez la personne allergique aux huiles essentielles, chez les asthmatiques sans l'avis d'un allergologue, sur une longue période chez une personne atteinte d'insuffisance rénale fonctionnelle, chez le sujet épileptique ou ayant des antécédents de troubles convulsifs. Pour les personnes sous traitement médical, se rapprocher d'un spécialiste de santé.

MENTHE POIVRÉE

Mentha x *piperita*

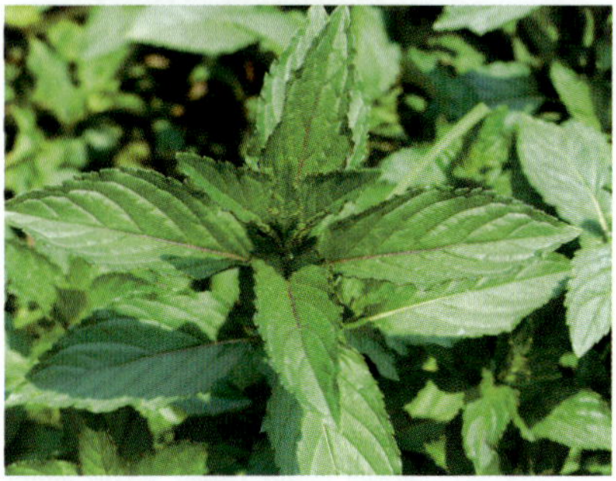

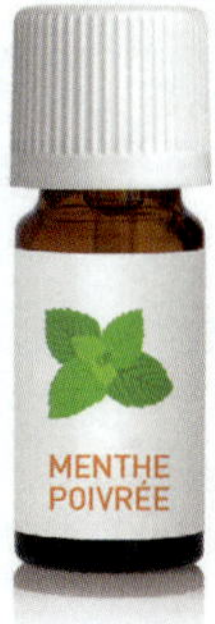

/ PLANTE / BOTANIQUE / ORIGINE / CULTURE / PRODUCTION

Cette petite plante vivace est cultivée dans le monde entier, surtout en Inde, au Maroc, en Europe et en Amérique du Nord. Les États-Unis sont le premier pays producteur d'huile essentielle. La France en produit peu... mais elle est d'excellente qualité.

- Application cutanée, massage • Bain • Voie orale • Inhalation (sèche ou humide)
- Diffusion (5 minutes seulement avec un diffuseur à chaleur douce, attention cétones et menthol)

MOLÉCULES aromatiques principales | Monoterpénols (menthol), monoterpénones (menthone), esters terpéniques, oxydes furaniques. **FAMILLE** | Lamiacées. **ORGANES PRODUCTEURS** | Parties aériennes fleuries. **RENDEMENT** | 800 g à 1,2 kg d'huile essentielle pour 100 kg de plantes. **ÉQUIVALENCE** | 1 ml → 32 gouttes (dosage calculé pour un compte-gouttes calibré Pharmacopée européenne).

PRINCIPALES PROPRIÉTÉS DE L'HUILE ESSENTIELLE

Antibactérienne, antivirale, antimycosique et antiacarienne, efficace contre les troubles digestifs (indigestions, vomissements, nausées, mal des transports, remontées acides), elle est aussi tonifiante pour le corps et l'esprit, antispasmodique et très antalgique. Elle peut ainsi apaiser diverses douleurs : mal de tête, névralgie, choc et traumatisme, tendinite, sciatique, rhumatisme, zona, herpès. Elle fait également disparaître les démangeaisons, quelle qu'en soit l'origine.

USAGES CONSEILLÉS

→ **12 ANS ET + MAL DE TÊTE :** déposer 1 goutte d'huile essentielle de menthe poivrée diluée dans 1 goutte d'huile végétale de jojoba sur les tempes (loin des yeux) et les sinus frontaux. 3 à 4 fois par jour, en cas de douleur.

→ **15 ANS ET + DIGESTION :** prendre 1 ou 2 gouttes d'huile essentielle de menthe poivrée sur un sucre, un comprimé neutre ou dans 1 cuillerée de miel, après le repas.

→ **7 ANS ET + DÉMANGEAISONS :** masser toute la zone irritée avec un mélange de 1 goutte d'huile essentielle de menthe poivrée diluée dans 10 gouttes d'huile végétale de millepertuis (ou d'amande douce en cas d'exposition solaire). 3 fois par jour, pendant 3 à 4 jours.

+ DEMANDEZ TOUJOURS CONSEIL À VOTRE PHARMACIEN

PRÉCAUTIONS D'EMPLOI

La voie orale est réservée à l'enfant de 15 ans et +. À utiliser à raison d'1 ou 2 gouttes au maximum sur la peau (effet froid).

NE PAS UTILISER chez la femme enceinte ou allaitante, chez l'enfant avant 7 ans, chez la personne allergique aux huiles essentielles, chez les asthmatiques sans l'avis d'un allergologue, chez le sujet épileptique ou ayant des antécédents de troubles convulsifs, en cas de troubles cardiaques (hypertension, arythmie...). ATTENTION ! Ne pas prendre cette huile essentielle par voie orale en même temps qu'un traitement homéopathique ; respecter un délai de 3 à 4 heures avant ou après (et surtout avant !) la prise d'homéopathie. Pour les personnes sous traitement médical, se rapprocher d'un spécialiste de santé.

Pour chaque recette, référez-vous aux précautions d'emploi de chaque huile essentielle et / ou huile végétale utilisée.

MYRTE (ROUGE)

Myrtus communis

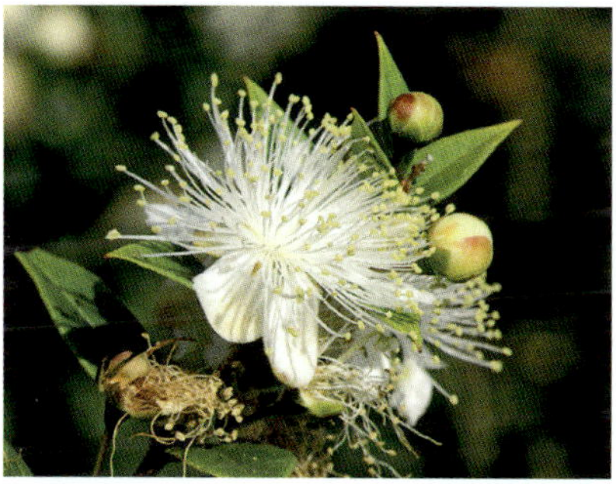

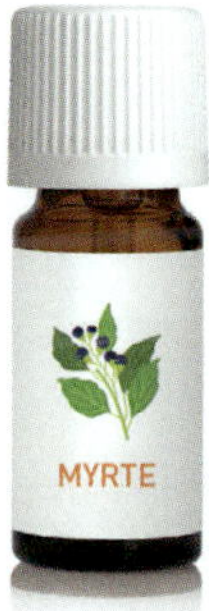

/ PLANTE / BOTANIQUE / ORIGINE / CULTURE / PRODUCTION

Originaire du bassin méditerranéen, le myrte est un arbuste qui pousse à l'état sauvage dans les maquis secs et ensoleillés, en Corse, au Maroc, en Tunisie et dans les Balkans. Lors de la récolte, il faut laisser les deux tiers des feuilles sur l'arbre, ceci afin de ménager sa productivité.

- Application cutanée, massage • Bain • Voie orale • Inhalation (sèche ou humide)
- Diffusion

MOLÉCULES aromatiques principales | Oxydes terpéniques (1,8-cinéole ou eucalyptol), monoterpènes (α et β-pinènes), esters terpéniques (acétates de myrténylе et de géranyle...), monoterpénols (linalol). **FAMILLE** | Myrtacées. **ORGANES PRODUCTEURS** | Feuilles. **RENDEMENT** | 180 à 280 g d'huile essentielle pour 100 kg de feuilles. **ÉQUIVALENCE** | 1 ml → 33 gouttes (dosage calculé pour un compte-gouttes calibré Pharmacopée européenne).

PRINCIPALES PROPRIÉTÉS DE L'HUILE ESSENTIELLE

Antiseptique et astringente, l'huile essentielle de myrte traite les affections digestives, pulmonaires et urinaires, mais aussi les varices ou les hémorroïdes et les jambes lourdes. Avant le sport, elle prévient les courbatures et les crampes. C'est un excellent antitussif (toux grasses ou sèches). Elle est également antispasmodique.

USAGES CONSEILLÉS

→ **15 ANS ET +** **HÉMORROÏDES, VARICES :** appliquer localement sans masser quelques gouttes d'un mélange de 3 à 4 gouttes d'huile essentielle de myrte diluées dans 10 gouttes d'huile végétale de calophylle.

→ **ADULTE** **BRONCHITE, TOUX SÈCHE DU FUMEUR :** faire pénétrer 2 gouttes d'huiles essentielles de myrte et d'épinette noire diluées dans 5 gouttes de chacune de ces huiles végétales : nigelle et amande douce, sous la plante des pieds, sur le thorax et les parties latérales du cou, matin et soir, pendant une semaine.

→ **7 ANS ET +** **RHUME DES FOINS :** verser quelques gouttes d'huile essentielle de myrte sur un mouchoir et respirer.

+ DEMANDEZ TOUJOURS CONSEIL À VOTRE PHARMACIEN

PRÉCAUTIONS D'EMPLOI

NE PAS UTILISER chez la femme enceinte ou allaitante, chez l'enfant avant 7 ans, chez la personne allergique aux huiles essentielles, chez les asthmatiques sans l'avis d'un allergologue, sur une longue durée chez une personne atteinte d'insuffisance rénale fonctionnelle, chez le sujet épileptique ou ayant des antécédents de troubles convulsifs. Pour les personnes sous traitement médical, se rapprocher d'un spécialiste de santé.

Pour chaque recette, référez-vous aux précautions d'emploi de chaque huile essentielle et / ou huile végétale utilisée.

NÉROLI (FLEURS FRAÎCHES)

Citrus aurantium L. ssp. *amara* (fl.)

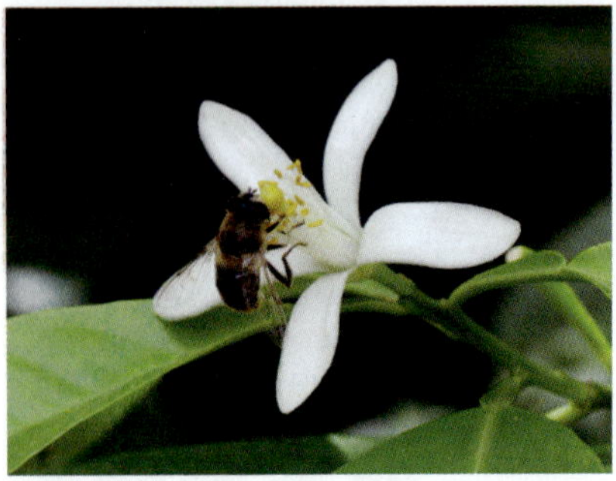

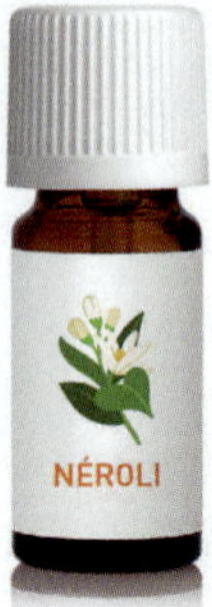

/ PLANTE / BOTANIQUE / ORIGINE / CULTURE / PRODUCTION

Le bigaradier ou oranger amer est un petit arbre au feuillage toujours vert. Il possède 3 organes producteurs d'huile essentielle différents : feuilles et rameaux (petit grain bigarade), fleurs fraîches (néroli) et baies (orange amère).

• Application cutanée, massage • Bain • Voie orale • Inhalation sèche • Diffusion

MOLÉCULES aromatiques principales | Monoterpénols (linalol, géraniol), sesquiterpénols (nérolidol, farnésol), esters. **FAMILLE** | Rutacées. **ORGANES PRODUCTEURS** | Fleurs fraîches. **RENDEMENT** | 50 à 200 g d'huile essentielle pour 100 kg de fleurs. **ÉQUIVALENCE** | 1 ml → 34 gouttes (dosage calculé pour un compte-gouttes calibré Pharmacopée européenne).

PRINCIPALES PROPRIÉTÉS DE L'HUILE ESSENTIELLE

Ultra équilibrante, calmante et relaxante, elle favorise le sentiment de paix intérieure et aide à apaiser les personnes hyperréactives, caractérielles et hypersensibles. Parce qu'elle apaise angoisses, peurs et sommeil, elle redonne vitalité et confiance en soi ! On l'utilise volontiers en soin du visage et du corps, car sa senteur est divine, pour activer, tonifier, régénérer les peaux abîmées, ridées, ternes ou fragilisées et sujettes aux rougeurs.

USAGES CONSEILLÉS

→ **ADULTE** **ÉMOTIVITÉ :** prendre 1 goutte d'huile essentielle de néroli sur un comprimé neutre 3 fois par jour pendant 6 semaines. Ou en inhalation sèche : déposer 2 à 3 gouttes d'huile essentielle de néroli sur un mouchoir à respirer pendant 20 minutes.

→ **ADULTE** **PREMIÈRES RIDES / SOIN DE NUIT PRÉVENTIF :** 10 gouttes d'huile essentielle de néroli + 5 gouttes d'essence de mandarine verte diluées dans 30 ml (1 flacon) d'huile végétale de rose musquée (30-45 ans), d'argan ou de figue de Barbarie (45 ans et +), de jojoba et de nigelle à parts égales (peaux mixtes, grasses ou acnéiques). Appliquer 6 gouttes de ce mélange en massage chaque soir avant le coucher (attention, ne pas s'exposer au soleil pendant les 12 h suivantes) sur le visage, le cou et le décolleté.

→ **ADULTE** **BAIN ZEN & BEAUTÉ :** diluer 2 gouttes d'huile essentielle de néroli + 3 gouttes d'huile essentielle de petit grain bigarade dans 2 cuillerées à soupe de base neutre pour le bain et la douche.

+ DEMANDEZ TOUJOURS CONSEIL À VOTRE PHARMACIEN

PRÉCAUTIONS D'EMPLOI

NE PAS UTILISER chez la femme enceinte ou allaitante, chez l'enfant avant 18 ans, chez les personnes allergiques aux huiles essentielles, chez les asthmatiques sans l'avis d'un allergologue, chez le sujet épileptique ou ayant des antécédents de troubles convulsifs, chez les personnes souffrant ou ayant des antécédents d'un cancer hormono-dépendant, en cas de mastose du sein, en cas de traitement antihypertenseur. Pour les personnes sous traitement médical, se rapprocher d'un spécialiste de santé.

Pour chaque recette, référez-vous aux précautions d'emploi de chaque huile essentielle et / ou huile végétale utilisée.

NIAOULI (SAUVAGE)

Melaleuca viridiflora

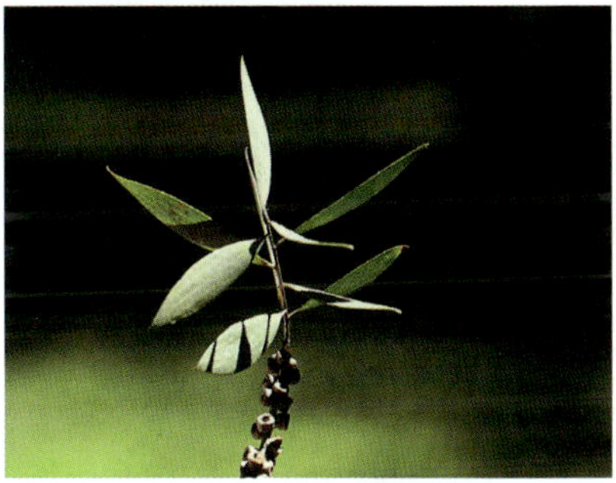

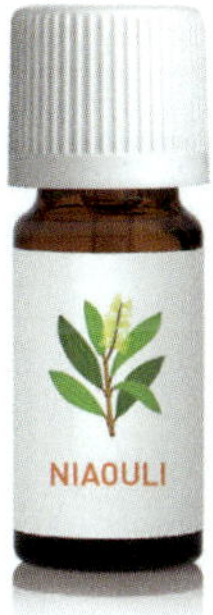

/ PLANTE / BOTANIQUE / ORIGINE / CULTURE / PRODUCTION

L'écorce molle et claire de cet arbre proche de du tea tree et du cajeput, originaire de Nouvelle-Calédonie et d'Australie, s'arrache aisément, comme du papier, d'où son surnom d'arbre « à peau ». L'arbre est exploité en Nouvelle-Calédonie et surtout à Madagascar.

- Application cutanée, massage • Bain • Voie orale • Inhalation (sèche ou humide)
- Diffusion

MOLÉCULES aromatiques principales | Oxydes terpéniques (1,8-cinéole ou eucalyptol), monoterpènes (α et β-pinènes, limonène), monoterpénols (α-terpinéol), sesquiterpénols (viridiflorol). **FAMILLE** | Myrtacées. **ORGANES PRODUCTEURS** | Feuilles. **RENDEMENT** | Au maximum 700 g d'huile essentielle pour 100 kg de feuilles. **ÉQUIVALENCE** | 1 ml → 32 gouttes (dosage calculé pour un compte-gouttes calibré Pharmacopée européenne).

. PRINCIPALES PROPRIÉTÉS DE L'HUILE ESSENTIELLE

Polyvalente, l'huile essentielle de niaouli, proche de celle d'eucalyptus radié, stimule les défenses immunitaires, soigne sinusites et rhinites. Cicatrisante, elle protège et restaure la peau (y compris après une séance de radiothérapie avec du gel d'aloe vera), et est antiseptique, antivirale, antibactérienne et antimycosique. Tonique circulatoire, elle décongestionne les jambes lourdes, varices et hémorroïdes.

. USAGES CONSEILLÉS

→ **12 ANS ET +** **RHUME ET NEZ BOUCHÉ :** faire une inhalation avec 1 goutte d'huile essentielle de niaouli + 1 goutte d'huile essentielle de thym à thujanol dans un bol d'eau frémissante, matin et soir, pendant 5 jours. Pour un usage dès **7 ANS**, remplacer la goutte d'huile essentielle de thym à thujanol par 1 goutte d'huile essentielle de thym à linalol dans ce mélange.

→ **7 ANS ET +** **BRÛLURE SUPERFICELLE :** diluer 2 gouttes d'huile essentielle de niaouli dans 10 gouttes d'huile végétale de rose musquée ou de chanvre, et appliquer ce mélange sur la zone à traiter, 3 fois par jour, jusqu'à guérison.

→ **7 ANS ET +** **OTITE :** diluer 2 gouttes d'huile essentielle de niaouli dans 5 à 6 gouttes d'huile végétale de calophylle, et appliquer ce mélange autour de l'oreille (jamais dans le conduit auditif), 3 fois par jour, pendant 6 jours.

+ DEMANDEZ TOUJOURS CONSEIL À VOTRE PHARMACIEN

. PRÉCAUTIONS D'EMPLOI

Les doses prescrites doivent être scrupuleusement respectées.

NE PAS UTILISER chez la femme enceinte ou allaitante, chez l'enfant avant 7 ans, chez la personne allergique aux huiles essentielles, chez les asthmatiques sans l'avis d'un allergologue, en cas de cancer hormonodépendant (sein, utérus, ovaires, prostate, testicules et certains cancers de l'intestin), de mastose du sein, chez le sujet épileptique ou ayant des antécédents de troubles convulsifs, en cas de traitement de plus de quelques jours (pilule, anticoagulants, chimiothérapie...). Pour les personnes sous traitement médical, se rapprocher d'un spécialiste de santé.

ORANGE DOUCE

Citrus sinensis

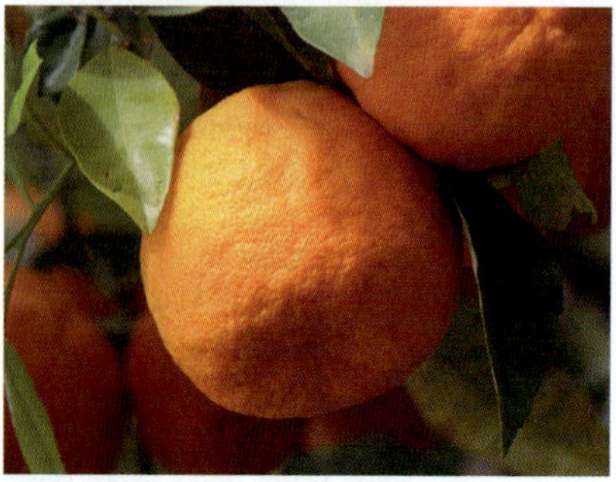

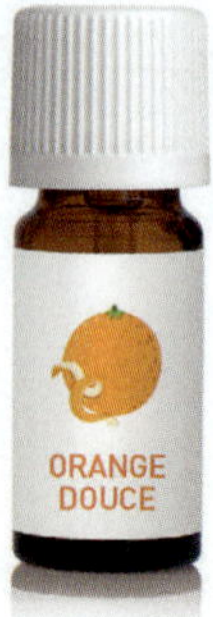

/ PLANTE / BOTANIQUE / ORIGINE / CULTURE / PRODUCTION

Originaire d'Asie, l'oranger est répandu dans les pays chauds : pays du pourtour méditerranéen, Maghreb, Chine, Afrique du Sud, Australie. La navel Washington, née au Brésil en 1820, a inondé le marché ; ce pays est le premier exportateur mondial de jus d'orange.

- Application cutanée, massage • Bain • Voie orale • Inhalation (sèche ou humide)
- Diffusion

MOLÉCULES aromatiques principales | Monoterpènes (limonène), alcools monoterpéniques (linalol), aldéhydes, furocoumarines. **FAMILLE** | Rutacées. **ORGANES PRODUCTEURS** | Zestes (péricarpe du fruit). **RENDEMENT** | 200 à 800 g d'essence pour 100 kg de zestes. **ÉQUIVALENCE** | 1 ml → 31 gouttes (dosage calculé pour un compte-gouttes calibré Pharmacopée européenne).

PRINCIPALES PROPRIÉTÉS DE L'ESSENCE

Elle est calmante et sédative, rééquilibre le système nerveux. Elle chasse l'anxiété, l'agitation et les palpitations. C'est également un bon tonique digestif, elle est antinauséeuse, stomachique et carminative. Assainissante pour l'air, elle calme aussi les piqûres de guêpe, d'abeille ou d'insecte, et lutte contre le relâchement de la peau.

USAGES CONSEILLÉS

→ **7 ANS ET +** **ANXIÉTÉ :** prendre 1 goutte d'essence d'orange douce sur un comprimé neutre ou dans 1 cuillerée à café d'huile végétale d'amande douce ou de miel, 3 fois par jour, pendant 5 jours. Respirer également 2 gouttes d'essence d'orange douce sur un mouchoir.

→ **ADULTE** **DÉTENTE :** verser dans l'eau du bain 8 gouttes d'essence d'orange douce + 2 gouttes d'huile essentielle de santal blanc mélangées à 2 cuillerées à soupe de base neutre pour le bain et la douche ou de lait écrémé.

→ **7 ANS ET +** **PIQÛRES D'INSECTES :** déposer 1 goutte d'essence d'orange douce directement sur la piqûre (ne pas s'exposer au soleil ensuite).

+ DEMANDEZ TOUJOURS CONSEIL À VOTRE PHARMACIEN

PRÉCAUTIONS D'EMPLOI

Le terme « phototoxique » est un terme « général » qui comprend l'aspect photosensibilisation (principalement due au soleil qui déclenche une allergie) et l'aspect photo-irritation (principalement due au soleil qui déclenche une irritation). Concernant les huiles essentielles d'agrumes, elles peuvent être sensibilisantes mais parfois également irritantes, tout dépend de l'usage que l'on en fait. C'est le cas de l'essence d'orange douce qui ne doit pas être utilisée avant une exposition au soleil.

NE PAS UTILISER chez la femme enceinte ou allaitante, chez l'enfant avant 7 ans, chez la personne allergique aux huiles essentielles, chez les asthmatiques sans l'avis d'un allergologue et sur une longue durée chez une personne atteinte d'insuffisance rénale ou hépatique, chez le sujet épileptique ou ayant des antécédents de troubles convulsifs. NE PAS S'EXPOSER AU SOLEIL APRÈS APPLICATION. Pour les personnes sous traitement médical, se rapprocher d'un spécialiste de santé.

 Pour chaque recette, référez-vous aux précautions d'emploi de chaque huile essentielle et / ou huile végétale utilisée.

ORIGAN COMPACT

Origanum compactum

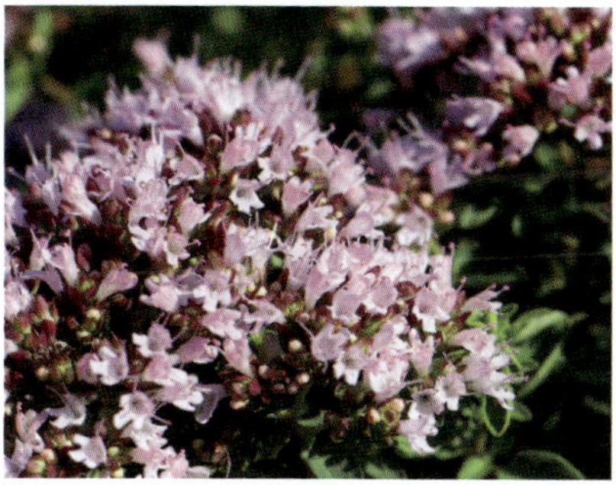

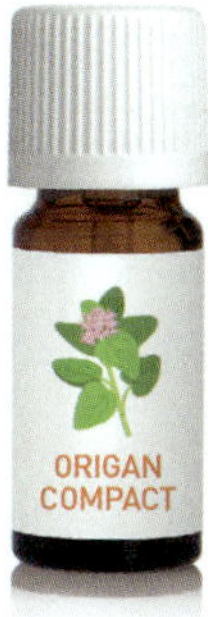

/ PLANTE / BOTANIQUE / ORIGINE / CULTURE / PRODUCTION

Spontané dans le bassin méditerranéen, tout particulièrement au Maroc et en Espagne, ce cousin de la marjolaine apprécie les terres arides, les bords de chemin, les zones sèches et rocailleuses, et peut pousser jusqu'à 2 000 mètres d'altitude.

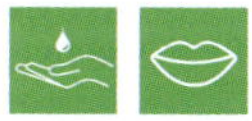

• Application cutanée, massage après dilution entre 1 % et 3 % • Voie orale

MOLÉCULES aromatiques principales | Phénols monoterpéniques (carvacrol, thymol), monoterpènes (α et β-pinènes), monoterpénols (linalol). **FAMILLE** | Lamiacées. **ORGANES PRODUCTEURS** | Parties aériennes. **RENDEMENT** | 1 à 2 kg d'huile essentielle pour 100 kg de plantes. **ÉQUIVALENCE** | 1 ml → 34 gouttes (dosage calculé pour un compte-gouttes calibré Pharmacopée européenne).

PRINCIPALES PROPRIÉTÉS DE L'HUILE ESSENTIELLE

Elle est puissamment antibactérienne (sans irriter l'intestin ni provoquer de résistance bactérienne), antivirale, antifongique et antiparasitaire. Peu d'infections lui résistent, qu'elles soient digestives (diarrhée), urinaires (cystite) ou O.R.L. (sinusite, angine, pharyngite, laryngite, trachéite) ou bronchiques (bronchite). Elle est aussi dynamisante en période de fatigue ou de « coup dur ».

USAGES CONSEILLÉS

→ **15 ANS ET +** **DIARRHÉE :** prendre 2 gouttes d'huile essentielle d'origan compact + 4 gouttes d'huile végétale de noyau d'abricot sur un comprimé neutre ou un sucre, 2 ou 3 fois par jour, pendant 5 jours.

→ **ADULTE** **FATIGUE :** prendre 2 gouttes d'huile essentielle d'origan compact dans 1 cuillerée à café d'huile végétale d'amande douce, 2 ou 3 fois par jour, pendant 3 ou 4 jours.

→ **12 ANS ET +** **FATIGUE, STIMULATION DU SYSTÈME IMMUNITAIRE :** mélanger 2 gouttes d'huile essentielle d'origan compact dans 1 cuillerée à café d'huile végétale d'amande douce et utiliser ce mélange pour masser le haut du dos et le plexus solaire, 2 fois par jour, pendant 8 jours.

+ DEMANDEZ TOUJOURS CONSEIL À VOTRE PHARMACIEN

PRÉCAUTIONS D'EMPLOI

Cette huile essentielle non dénuée de toxicité ne doit pas être utilisée plus de deux semaines d'affilée. La voie orale est réservée à l'enfant de plus de 15 ans. Il ne faut pas l'appliquer pure sur la peau et il n'est pas recommandé de la respirer pure.

NE PAS UTILISER chez la femme enceinte ou allaitante, l'enfant avant 7 ans, la personne allergique aux huiles essentielles, les asthmatiques sans l'avis d'un allergologue, le sujet épileptique ou ayant des antécédents de troubles convulsifs, les personnes ayant des antécédents de gastrite, d'ulcère gastroduodénal, d'hépatite, ou en cas d'insuffisance hépatique. Pour les personnes sous traitement médical, se rapprocher d'un spécialiste de santé.

PALMAROSA

Cymbopogon martinii var. *motia*

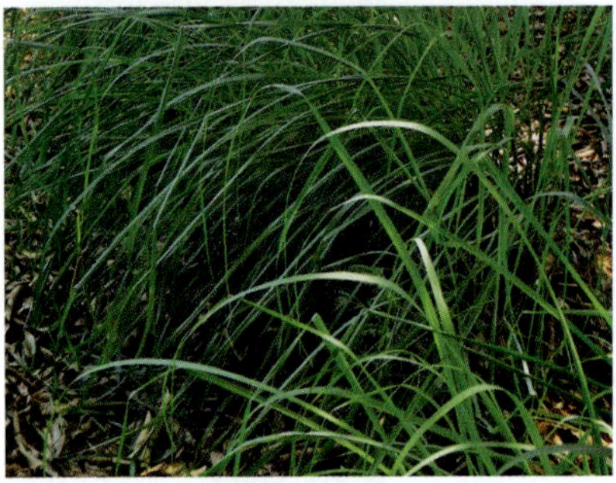

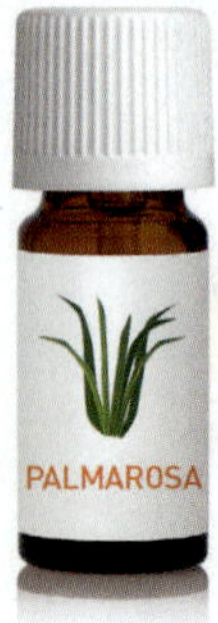

/ PLANTE / BOTANIQUE / ORIGINE / CULTURE / PRODUCTION

Originaire de l'Inde et du Népal, le palmarosa est aussi planté au Pakistan, en Indonésie, au Brésil, à Madagascar et aux Comores. Il est distillé en Inde et en Turquie depuis le XVIIIe siècle.

- Application cutanée, massage • Bain • Voie orale • Inhalation (sèche ou humide)
- Diffusion

MOLÉCULES aromatiques principales | Monoterpénols (géraniol, linalol), esters terpéniques (acétate de géranyle). **FAMILLE** | Poacées. **ORGANES PRODUCTEURS** | Parties aériennes. **RENDEMENT** | 500 g à 1,250 kg d'huile essentielle pour 100 kg de plantes. **ÉQUIVALENCE** | 1 ml → 31 gouttes (dosage calculé pour un compte-gouttes calibré Pharmacopée européenne).

PRINCIPALES PROPRIÉTÉS DE L'HUILE ESSENTIELLE

Fortement antibactérienne, l'huile essentielle de palmarosa est aussi antivirale, antiparasitaire et antimycosique. Elle exerce une action stimulante sur les cellules de la peau. Elle draine la lymphe et soigne certaines affections cutanées, les mycoses et la transpiration excessive.

USAGES CONSEILLÉS

→ **15 ANS ET +** **TRANSPIRATION EXCESSIVE :** appliquer du bout des doigts quelques gouttes d'huile essentielle de palmarosa diluées dans autant d'huile végétale de jojoba, sur les zones concernées.

→ **7 ANS ET +** **FATIGUE DE L'ENFANT :** masser chaque matin le ventre de l'enfant (dans le sens des aiguilles d'une montre) avec 2 gouttes d'huile essentielle de palmarosa + 1 goutte d'huile essentielle de thym à linalol, diluées dans 1 cuillerée à café d'huile végétale de jojoba, pendant 7 jours.

→ **7 ANS ET +** **PEAU SÈCHE, ABÎMÉE :** diluer 1 goutte d'huile essentielle de palmarosa dans 1 cuillerée à soupe d'huile végétale de figue de Barbarie ou d'argan, et appliquer le mélange chaque jour jusqu'à amélioration.

+ DEMANDEZ TOUJOURS CONSEIL À VOTRE PHARMACIEN

PRÉCAUTIONS D'EMPLOI

À diluer dans une huile végétale avant toute application cutanée.

NE PAS UTILISER chez la femme enceinte ou allaitante, chez l'enfant avant 7 ans, chez la personne allergique aux huiles essentielles, chez les asthmatiques sans l'avis d'un allergologue, chez le sujet épileptique ou ayant des antécédents de troubles convulsifs. Pour les personnes sous traitement médical, se rapprocher d'un spécialiste de santé.

Pour chaque recette, référez-vous aux précautions d'emploi de chaque huile essentielle et / ou huile végétale utilisée.

PAMPLEMOUSSE

Citrus x *paradisi*

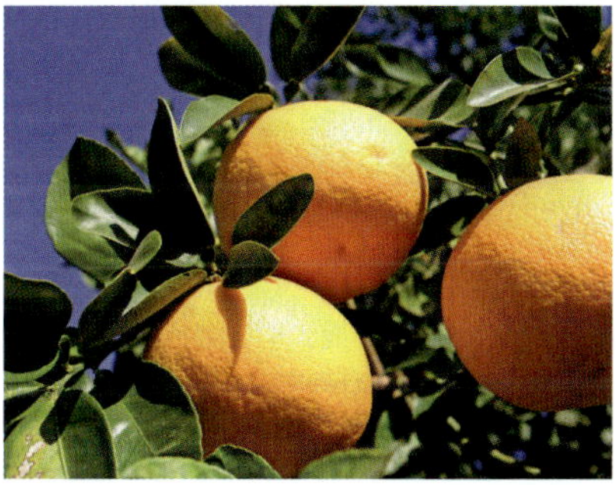

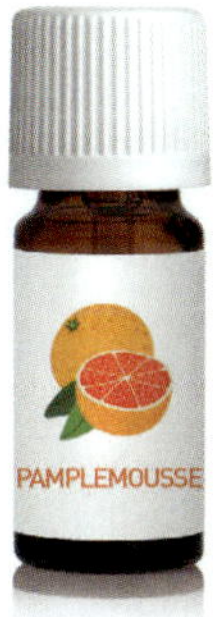

/ PLANTE / BOTANIQUE / ORIGINE / CULTURE / PRODUCTION

Le pamplemoussier est un hybride cultivé principalement en Amérique (Floride, Californie, Texas), en Afrique du Sud et en Israël. La Floride est le plus gros exportateur de pamplemousse.

- Application cutanée, massage • Bain • Voie orale • Inhalation (sèche ou humide)
- Diffusion

MOLÉCULES aromatiques principales | Monoterpènes (limonène). **FAMILLE** | Rutacées. **ORGANES PRODUCTEURS** | Zestes (péricarpe du fruit). **RENDEMENT** | 2,5 kg d'essence pour 100 kg de zestes. **ÉQUIVALENCE** | 1 ml → 36 gouttes (dosage calculé pour un compte-gouttes calibré Pharmacopée européenne).

PRINCIPALES PROPRIÉTÉS DE L'ESSENCE

C'est l'essence de la minceur par excellence, tout à la fois drainante, diurétique, détoxifiante, lipolytique : elle lutte contre la prise de poids, la cellulite et la rétention d'eau. Ses propriétés antiseptiques et antivirales aériennes suppriment les mauvaises odeurs et assainissent efficacement l'air.

USAGES CONSEILLÉS

→ **15 ANS ET +** **CELLULITE :** mélanger 45 gouttes d'essence de pamplemousse + 1 cuillerée à soupe d'huile végétale de calophylle + 1 cuillerée à soupe d'huile végétale de macadamia. Appliquer ce mélange sur les zones concernées par massage circulaire dans le sens des aiguilles d'une montre, et toujours de bas en haut, matin et soir, pendant 3 semaines. Arrêter une semaine et recommencer 3 semaines.

→ **7 ANS ET +** **PURIFICATION DE L'AIR INTÉRIEUR, en période d'épidémie, par exemple :** diffuser 10 à 20 gouttes d'essence de pamplemousse, 3 fois par jour, pendant une heure.

→ **15 ANS ET +** **RÉTENTION D'EAU :** prendre 2 gouttes d'essence de pamplemousse sur un comprimé neutre, le matin et en fin d'après-midi (vers 17 h), 5 jours sur 7, pendant 3 semaines.

+ DEMANDEZ TOUJOURS CONSEIL À VOTRE PHARMACIEN

PRÉCAUTIONS D'EMPLOI

Le terme « phototoxique » est un terme « général » qui comprend l'aspect photosensibilisation (principalement due au soleil qui déclenche une allergie) et l'aspect photo-irritation (principalement due au soleil qui déclenche une irritation). Concernant les huiles essentielles d'agrumes, elles peuvent être sensibilisantes mais parfois également irritantes, tout dépend de l'usage que l'on en fait. C'est le cas de l'essence de pamplemousse qui ne doit pas être utilisée avant une exposition au soleil. **NE PAS UTILISER** chez la femme enceinte ou allaitante, chez l'enfant avant 7 ans, chez la personne allergique aux huiles essentielles, chez les asthmatiques sans l'avis d'un allergologue et sur une longue durée chez une personne atteinte d'insuffisance rénale ou hépatique, chez le sujet épileptique ou ayant des antécédents de troubles convulsifs. NE PAS S'EXPOSER AU SOLEIL APRÈS APPLICATION. Pour les personnes sous traitement médical, se rapprocher d'un spécialiste de santé.

PATCHOULI

Pogostemon cablin

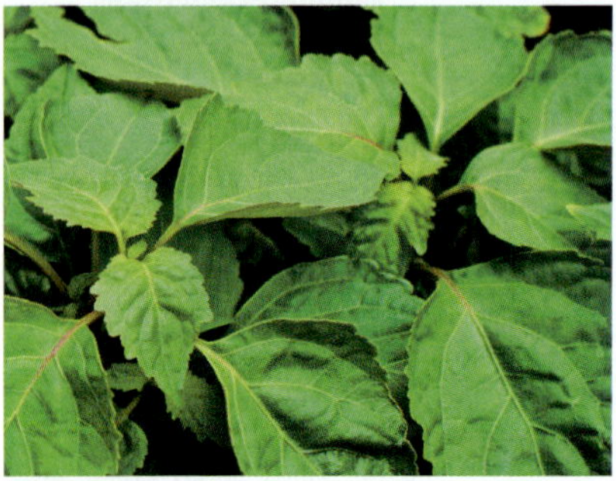

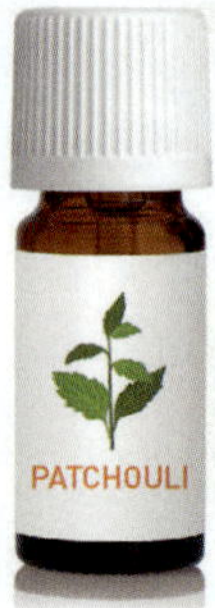

/ PLANTE / BOTANIQUE / ORIGINE / CULTURE / PRODUCTION

Le patchouli est un arbrisseau tropical vivace de la famille des Lamiacées, originaire d'Asie du Sud-Est. Persistant et très ramifié, doté de larges feuilles, il peut atteindre un mètre de hauteur. Il fleurit en gros épis de fleurs blanches légèrement bleutées.

• Application cutanée, massage • Bain • Inhalation sèche • Diffusion

MOLÉCULES aromatiques principales | Sesquiterpénols (patchoulol), sesquiterpènes (α-bulnésène, α-guaïène). **FAMILLE** | Lamiacées. **ORGANES PRODUCTEURS** | Feuilles. **RENDEMENT** | 300 g à 1,2 kg d'huile essentielle pour 100 kg de feuilles. **ÉQUIVALENCE** | 1 ml → 40 gouttes (dosage calculé pour un compte-gouttes calibré Pharmacopée européenne).

PRINCIPALES PROPRIÉTÉS DE L'HUILE ESSENTIELLE

Elle prend soin des peaux fragilisées, irritées, couperosées ou gercées car elle est remarquablement calmante et anti-irritante cutanée. Tonique veineuse et lymphatique, elle décongestionne œdèmes, jambes enflées, varices et hémorroïdes. Grâce à ses vertus équilibrantes nerveuses, hypotensives, relaxantes et sédatives, la détente et une attitude positive sont garanties face aux situations difficiles. Les « pessimistes » l'adorent !

USAGES CONSEILLÉS

→ **ADULTE** **SOIN BEAUTÉ ANTI-IRRITANT - COUPEROSE :** diluer 6 gouttes d'huile essentielle de patchouli dans 30 ml (1 flacon) d'huile végétale de chanvre. Appliquer 3 gouttes du mélange chaque soir après la toilette du visage.

→ **ADULTE** **DÉMANGEAISONS DU CUIR CHEVELU, PELLICULES :** mélanger 2 gouttes d'huile essentielle de patchouli à une dose de shampooing très doux.

→ **ADULTE** **SOUCIS, POSITIVE ATTITUDE :** diluer 2 gouttes d'huiles essentielles de patchouli et de santal blanc + 3 gouttes d'huile essentielle de mandarine verte dans 10 gouttes d'huile végétale de noyau d'abricot ou d'amande douce. En cas de besoin, appliquer matin et soir sur le thorax, le cou et sur la face interne des poignets. Respirer profondément et tranquillement les poignets pendant une dizaine de minutes.

+ DEMANDEZ TOUJOURS CONSEIL À VOTRE PHARMACIEN

PRÉCAUTIONS D'EMPLOI

Usage réservé à l'adulte.

NE PAS UTILISER chez la femme enceinte ou allaitante, chez l'enfant avant 18 ans, chez les personnes allergiques aux huiles essentielles, chez les asthmatiques sans l'avis d'un allergologue, chez le sujet épileptique ou ayant des antécédents de troubles convulsifs, chez les personnes souffrant ou ayant des antécédents d'un cancer hormono-dépendant, en cas de mastose du sein. NE PAS S'EXPOSER AU SOLEIL APRÈS APPLICATION. Pour les personnes sous traitement médical, se rapprocher d'un spécialiste de santé.

Pour chaque recette, référez-vous aux précautions d'emploi de chaque huile essentielle et / ou huile végétale utilisée.

PETIT GRAIN BIGARADE (FEUILLES ET PETITS RAMEAUX) *Citrus aurantium* ssp. *amara*

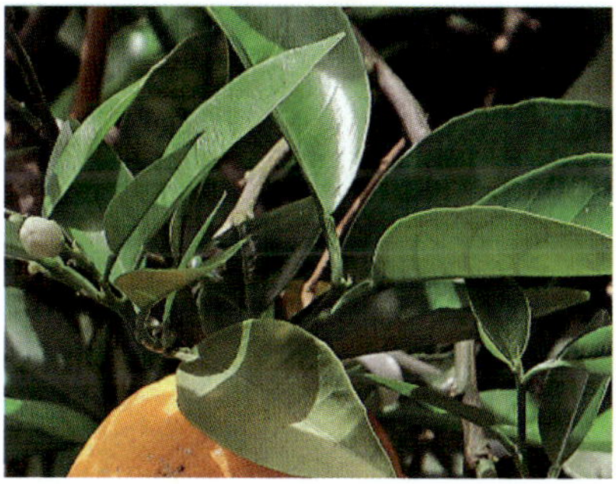

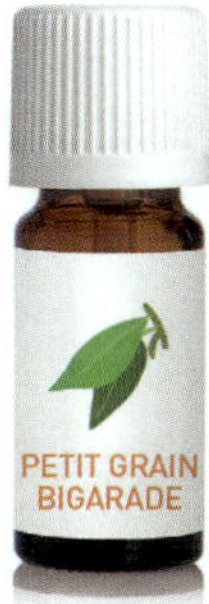

/ PLANTE / BOTANIQUE / ORIGINE / CULTURE / PRODUCTION

Originaire d'Asie, le bigaradier a été introduit en Espagne par les Arabes au IXe siècle, où il a pris le nom d'« oranger de Séville », même si ses fruits (les bigarades) sont impropres à la consommation (sauf en confiture). Aujourd'hui, il est cultivé dans de nombreux pays.

• Application cutanée, massage • Bain • Voie orale • Inhalation sèche • Diffusion

MOLÉCULES aromatiques principales | Esters terpéniques (acétates de linalyle, de géranyle et de néryle), monoterpénols (linalol , α-terpinéol). **FAMILLE** | Rutacées. **ORGANES PRODUCTEURS** | Feuilles et petits rameaux. **RENDEMENT** | 700 g d'huile essentielle pour 100 kg de plantes. **ÉQUIVALENCE** | 1 ml → 31 gouttes (dosage calculé pour un compte-gouttes calibré Pharmacopée européenne).

PRINCIPALES PROPRIÉTÉS DE L'HUILE ESSENTIELLE

Puissamment relaxante et sédative, elle favorise un sommeil de bonne qualité, efface le « coup de blues », calme l'hyperactivité des enfants et remédie à l'ensemble des déséquilibres nerveux, y compris la spasmophilie, les troubles de la respiration ou du rythme cardiaque liés au stress. Elle est antispasmodique et utile pour soulager les douleurs des règles, les coliques, les crampes et les torticolis. Tonique et astringente pour la peau, elle améliore son état, régénère les cellules et lutte contre la transpiration excessive.

USAGES CONSEILLÉS

→ **7 ANS ET +** **RÉÉQUILIBRAGE NERVEUX :** diluer 1 goutte d'huile essentielle de petit grain bigarade dans 3 gouttes d'huile végétale d'amande douce. Déposer le mélange sur la face interne de chaque poignet, et respirer.

→ **15 ANS ET +** **PEAU DÉVITALISÉE :** diluer 1 goutte d'huile essentielle de petit grain bigarade dans 1 cuillerée à café d'huile végétale de noyau d'abricot. Appliquer le mélange en soin de nuit sur le visage (en évitant le contour des yeux), le cou et le décolleté.

→ **12 ANS ET +** **ANGOISSES :** verser 10 gouttes d'huile essentielle de petit grain bigarade dans 2 cuillerées à soupe de base neutre pour le bain et la douche et ajouter à l'eau du bain. En complément, prendre 1 goutte d'huile essentielle de petit grain bigarade sur un comprimé neutre ou un sucre, 3 à 4 fois par jour.

+ DEMANDEZ TOUJOURS CONSEIL À VOTRE PHARMACIEN

PRÉCAUTIONS D'EMPLOI

L'huile essentielle de petit grain bigarade doit être diluée avant toute application sur la peau.

NE PAS UTILISER chez la femme enceinte ou allaitante, chez l'enfant avant 7 ans, chez la personne allergique aux huiles essentielles, chez les asthmatiques sans l'avis d'un allergologue, chez le sujet épileptique ou ayant des antécédents de troubles convulsifs. Pour les personnes sous traitement médical, se rapprocher d'un spécialiste de santé.

PIN SYLVESTRE

Pinus sylvestris

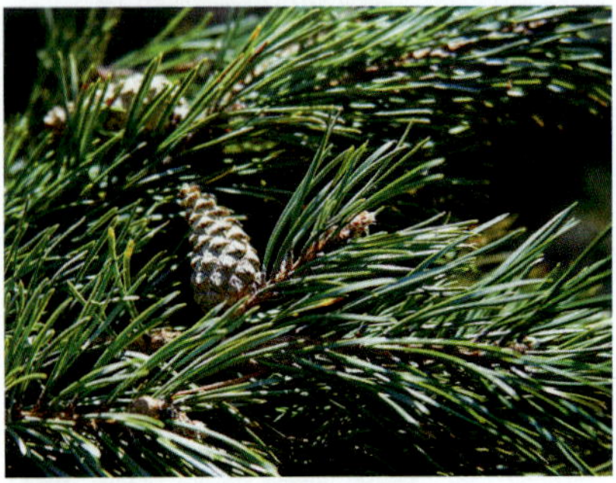

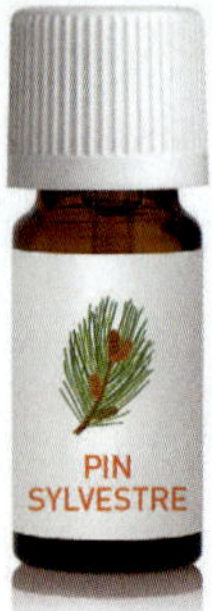

/ PLANTE / BOTANIQUE / ORIGINE / CULTURE / PRODUCTION

Le pin sylvestre est le pin le plus répandu car il a un grand pouvoir d'adaptation et d'enracinement. Il peut résister à des températures très basses (-40 °C). Sa croissance est rapide. Il est présent dans une partie de l'Europe, en particulier en France et en Autriche.

- Application cutanée, massage • Bain • Voie orale • Inhalation (sèche ou humide)
- Diffusion

MOLÉCULES aromatiques principales | Monoterpènes (α et β-pinènes, camphène, δ-3-carène, limonène, myrcène), esters terpéniques (acétate de bornyle), sesquiterpènes. **FAMILLE** | Pinacées. **ORGANES PRODUCTEURS** | Aiguilles. **RENDEMENT** | 100 à 200 g d'huile essentielle pour 100 kg d'aiguilles. **ÉQUIVALENCE** | 1 ml → 31 gouttes (dosage calculé pour un compte-gouttes calibré Pharmacopée européenne).

PRINCIPALES PROPRIÉTÉS DE L'HUILE ESSENTIELLE

Excellent anti-inflammatoire antiseptique aérien et respiratoire, elle lutte contre les pathologies O.R.L. et bronchiques car elle est antivirale et apaise la toux. Elle exerce aussi un effet proche de celui de la cortisone, elle lutte donc contre la fatigue. Elle est également décongestionnante (système veineux et lymphatique, et système utéro-ovarien).

USAGES CONSEILLÉS

→ **7 ANS ET +** **ASSAINISSEMENT DE L'AIR AMBIANT EN PÉRIODE D'ÉPIDÉMIE HIVERNALE :** diffuser dans la pièce 15 gouttes de chacune de ces huiles essentielles : pin sylvestre et sapin de Sibérie, 15 minutes par heure.

→ **15 ANS ET +** **FATIGUE, ALLERGIES RESPIRATOIRES :** mélanger 3 gouttes d'huile essentielle de pin sylvestre + 5 gouttes d'huile végétale de macadamia. Masser le dos avec ce mélange, de chaque côté, à hauteur des reins, en regard des glandes surrénales, matin et midi, pendant une semaine.

→ **12 ANS ET +** **DÉCONGESTION ET DÉSINFECTION DE LA SPHÈRE RESPIRATOIRE :** verser 1 à 2 gouttes d'huile essentielle de pin sylvestre dans un bol d'eau chaude frémissante, respirer quelques minutes en couvrant la tête d'une serviette.

+ DEMANDEZ TOUJOURS CONSEIL À VOTRE PHARMACIEN

PRÉCAUTIONS D'EMPLOI

L'huile essentielle doit impérativement être diluée avant d'être appliquée sur la peau.

NE PAS UTILISER chez la femme enceinte ou allaitante, chez l'enfant avant 7 ans, chez la personne allergique aux huiles essentielles, chez les asthmatiques sans l'avis d'un allergologue, chez les personnes souffrant de fragilité rénale, chez le sujet épileptique ou ayant des antécédents de troubles convulsifs. Pour les personnes sous traitement médical, se rapprocher d'un spécialiste de santé.

Pour chaque recette, référez-vous aux précautions d'emploi de chaque huile essentielle et / ou huile végétale utilisée.

RAVINTSARA

Cinnamomum camphora cineoliferum

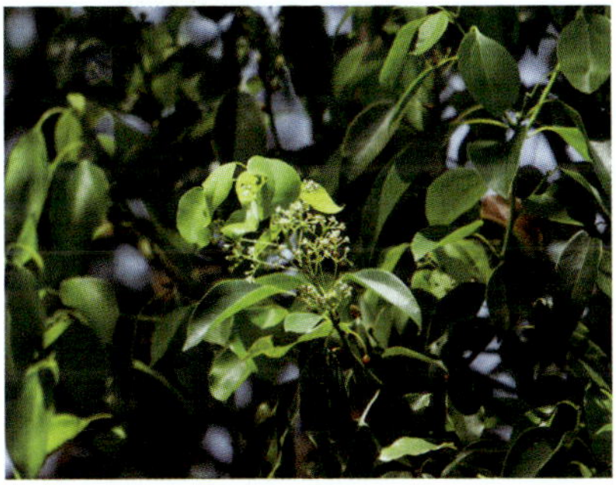

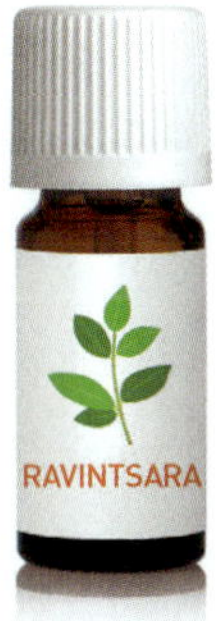

/ PLANTE / BOTANIQUE / ORIGINE / CULTURE / PRODUCTION

Il ne faut pas confondre le chémotype du bois de rose d'Asie (*cinnamomum camphora linaloliferum*) avec celui du ravintsara (*cinnamomum camphora cineoliferum*) et ne pas non plus le confondre avec le ravensare (*ravensara aromatica sonnerat*).

• Application cutanée, massage • Bain • Voie orale • Inhalation (sèche ou humide) • Diffusion

MOLÉCULES aromatiques principales | Oxydes terpéniques (1,8- cinéole ou eucalyptol), monoterpénols (α-terpinéol), monoterpènes (α et β-pinènes). **FAMILLE** | Lauracées. **ORGANES PRODUCTEURS** | Feuilles. **RENDEMENT** | 1,5 à 2 kg d'huile essentielle pour 100 kg de feuilles. **ÉQUIVALENCE** | 1 ml → 39 gouttes (dosage calculé pour un compte-gouttes calibré Pharmacopée européenne).

PRINCIPALES PROPRIÉTÉS DE L'HUILE ESSENTIELLE

Fortement antivirale, antibactérienne et anti-infectieuse, elle est également immunomodulante et prévient ou traite l'ensemble des affections virales, respiratoires (rhume, grippe, refroidissement, angine, laryngite, bronchite, rhinopharyngite), mais aussi digestives (gastro-entérite), ainsi que l'herpès labial et le zona. Tonique, elle accélère la convalescence et aide à lutter contre la fatigue.

USAGES CONSEILLÉS

→ **7 ANS ET +** **FATIGUE ET IMMUNITÉ :** diluer 3 gouttes d'huile essentielle de ravintsara dans 8 gouttes d'huile végétale d'amande douce, puis répartir le mélange sur le sternum, le haut du dos, les poignets et le pli des coudes, 3 fois par jour, pendant 10 jours.

→ **ADULTE** **HERPÈS LABIAL :** déposer 1 goutte d'huile essentielle de ravintsara diluée dans 1 goutte de chacune de ces huiles végétales : calophylle et millepertuis (ou nigelle en cas d'exposition solaire) sur la lésion, 5 fois par jour jusqu'à guérison.

→ **ADULTE** **GASTRO-ENTÉRITE :** prendre 1 goutte d'huile essentielle de ravintsara + 1 goutte d'huile essentielle de giroflier, sur un comprimé neutre, 4 fois par jour, pendant 3 jours.

+ DEMANDEZ TOUJOURS CONSEIL À VOTRE PHARMACIEN

PRÉCAUTIONS D'EMPLOI

L'huile essentielle de ravintsara est très bien tolérée mais, pour les enfants, il est impératif de la diluer à 50 % dans une huile végétale.

NE PAS UTILISER chez la femme enceinte ou allaitante, l'enfant avant 7 ans, le sujet épileptique ou ayant des antécédents de troubles convulsifs, la personne allergique aux huiles essentielles, les asthmatiques sans l'avis d'un allergologue, en cas de traitement de plus de quelques jours (pilule, anticoagulants, chimiothérapie...). Pour les personnes sous traitement médical, se rapprocher d'un spécialiste de santé.

Pour chaque recette, référez-vous aux précautions d'emploi de chaque huile essentielle et / ou huile végétale utilisée.

ROMARIN À CAMPHRE

Rosmarinus officinalis camphoriferum

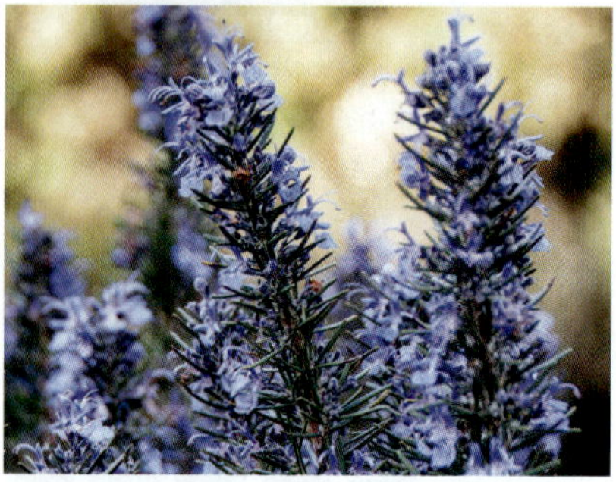

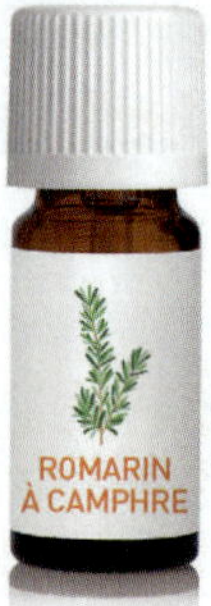

/ PLANTE / BOTANIQUE / ORIGINE / CULTURE / PRODUCTION

Cet arbrisseau (qui peut mesurer jusqu'à 2 mètres de haut et fait partie des fameuses « herbes de Provence ») est l'une des plantes aromatiques les plus cultivées en France, et se plaît dans les garrigues et les maquis.

• Application cutanée, massage • Bain • Voie orale

MOLÉCULES aromatiques principales | Oxyde terpénique (1,8-cinéole ou eucalyptol), monoterpènes, monoterpénones (camphre). **FAMILLE** | Lamiacées. **ORGANES PRODUCTEURS** | Rameaux et sommités fleuries. **RENDEMENT** | 400 g d'huile essentielle pour 100 kg de plantes. **ÉQUIVALENCE** | 1 ml → 34 gouttes (dosage calculé pour un compte-gouttes calibré Pharmacopée européenne).

PRINCIPALES PROPRIÉTÉS DE L'HUILE ESSENTIELLE

Très stimulante, l'huile essentielle de romarin à camphre donne du tonus et chasse la fatigue. Elle facilite également la digestion, dissipe les douleurs du sport (contractures, courbatures, crampes musculaires), soulage les jambes lourdes et lutte contre la cellulite.

USAGES CONSEILLÉS

→ **12 ANS ET +** **DOULEURS MUSCULAIRES, COURBATURES, RÉCUPÉRATION APRÈS LE SPORT :** mélanger 5 gouttes d'huile essentielle de romarin à camphre + 6 gouttes d'huile végétale d'arnica et masser les zones concernées.

→ **12 ANS ET +** **DIGESTION ET DOULEURS DE RÈGLES :** masser le ventre 4 fois par jour avec un mélange de 3 gouttes d'huile essentielle de romarin à camphre + 4 gouttes d'huile végétale de macadamia ou d'amande douce.

→ **15 ANS ET +** **CELLULITE, TROUBLES VEINEUX :** mélanger 5 gouttes d'huile essentielle de romarin à camphre + 1 cuillerée à soupe d'un mélange d'huiles végétales de calophylle et de macadamia (à parts égales) et masser, un matin sur deux, les zones concernées pendant 3 semaines.

+ DEMANDEZ TOUJOURS CONSEIL À VOTRE PHARMACIEN

PRÉCAUTIONS D'EMPLOI

La voie orale est réservée à l'adulte et doit être utilisée avec précaution (1 goutte matin, midi et soir pendant 1 ou 2 jours). L'huile essentielle de romarin à camphre ne doit pas être utilisée à forte dose ni pendant une période prolongée. Demandez conseil à un professionnel de santé.

NE PAS UTILISER chez la femme enceinte ou allaitante, chez l'enfant avant 7 ans, chez la personne allergique aux huiles essentielles, chez les asthmatiques sans l'avis d'un allergologue, chez le sujet épileptique ou ayant des antécédents de troubles convulsifs, en cas de troubles cardiaques (hypertension, arythmie...). Pour les personnes sous traitement médical, se rapprocher d'un spécialiste de santé.

Pour chaque recette, référez-vous aux précautions d'emploi de chaque huile essentielle et / ou huile végétale utilisée.

ROMARIN À CINÉOLE

Rosmarinus officinalis cineoliferum

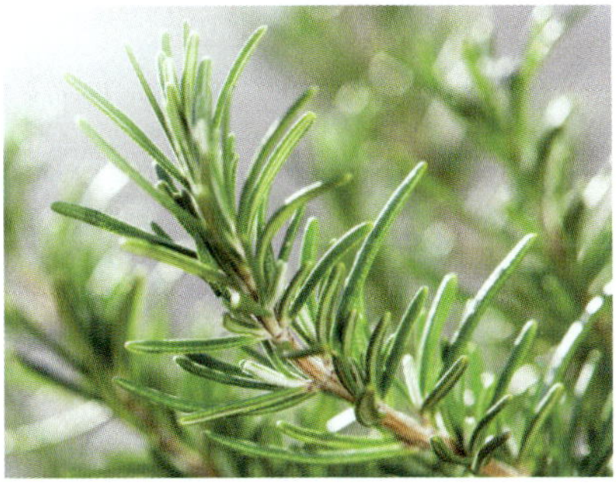

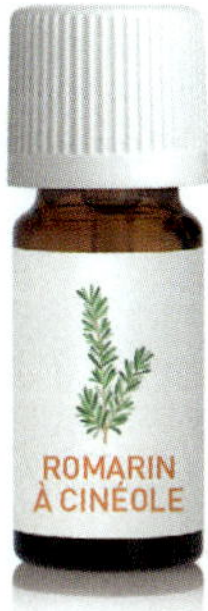

/ PLANTE / BOTANIQUE / ORIGINE / CULTURE / PRODUCTION

Originaire du bassin méditerranéen, le romarin est principalement produit en Espagne.
Mais on le trouve un peu partout dans le monde : en France, au Portugal, au Maroc, en Afrique du Sud, en Inde, en Chine, en Grande-Bretagne, en Australie, aux États-Unis...

• Application cutanée, massage • Bain • Voie orale • Inhalation (sèche ou humide : 5 minutes au maximum) • Diffusion

MOLÉCULES aromatiques principales | Oxydes terpéniques (1,8-cinéole ou eucalyptol), monoterpènes, monoterpénones (camphre), monoterpénols. **FAMILLE** | Lamiacées. **ORGANES PRODUCTEURS** | Rameaux et sommités fleuries. **RENDEMENT** | 1,5 à 2 kg d'huile essentielle pour 100 kg de plantes. **ÉQUIVALENCE** | 1 ml → 31 gouttes (dosage calculé pour un compte-gouttes calibré Pharmacopée européenne).

PRINCIPALES PROPRIÉTÉS DE L'HUILE ESSENTIELLE

De toutes les huiles essentielles de romarin, c'est la plus efficace contre les affections, notamment respiratoires et bronchiques. Elle est aussi anti-inflammatoire, antalgique, et soulage l'encombrement bronchique et les pathologies O.R.L. (toux grasse, bronchite, sinusite, rhume). Et elle s'avère efficace contre certaines affections cutanées (acné mais aussi herpès labial) et les douleurs rhumatismales, articulaires et musculaires. Tonique physique, elle améliore les performances cognitives en cas de fatigue.

USAGES CONSEILLÉS

→ **15 ANS ET +** **SINUSITE :** 1 goutte d'huile essentielle de romarin à cinéole dans un grand bol d'eau frémissante. Inhaler pendant 5 minutes, 2 fois par jour, pendant 3 jours.

→ **15 ANS ET +** **HERPÈS LABIAL :** 1 goutte d'huile essentielle de romarin à cinéole diluée dans un mélange de 1 goutte d'huile végétale de calophylle + 1 goutte d'huile végétale de millepertuis (ou de chanvre en cas d'exposition solaire) à appliquer sur le bouton de fièvre 5 fois par jour, dès les premières sensations de picotement.

→ **12 ANS ET +** **FATIGUE NERVEUSE :** appliquer sur les poignets 1 goutte de chacune de ces huiles essentielles : romarin à cinéole et épinette noire diluées dans 2 gouttes d'huile végétale de jojoba, matin et midi, pendant 5 jours.

+ DEMANDEZ TOUJOURS CONSEIL À VOTRE PHARMACIEN

PRÉCAUTIONS D'EMPLOI

L'huile essentielle de romarin à cinéole ne doit pas être utilisée à forte dose ni pendant une période prolongée.

NE PAS UTILISER chez la femme enceinte ou allaitante, chez l'enfant avant 7 ans, chez la personne allergique aux huiles essentielles, chez les asthmatiques sans l'avis d'un allergologue, chez le sujet épileptique ou ayant des antécédents de troubles convulsifs, en cas de troubles cardiaques (hypertension, arythmie...) et de traitement de plus de quelques jours (pilule, anticoagulants, chimiothérapie...). Pour les personnes sous traitement médical, se rapprocher d'un spécialiste de santé.

ROMARIN À VERBÉNONE

Rosmarinus officinalis verbenoniferum

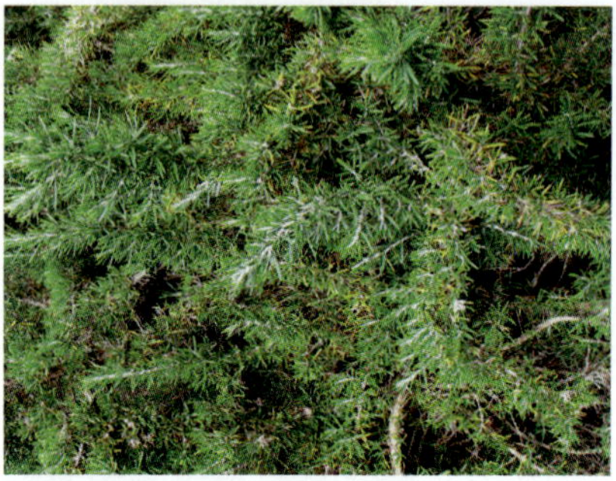

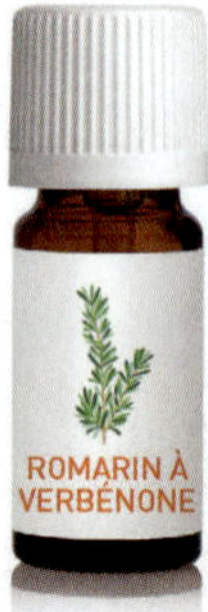

/ PLANTE / BOTANIQUE / ORIGINE / CULTURE / PRODUCTION

Ce sous-arbrisseau de 1 mètre à 1,50 mètre de hauteur, originaire de Corse, s'est répandu en Espagne et s'épanouit aussi en Afrique du Nord. Le romarin croît notamment sur le pourtour méditerranéen, où il affectionne les expositions ensoleillées à sécheresse estivale marquée.

• Application cutanée, massage • Bain • Voie orale • Inhalation sèche (3 minutes au maximum) • Diffusion (1 goutte diluée dans 20 gouttes d'autres huiles essentielles)

MOLÉCULES aromatiques principales | Monoterpènes, monoterpénones (verbénone, camphre), esters terpéniques (acétate de bornyle), oxydes terpéniques (1,8-cinéole ou eucalyptol), monoterpénols (bornéol, α-terpinéol, linalol). **FAMILLE** | Lamiacées. **ORGANES PRODUCTEURS** | Parties aériennes fleuries. **RENDEMENT** | 1,6 kg d'huile essentielle pour 100 kg de plantes. **ÉQUIVALENCE** | 1 ml → 30 gouttes (dosage calculé pour un compte-gouttes calibré Pharmacopée européenne).

PRINCIPALES PROPRIÉTÉS DE L'HUILE ESSENTIELLE

Drainante hépatique et régénérante des cellules du foie, elle est utile en cure « détox » hépatique mais également pour soutenir cet organe en cas de fatigue ou de fragilité. Elle est aussi équilibrante sur un plan psychique et très régénérante cutanée. C'est également un bon atout contre les pathologies O.R.L. et bronchiques : elle fluidifie les mucosités respiratoires et permet leur évacuation, est à la fois antibactérienne, antivirale, anti-inflammatoire, antispasmodique et immunostimulante. Une alliée contre les toux, bronchites et sinusites.

USAGES CONSEILLÉS

→ **15 ANS ET + BRONCHITE :** 5 gouttes d'huile essentielle de romarin à verbénone dans 1 cuillerée à soupe d'huile végétale d'amande douce ou de calophylle, pour masser le haut du dos, le thorax et la plante des pieds, 3 fois par jour, pendant 1 semaine.

→ **ADULTE FATIGUE NERVEUSE, PALPITATIONS, SENSATION D'OPPRESSION :** prendre 1 goutte d'huile essentielle de romarin à verbénone sur un comprimé neutre, 3 fois par jour, pendant 7 jours. En complément, masser le thorax et le plexus matin et soir, pendant 3 semaines, avec 4 gouttes d'huile essentielle de romarin à verbénone diluées dans 8 gouttes d'huile végétale d'amande douce.

→ **15 ANS ET + FRAGILITÉ HÉPATIQUE :** prendre 1 goutte d'huile essentielle de romarin à verbénone sur un comprimé neutre, 3 fois par jour, pendant 1 semaine.

+ DEMANDEZ TOUJOURS CONSEIL À VOTRE PHARMACIEN

PRÉCAUTIONS D'EMPLOI

Pure, elle ne doit pas être respirée plus de 3 minutes. La voie orale est limitée à 7 jours (présence de cétones).

NE PAS UTILISER chez la femme enceinte ou allaitante, chez l'enfant avant 15 ans, chez la personne allergique aux huiles essentielles, chez les asthmatiques sans l'avis d'un allergologue, chez le sujet épileptique ou ayant des antécédents de troubles convulsifs, en cas de troubles cardiaques (hypertension, arythmie...). Pour les personnes sous traitement médical, se rapprocher d'un spécialiste de santé.

Pour chaque recette, référez-vous aux précautions d'emploi de chaque huile essentielle et / ou huile végétale utilisée.

SANTAL BLANC

Santalum album L.

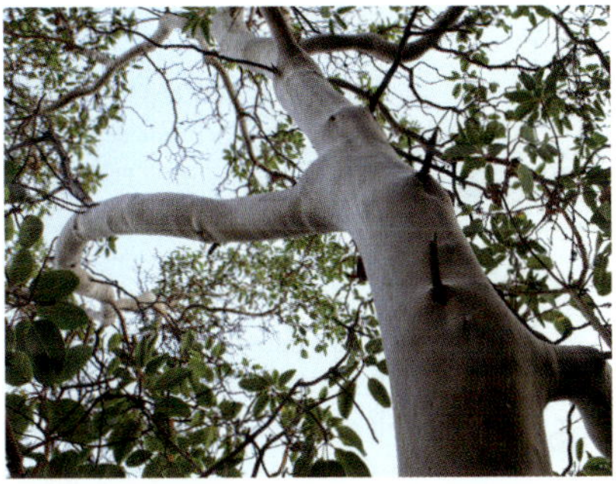

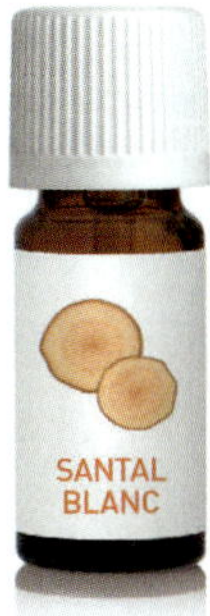

/ PLANTE / BOTANIQUE / ORIGINE / CULTURE / PRODUCTION

Originaire d'Indonésie et d'Inde, le Santal blanc est un arbre majestueux. Réputé pour élever la spiritualité, il est brûlé pour favoriser le recueillement et la méditation dans les sanctuaires bouddhiques. Le Santal blanc serait aussi l'un des rares authentiques aphrodisiaques !

• Application cutanée, massage • Bain • Inhalation sèche • Diffusion

MOLÉCULES aromatiques principales | Sesquiterpénols (α-santalol, β-santalol, épisantalols), sesquiterpènes (santalènes). **FAMILLE** | Santalacées. **ORGANES PRODUCTEURS** | Bois. **RENDEMENT** | 4,5 à 6 kg d'huile essentielle pour 100 kg de bois. **ÉQUIVALENCE** | 1 ml → 43 gouttes (dosage calculé pour un compte-gouttes calibré Pharmacopée européenne).

PRINCIPALES PROPRIÉTÉS DE L'HUILE ESSENTIELLE

Anti tracas, anti sautes d'humeur, elle permet de laisser les soucis au placard. Sédative, relaxante, elle favorise un sommeil apaisé. Elle régénère et tonifie les peaux dévitalisées ou ridées, et estompe les cicatrices. Décongestionnante, drainante circulatoire, elle traite les œdèmes des jambes. Enfin c'est un bon antimycosique, antiparasitaire, acaricide et aphrodisiaque.

USAGES CONSEILLÉS

→ **ADULTE** **CHASSER LES SOUCIS :** 2 gouttes d'huile essentielle de santal blanc diluées dans 10 gouttes d'huile végétale d'amande douce, à appliquer sur le thorax et la face interne des poignets. Respirer profondément les poignets à 10 reprises 3 fois par jour pendant la période difficile.

→ **ADULTE** **PEAU DÉVITALISÉE, ABÎMÉE :** 2 gouttes d'huile essentielle de santal blanc + 3 gouttes d'huile essentielle de ciste ladanifère diluées dans 30 ml (1 flacon) d'huile végétale de figue de Barbarie ou d'argan. Appliquez chaque soir pendant 6 à 8 semaines.

→ **ADULTE** **ŒDÈME LYMPHATIQUE, CELLULITE :** 2 gouttes d'huile essentielle de santal blanc + 2 gouttes d'huile essentielle de cèdre de l'Atlas diluées dans 1 cuillerée à soupe d'huile végétale de macadamia. Appliquer en massages circulaires (dans le sens des aiguilles d'une montre) du bas vers le haut, sur chaque zone, pendant 3 semaines au maximum.

+ DEMANDEZ TOUJOURS CONSEIL À VOTRE PHARMACIEN

PRÉCAUTIONS D'EMPLOI

Usage réservé à l'adulte. **NE PAS UTILISER** chez la femme enceinte ou allaitante, chez l'enfant, chez les personnes allergiques aux huiles essentielles, chez les asthmatiques sans l'avis d'un allergologue, chez le sujet épileptique ou ayant des antécédents de troubles convulsifs, en cas de cancer hormonodépendant (sein, utérus, ovaires, prostate, testicules et certains cancers de l'intestin), de mastose du sein. NE PAS S'EXPOSER AU SOLEIL APRÈS APPLICATION. Pour les personnes sous traitement médical, se rapprocher d'un professionnel de santé.

Pour chaque recette, référez-vous aux précautions d'emploi de chaque huile essentielle et / ou huile végétale utilisée.

SAPIN DE SIBÉRIE

Abies sibirica

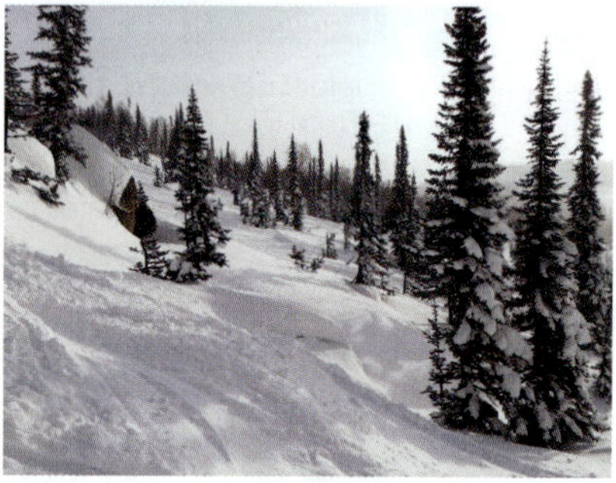

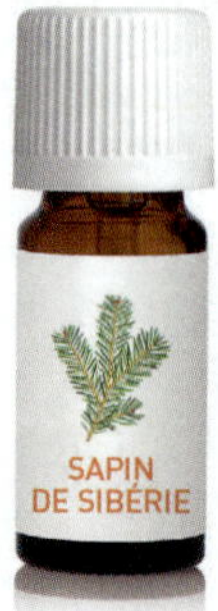

/ PLANTE / BOTANIQUE / ORIGINE / CULTURE / PRODUCTION

Originaire de Sibérie, c'est l'espèce de sapin la plus répandue en Russie. Il peut atteindre 20 à 35 mètres de hauteur. Son tronc mesure jusqu'à 1 mètre de diamètre. Il se développe aux alentours de 2000 mètres d'altitude, sur des terres gelées en permanence. Il vit jusqu'à 200 ans.

• Application cutanée, massage • Bain • Voie orale • Inhalation (sèche ou humide) • Diffusion

MOLÉCULES aromatiques principales | Monoterpènes (α-pinène, camphène, limonène), esters terpéniques (acétate de bornyle). **FAMILLE** | Pinacées. **ORGANES PRODUCTEURS** | Aiguilles. **RENDEMENT** | 500 g d'huile essentielle pour 100 kg de plantes. **ÉQUIVALENCE** | 1 ml → 32 gouttes (dosage calculé pour un compte-gouttes calibré Pharmacopée européenne).

PRINCIPALES PROPRIÉTÉS DE L'HUILE ESSENTIELLE

Fortement antispasmodique, tant sur le plan intestinal (colite, crampes) que sur les plans nerveux et musculaire, elle est efficace contre les angoisses, les oppressions, les spasmes nerveux, les palpitations, et lutte aussi contre la fatigue. Décongestionnante des voies respiratoires, fluidifiante des mucosités, elle facilite l'évacuation des glaires et traite les différentes toux et les bronchites. C'est un excellent désinfectant aérien et ménager.

USAGES CONSEILLÉS

→ **12 ANS ET +** **DOULEURS ET SPASMES INTESTINAUX :** masser le ventre (dans le sens des aiguilles d'une montre) avec 5 gouttes d'huile essentielle de sapin de Sibérie diluées dans 1 cuillerée à café d'huile végétale de macadamia, matin, midi et soir ou au moment des douleurs, pendant 3 à 7 jours. Chez l'enfant de **7 ANS ET +**, procéder de la même façon mais avec 2 gouttes seulement.

→ **7 ANS ET +** **PURIFICATION DE L'AIR INTÉRIEUR :** diffuser un mélange de 10 à 20 gouttes d'huiles essentielles de sapin de Sibérie et de ravintsara, 3 fois par jour, pendant 15 minutes.

→ **12 ANS ET +** **CONTRACTURES MUSCULAIRES :** masser la zone douloureuse avec 3 gouttes d'huile essentielle de sapin de Sibérie diluées dans 1 cuillerée à soupe d'huile végétale de calophylle ou d'arnica, pendant 8 à 10 jours.

+ DEMANDEZ TOUJOURS CONSEIL À VOTRE PHARMACIEN

PRÉCAUTIONS D'EMPLOI

L'huile essentielle de sapin de Sibérie doit impérativement être diluée avant d'être appliquée sur la peau (autant d'huile végétale que d'huile essentielle). **NE PAS UTILISER** chez la femme enceinte ou allaitante, chez l'enfant avant 7 ans, chez la personne allergique aux huiles essentielles, chez les asthmatiques sans l'avis d'un allergologue, chez les personnes souffrant de fragilité rénale, chez le sujet épileptique ou ayant des antécédents de troubles convulsifs. Pour les personnes sous traitement médical, se rapprocher d'un professionnel de santé.

Pour chaque recette, référez-vous aux précautions d'emploi de chaque huile essentielle et / ou huile végétale utilisée.

SARRIETTE DES MONTAGNES

(OU VIVACE) *Satureja montana*

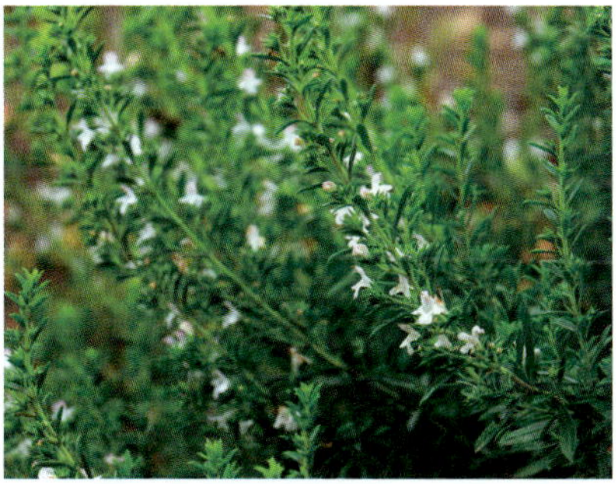

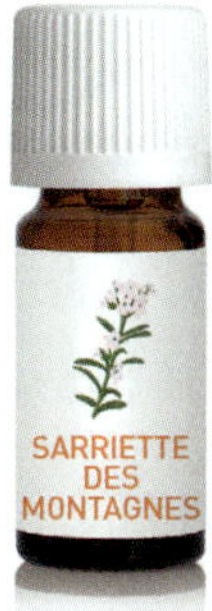

/ PLANTE / BOTANIQUE / ORIGINE / CULTURE / PRODUCTION

Originaire de Méditerranée et du Proche-Orient, la sarriette des montagnes ou « sarriette d'hiver », fut introduite en Europe du Nord au IXᵉ siècle, à des fins principalement alimentaires. Cette petite plante vivace herbacée mesure 20 à 40 centimètres.

• **Application cutanée, massage après dilution entre 1 % et 3 %** • **Voie orale**

MOLÉCULES aromatiques principales | Phénols monoterpéniques (carvacrol, thymol), monoterpènes (α et γ-terpinènes, paracymène), monoterpénols. **FAMILLE** | Lamiacées. **ORGANES PRODUCTEURS** | Parties aériennes. **RENDEMENT** | 250 g d'huile essentielle pour 100 kg de plantes. **ÉQUIVALENCE** | 1 ml → 30 gouttes (dosage calculé pour un compte-gouttes calibré Pharmacopée européenne).

PRINCIPALES PROPRIÉTÉS DE L'HUILE ESSENTIELLE

La sarriette des montagnes est redoutablement anti-infectieuse. Elle traitera tous types d'infections, notamment respiratoires, bronchiques et digestives. Immunostimulante, tonique général, elle donnera un coup de fouet utile aux défenses naturelles « fatiguées » : suite de maladie, stress, tabagisme... C'est un puissant antiparasitaire, antifongique, antibactérien et antiviral, à utiliser contre de nombreux problèmes de peau comme la gale, la teigne, les mycoses, les verrues, les furoncles et l'acné sévère.

USAGES CONSEILLÉS

→ **15 ANS ET +** **ANGINE :** Prendre 2 gouttes d'huile essentielle de sarriette des montagnes sur un comprimé neutre, 3 fois par jour, pendant 8 jours.

→ **ADULTE** **CYSTITE :** prendre 1 goutte d'huile essentielle de sarriette des montagnes sur un comprimé neutre, ou dans 1 cuillerée de miel ou d'huile végétale comestible (olive, amande douce...), 6 fois par jour, pendant 8 jours.

→ **7 ANS ET +** **VERRUE PLANTAIRE :** appliquer localement sur la verrue, 2 fois par jour, à l'aide d'un bâtonnet ouaté jusqu'à complète disparition, le mélange suivant : 1 goutte d'huile essentielle de sarriette des montagnes + 1 goutte d'huile végétale de millepertuis (ne pas exposer au soleil, laisser sécher puis protéger avec un petit pansement).

+ DEMANDEZ TOUJOURS CONSEIL À VOTRE PHARMACIEN

PRÉCAUTIONS D'EMPLOI

Cette huile essentielle non dénuée de toxicité ne doit pas être utilisée plus de 2 semaines d'affilée. La voie orale est réservée à l'enfant de plus de 15 ans. Il ne faut pas l'appliquer pure sur la peau et il n'est pas recommandé de la respirer pure.

NE PAS UTILISER chez la femme enceinte ou allaitante, l'enfant avant 7 ans, la personne allergique aux huiles essentielles, les asthmatiques sans l'avis d'un allergologue, le sujet épileptique ou ayant des antécédents de troubles convulsifs, les personnes ayant des antécédents de gastrite, d'ulcère gastroduodénal, d'hépatite, ou en cas d'insuffisance hépatique. Pour les personnes sous traitement médical, se rapprocher d'un professionnel de santé.

Pour chaque recette, référez-vous aux précautions d'emploi de chaque huile essentielle et / ou huile végétale utilisée.

SAUGE SCLARÉE

Salvia sclarea

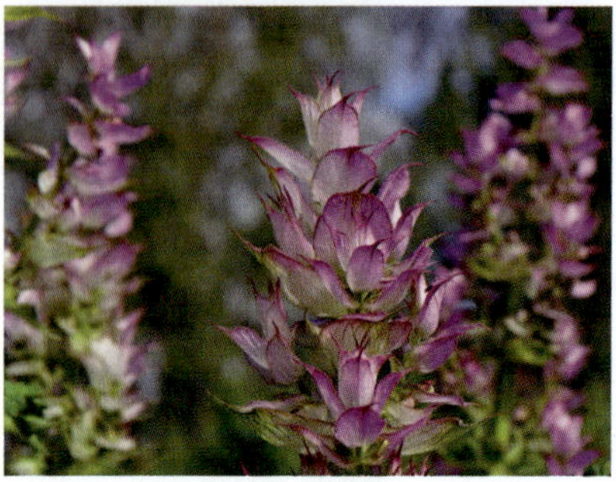

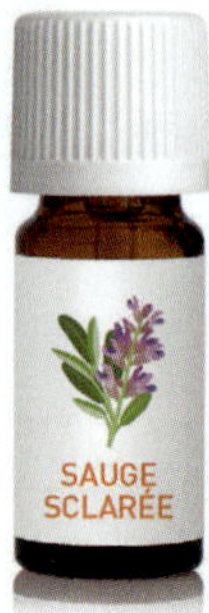

/ PLANTE / BOTANIQUE / ORIGINE / CULTURE / PRODUCTION

Originaire du sud de l'Europe et de l'Asie occidentale, la sauge est cultivée en Provence, mais cette production française est devenue marginale comparée à celles d'autres pays, tels les États-Unis d'Amérique, la Chine et l'Ukraine.

- Application cutanée, massage • Bain • Voie orale • Inhalation (sèche ou humide)
- Diffusion

MOLÉCULES aromatiques principales | Esters terpéniques (acétate de linalyle), monoterpénols (linalol), diterpénols (sclaréol), coumarines. **FAMILLE** | Lamiacées. **ORGANES PRODUCTEURS** | Sommités fleuries. **RENDEMENT** | 180 g d'huile essentielle pour 100 kg de fleurs. **ÉQUIVALENCE** | 1 ml → 33 gouttes (dosage calculé pour un compte-gouttes calibré Pharmacopée européenne).

PRINCIPALES PROPRIÉTÉS DE L'HUILE ESSENTIELLE

Elle est dite « œstrogène mimétique », c'est-à-dire qu'elle exerce les mêmes effets que les œstrogènes naturels. Elle traite donc les troubles du syndrome prémenstruel, régule les cycles irréguliers, lutte contre les syndromes de la préménopause et de la ménopause (bouffées de chaleur, sautes d'humeur et sueurs nocturnes). Elle régule aussi la production de sébum (peau, cheveux) et la transpiration excessive. C'est un excellent anti-âge qui lutte contre les rides et le manque de fermeté.

USAGES CONSEILLÉS

→ **15 ANS ET +** **SYNDROME PRÉMENSTRUEL OU AMÉNORRHÉE (arrêt des règles) :** diluer 5 gouttes d'huile essentielle de sauge sclarée dans 10 ml d'huile végétale de macadamia et masser l'abdomen avec ce mélange le matin, pendant 1 à 2 semaines.

→ **15 ANS ET +** **HYPERSUDATION :** mélanger 2 gouttes d'huile essentielle de sauge sclarée + 2 gouttes d'huile essentielle de cyprès à 1 cuillerée d'huile végétale de macadamia. Répartir le mélange sous la plante des pieds et sous les aisselles le soir après la toilette, jusqu'à amélioration (mais cette formule ne doit pas être utilisée plus de 3 semaines d'affilée).

→ **ADULTE** **BOUFFÉES DE CHALEUR :** 2 gouttes d'huile essentielle de sauge sclarée, sur un comprimé neutre, 3 fois par jour pendant 4 à 5 jours.

+ DEMANDEZ TOUJOURS CONSEIL À VOTRE PHARMACIEN

PRÉCAUTIONS D'EMPLOI

Elle ne doit pas être utilisée après une consommation abusive d'alcool, car elle peut alors entraîner nausées, vomissements ou migraines. Son utilisation chez l'enfant de plus de 7 ans doit se limiter à 3 ou 5 jours au maximum. NE PAS LA CONFONDRE AVEC LA SAUGE OFFICINALE ! Réservée à la prescription médicale, celle-ci est employée en pharmacie pour les préparations magistrales. **NE PAS UTILISER** chez la femme enceinte ou allaitante, chez l'enfant avant 7 ans, chez les personnes allergiques aux huiles essentielles, chez les asthmatiques sans l'avis d'un allergologue, le sujet épileptique ou ayant des antécédents de troubles convulsifs, en cas de cancer hormonodépendant (sein, utérus, ovaires, prostate, testicules et certains cancers de l'intestin), de mastose du sein. Pour les personnes sous traitement médical, se rapprocher d'un professionnel de santé.

TEA TREE (ou ARBRE À THÉ)

Melaleuca alternifolia

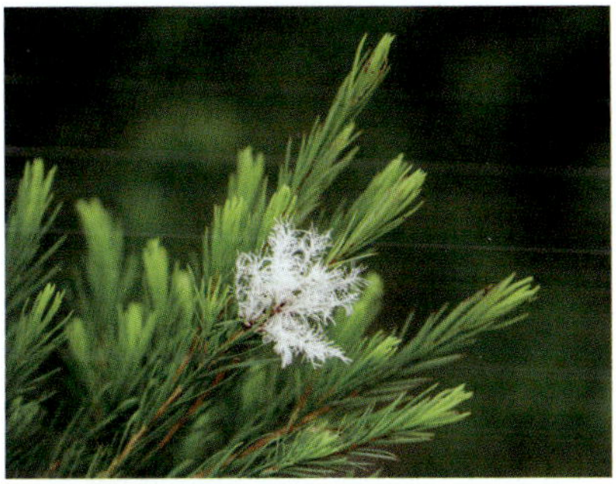

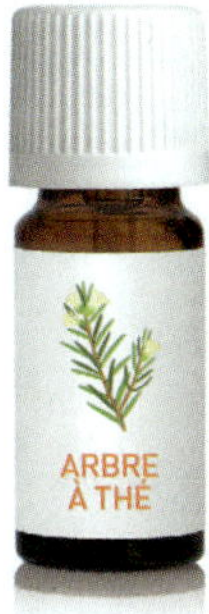

/ PLANTE / BOTANIQUE / ORIGINE / CULTURE / PRODUCTION

Originaire d'Australie, ce grand arbuste touffu toujours vert, a été découvert par des naturalistes accompagnant Cook dans un périple sur la rivière Endeavour (1772-1775). Ils le baptisèrent ainsi car ils l'utilisèrent en substitut du thé, le jugeant parfumé et revigorant.

• Application cutanée après dilution à 5 %, massage • Bain • Voie orale • Inhalation (sèche ou humide) • Diffusion (odeur puissante)

MOLÉCULES aromatiques principales | Monoterpénols, dont le terpinéol-4 et l'α-terpinéol, monoterpènes, sesquiterpènes, oxyde monoterpénique dont 1,8-cinéole ou eucalyptol. **FAMILLE** | Myrtacées. **ORGANES PRODUCTEURS** | Feuilles. **RENDEMENT** | 1 kg d'huile essentielle pour 100 kg de feuilles. **ÉQUIVALENCE** | 1 ml → 34 gouttes (dosage calculé pour un compte-gouttes calibré Pharmacopée européenne).

PRINCIPALES PROPRIÉTÉS DE L'HUILE ESSENTIELLE

Fortement anti-infectieuse, antibactérienne et antifongique, l'huile essentielle de tea tree est également antivirale (grippe…). De plus, elle est fortement immunomodulante. Elle traite aussi les infections buccales (aphtes ou gingivites), celles de la sphère O.R.L. ou du système digestif. Utilisée traditionnellement pour toutes les affections cutanées, contre les parasites (y compris les poux) et les mycoses, elle est aussi tonique et décongestionnante veineuse.

USAGES CONSEILLÉS

→ **12 ANS ET +** **ACNÉ, PLAIE, PIED D'ATHLÈTE OU VERRUE :** déposer 1 goutte d'huile essentielle de tea tree sur la peau.

→ **7 ANS ET +** **MAL DE GORGE :** mélanger 2 gouttes de chacune de ces huiles essentielles : tea tree et thym à linalol + 3 gouttes d'huile végétale de macadamia et masser les chaînes ganglionnaires de chaque côté du cou, 3 fois par jour.

→ **7 ANS ET +** **INFECTIONS O.R.L. :** 2 ou 3 gouttes d'huile essentielle de tea tree sur un mouchoir, à respirer.

+ DEMANDEZ TOUJOURS CONSEIL À VOTRE PHARMACIEN

PRÉCAUTIONS D'EMPLOI

Même si elle est bien tolérée, il faut de préférence diluer l'huile essentielle de tea tree dans une huile végétale avant de l'appliquer sur la peau. Si vous l'utilisez pure, utilisez de préférence un bâtonnet ouaté pour l'appliquer très précisément.

NE PAS UTILISER chez la femme enceinte ou allaitante, chez l'enfant de moins de 7 ans, chez les personnes allergiques aux huiles essentielles, chez les asthmatiques sans l'avis d'un allergologue, en usage prolongé chez une personne fragile des reins, chez le sujet épileptique ou ayant des antécédents de troubles convulsifs. Pour les personnes sous traitement médical, se rapprocher d'un spécialiste de santé.

Pour chaque recette, référez-vous aux précautions d'emploi de chaque huile essentielle et / ou huile végétale utilisée.

THYM À LINALOL

Thymus vulgaris linaloliferum

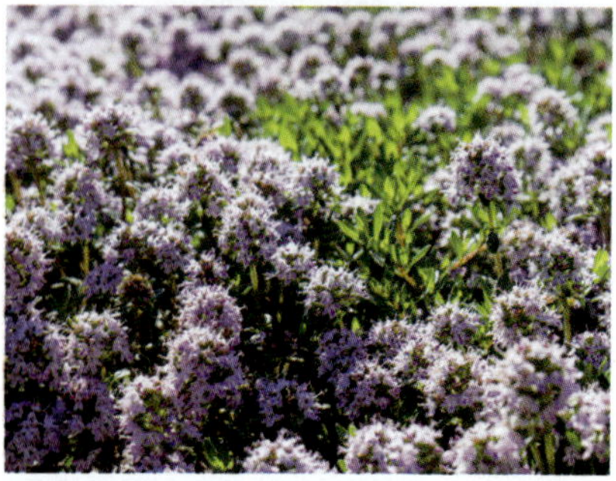

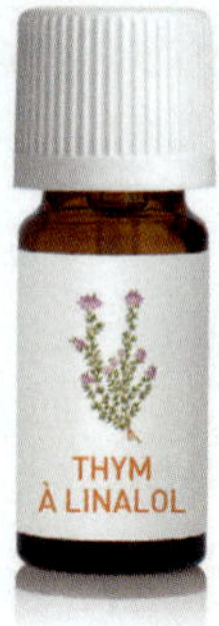

/ PLANTE / BOTANIQUE / ORIGINE / CULTURE / PRODUCTION

Cet arbrisseau très ramifié originaire du bassin méditerranéen affectionne les sols secs et rocailleux et, comme chacun le sait, le soleil ! Il offre de délicates fleurettes blanc-rose. Il peut pousser jusqu'à 2000 mètres d'altitude.

- Application cutanée, massage • Bain • Voie orale • Inhalation (sèche ou humide)
- Diffusion

MOLÉCULES aromatiques principales | Monoterpénols (linalol, terpinène-4-ol, bornéol), monoterpènes, sesquiterpènes, esters terpéniques. **FAMILLE** | Lamiacées. **ORGANES PRODUCTEURS** | Parties aériennes fleuries. **RENDEMENT** | 75 à 125 g d'huile essentielle pour 100 kg de plantes. **ÉQUIVALENCE** | 1 ml → 29 gouttes (dosage calculé pour un compte-gouttes calibré Pharmacopée européenne).

PRINCIPALES PROPRIÉTÉS DE L'HUILE ESSENTIELLE

Puissamment antiseptique, l'huile essentielle de thym à linalol est également anti-infectieuse, antifongique (*Candida albicans*) et vermifuge (ténia, ascaris, oxyures). Elle est employée aussi bien pour les affections O.R.L. et bronchiques (toux, bronchite, maux de gorge) que pour les inflammations intestinales, les infections urinaires (cystite) et gynécologiques (mycose, vulvite : concentrée à 1 % seulement), les affections cutanées (dermatoses infectieuses, psoriasis, eczéma), et les états de fatigue physique ou mentale, car elle est tonique.

USAGES CONSEILLÉS

→ **ADULTE** **FATIGUE :** masser le long de la colonne vertébrale avec un mélange de 3 gouttes d'huile essentielle de thym à linalol + 2 gouttes d'huile essentielle d'épinette noire diluées dans 1 cuillerée à café d'huile végétale de macadamia, 2 fois par jour, pendant 5 jours.

→ **12 ANS ET +** **ACNÉ :** faire une fumigation (pendant 15 minutes), 2 fois par semaine, avec 2 gouttes d'huile essentielle de thym à linalol mélangées à 1 cuillerée à soupe de lait écrémé versées dans un bol d'eau chaude.

→ **7 ANS ET +** **ASSAINISSEMENT DE L'ATMOSPHÈRE :** dans un diffuseur à nébulisation ou ultrasonique, verser 5 gouttes d'huile essentielle de thym à linalol + 20 gouttes d'huile essentielle d'eucalyptus radié + 5 gouttes d'essence de citron. À diffuser 2 fois 20 minutes dans la journée, en prévention, pour assainir l'air intérieur.

+ DEMANDEZ TOUJOURS CONSEIL À VOTRE PHARMACIEN

PRÉCAUTIONS D'EMPLOI

L'huile essentielle est bien tolérée mais mieux vaut, par précaution, la diluer avant application sur la peau.

NE PAS UTILISER chez la femme enceinte ou allaitante, chez l'enfant avant 7 ans, chez la personne allergique aux huiles essentielles, chez les asthmatiques sans l'avis d'un allergologue, chez le sujet épileptique ou ayant des antécédents de troubles convulsifs. Pour les personnes sous traitement médical, se rapprocher d'un professionnel de santé.

Pour chaque recette, référez-vous aux précautions d'emploi de chaque huile essentielle et / ou huile végétale utilisée.

THYM À THUJANOL

Thymus vulgaris thujanoliferum

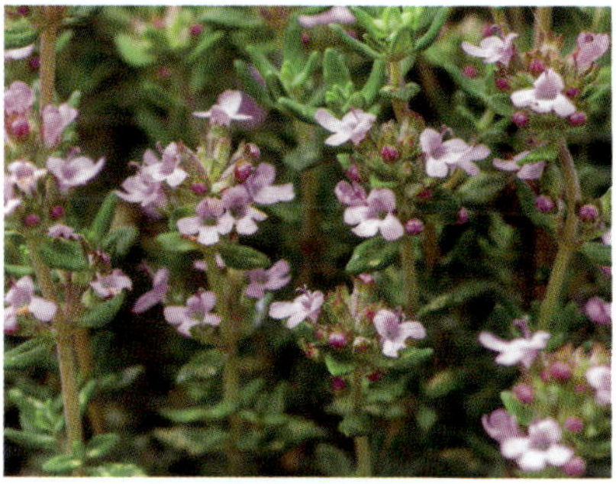

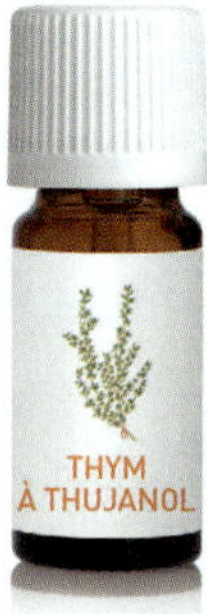

/ PLANTE / BOTANIQUE / ORIGINE / CULTURE / PRODUCTION

Cette petite plante vivace buissonnante à feuilles vertes développe de jolies fleurs roses en mai. C'est une plante rare, son huile essentielle est précieuse. C'est l'un des 8 chémotypes de thym vulgaire utilisés en aromathérapie.

- Application cutanée, massage • Bain • Voie orale • Inhalation (sèche ou humide)
- Diffusion

MOLÉCULES aromatiques principales | Monoterpénols (thujanols-4, linalol, terpinène-1-ol-4), monoterpènes. **FAMILLE** | Lamiacées. **ORGANES PRODUCTEURS** | Parties aériennes fleuries. **RENDEMENT** | 200 à 400 g d'huile essentielle pour 100 kg de plantes. **ÉQUIVALENCE** | 1 ml → 37 gouttes (dosage calculé pour un compte-gouttes calibré Pharmacopée européenne).

PRINCIPALES PROPRIÉTÉS DE L'HUILE ESSENTIELLE

Antibactérienne, antivirale, antifongique, elle est l'une des références pour soigner les maux de l'hiver, rhumes, otites, toux, rhinopharyngites ou encore les angines, laryngites, pharyngites car elle est aussi antalgique et anti-inflammatoire. En période de fatigue, elle booste sans énerver, équilibre le système nerveux et stimule la réponse immunitaire quand elle est au plus bas. Stimulante et régénérante des cellules du foie, elle traite les foies paresseux et les transits un peu lents.

USAGES CONSEILLÉS

→ **12 ANS ET +** **MAUX DE L'HIVER :** prendre 1 goutte d'huile essentielle de thym à thujanol + 1 goutte d'huile essentielle d'eucalyptus radié sur un comprimé neutre, 3 fois par jour, pendant 4 à 8 jours.

→ **12 ANS ET +** **FATIGUE GÉNÉRALE ET IMMUNITAIRE :** diluer 2 gouttes d'huile essentielle de thym à thujanol + 1 goutte d'huile essentielle de niaouli dans 10 gouttes d'huile végétale de macadamia. Appliquer le mélange en friction du thorax, le matin, 8 jours par mois, d'octobre à fin mars.

→ **ADULTE** **PARESSE DU FOIE :** prendre 1 goutte d'huile essentielle de thym à thujanol + 1 goutte d'huile essentielle de romarin à verbénone sur un comprimé neutre, chaque matin, pendant 7 jours.

+ DEMANDEZ TOUJOURS CONSEIL À VOTRE PHARMACIEN

PRÉCAUTIONS D'EMPLOI

Cette huile essentielle est bien tolérée mais mieux vaut, par précaution, la diluer avant application cutanée.

NE PAS UTILISER chez la femme enceinte ou allaitante, chez l'enfant avant 12 ans, chez les personnes allergiques aux huiles essentielles, chez les asthmatiques sans l'avis d'un allergologue, chez le sujet épileptique ou ayant des antécédents de troubles convulsifs. Pour les personnes sous traitement médical, se rapprocher d'un professionnel de santé.

THYM À THYMOL

Thymus zygis thymoliferum

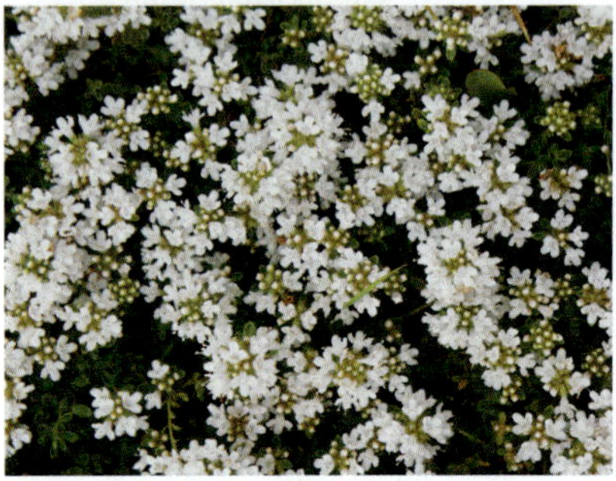

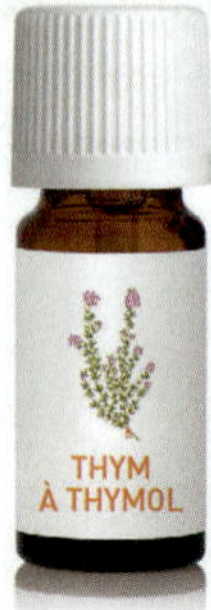

/ PLANTE / BOTANIQUE / ORIGINE / CULTURE / PRODUCTION

Présent dans les garrigues ensoleillées et les terrains pierreux, cet arbrisseau est cultivé en France. Le Maroc et l'Espagne distillent des espèces voisines. Le thym *zygis* est une espèce de thym voisine de l'espèce *vulgaris*.

• Application cutanée, massage (après dilution de 3 % à 5 %) • Voie orale

MOLÉCULES aromatiques principales | Phénols (thymol, carvacrol), monoterpènes (paracymène), monoterpénols (linalol, terpinène-4-ol). **FAMILLE** | Lamiacées. **ORGANES PRODUCTEURS** | Sommités fleuries. **RENDEMENT** | 1,7 à 2,5 kg d'huile essentielle pour 100 kg de fleurs. **ÉQUIVALENCE** | 1 ml → 32 gouttes (dosage calculé pour un compte-gouttes calibré Pharmacopée européenne).

PRINCIPALES PROPRIÉTÉS DE L'HUILE ESSENTIELLE

Antibactérien, antiseptique, antiviral, antifongique et antiparasitaire, le thym à thymol est le grand spécialiste des affections « difficiles », qu'elles concernent la sphère O.R.L. et bronchique, les systèmes digestif ou urinaire. Tonique général, il stimule également le système immunitaire et est recommandé en période de fatigue ou de maladie virale, comme la grippe.

USAGES CONSEILLÉS

→ **12 ANS ET +** **BRONCHITE :** diluer 5 gouttes d'huile essentielle de thym à thymol dans 1 cuillerée à café d'huile végétale d'amande douce. Masser la plante des pieds avec le mélange, 2 ou 3 fois par jour, pendant 4 ou 5 jours.

→ **15 ANS ET +** **ÉTAT GRIPPAL :** sucrer un jus de citron chaud avec 1 goutte d'huile essentielle de thym à thymol + 1 goutte d'huile essentielle de thym à linalol diluées dans 1 cuillerée à café de miel.

→ **12 ANS ET +** **VERRUES :** déposer avec précaution, à l'aide d'un bâtonnet ouaté, 1 goutte d'huile essentielle de thym à thymol + 1 goutte d'huile essentielle de citron, pures, sur la verrue, sans trop déborder autour. Répéter 2 fois par jour jusqu'à complète disparition de la verrue.

+ DEMANDEZ TOUJOURS CONSEIL À VOTRE PHARMACIEN

PRÉCAUTIONS D'EMPLOI

Sauf cas particulier (verrue plantaire), elle doit être largement diluée dans une huile végétale (5 % au maximum pour 95 % d'huile végétale). La voie orale est réservée à l'enfant de plus de 15 ans, à faible dose et sur une courte durée. Excitante, elle doit être administrée plus de 4 heures avant le coucher. **NE PAS UTILISER** chez la femme enceinte ou allaitante, l'enfant avant 7 ans, la personne allergique aux huiles essentielles, les asthmatiques sans l'avis d'un allergologue, le sujet épileptique ou ayant des antécédents de troubles convulsifs, chez les personnes ayant des antécédents de gastrite, d'ulcère gastroduodénal, d'insuffisance hépatique ou d'hépatite virale. Pour les personnes sous traitement médical, se rapprocher d'un professionnel de santé.

Pour chaque recette, référez-vous aux précautions d'emploi de chaque huile essentielle et / ou huile végétale utilisée.

YLANG-YLANG (DISTILLATION COMPLÈTE)

Cananga odorata

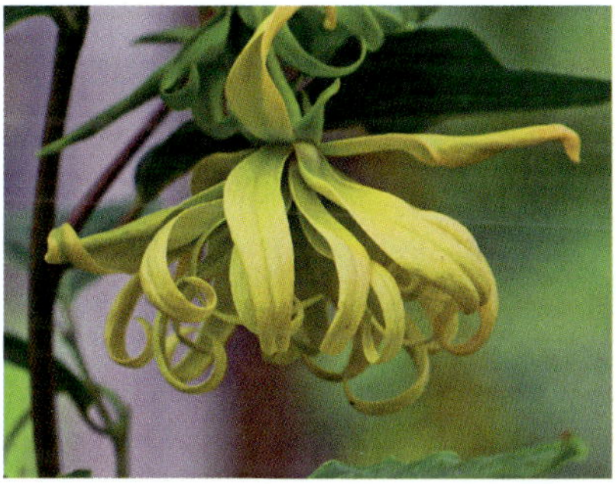

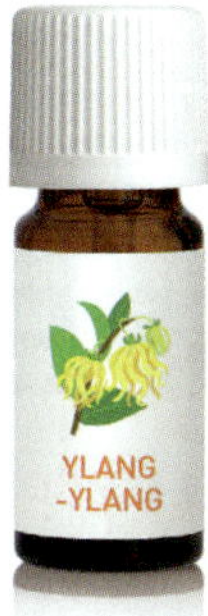

/ PLANTE / BOTANIQUE / ORIGINE / CULTURE / PRODUCTION

Originaire d'Asie du Sud-Est, l'ylang-ylang pousse à l'état sauvage dans les forêts chaudes et humides d'Indonésie et aux Philippines. Il est cultivé dans les îles du Pacifique, mais surtout à Madagascar, aux Seychelles et aux Comores, qui sont d'importants pays producteurs.

• Application cutanée, massage • Bain • Voie orale • Inhalation sèche • Diffusion

MOLÉCULES aromatiques principales | Sesquiterpènes (germacrène-D, α-farnésène, bêta-caryophyllène), monoterpénols (linalol), esters (acétate, benzoate et salicylate de benzyle). **FAMILLE** | Annonacées. **ORGANES PRODUCTEURS** | Fleurs. **RENDEMENT** | 1,8 à 2,4 kg d'huile essentielle pour 100 kg de fleurs. **ÉQUIVALENCE** | 1 ml → 31 gouttes (dosage calculé pour un compte-gouttes calibré Pharmacopée européenne).

PRINCIPALES PROPRIÉTÉS DE L'HUILE ESSENTIELLE

Elle combat la fatigue, que celle-ci soit physique, intellectuelle ou sexuelle, ainsi que le stress, l'anxiété ou l'insomnie. Elle est aussi antirhumatismale et anti-inflammatoire. C'est un excellent revitalisant de la peau et des cheveux. Elle améliore l'état des peaux ternes et atones ou des cheveux abîmés.

USAGES CONSEILLÉS

→ **15 ANS ET +** **ÉVEIL DES SENS ET DE LA LIBIDO :** frictionner le bas du dos avec 10 gouttes d'huile essentielle d'ylang-ylang diluées dans 30 gouttes d'huile végétale d'amande douce. Diffuser dans la chambre 5 gouttes d'huile essentielle d'ylang-ylang + 15 gouttes d'huile essentielle de santal blanc.

→ **ADULTE** **DÉTENTE ET OPTIMISME :** verser, dans un bain chaud, 2 gouttes d'huile essentielle d'ylang-ylang + 5 gouttes d'huile essentielle de patchouli diluées dans 2 cuillerées à soupe de base neutre pour le bain et la douche ou de lait écrémé.

→ **12 ANS ET +** **CHEVEUX CASSANTS & DÉVITALISÉS :** mélanger 5 gouttes d'huile essentielle d'ylang-ylang avec 1 cuillerée à soupe d'huiles végétales de coco et d'argan à parts égales. Appliquer sur le cuir chevelu, les longueurs et pointes des cheveux. Laisser poser 15 minutes puis laver les cheveux avec un shampooing doux.

+ DEMANDEZ TOUJOURS CONSEIL À VOTRE PHARMACIEN

PRÉCAUTIONS D'EMPLOI

NE PAS UTILISER chez la femme enceinte ou allaitante, chez l'enfant avant 7 ans, chez la personne allergique aux huiles essentielles, aux dérivés salicylés ou à l'aspirine, chez les asthmatiques sans l'avis d'un allergologue, chez le sujet épileptique ou ayant des antécédents de troubles convulsifs. Pour les personnes sous traitement médical, se rapprocher d'un professionnel de santé.

Pour chaque recette, référez-vous aux précautions d'emploi de chaque huile essentielle et / ou huile végétale utilisée.

LES COMPLÉMENTS

- INDISPENSABLES -

POUR BIEN UTILISER SES HUILES ESSENTIELLES

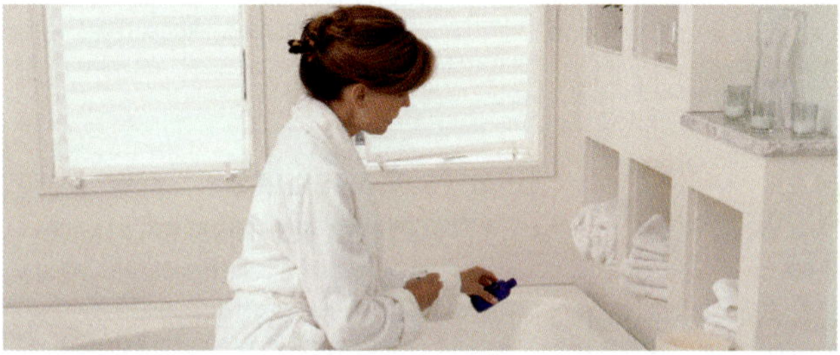

Il existe différentes voies d'utilisation des huiles essentielles : orale, inhalée ou cutanée, ou encore par dispersion atmosphérique. Le choix du mode d'administration va dépendre du problème à traiter, des différentes propriétés de l'huile essentielle, des précautions liées à son utilisation, de l'âge de l'utilisateur...

Si certaines huiles essentielles peuvent être utilisées pures (essentiellement sur la peau de façon très localisée ou en diffusion), il faut souvent leur adjoindre un complément indispensable : huile végétale (pour la voie cutanée), hydrolats, comprimé neutre, miel ou huile végétale comestible (pour l'administration orale), base neutre (pour le bain et la douche).

Le point sur ces essentiels et comment les utiliser.

LES HUILES VÉGÉTALES

Les huiles végétales sont des compléments indispensables aux huiles essentielles. Elles permettent d'optimiser et de renforcer leurs actions et bienfaits.

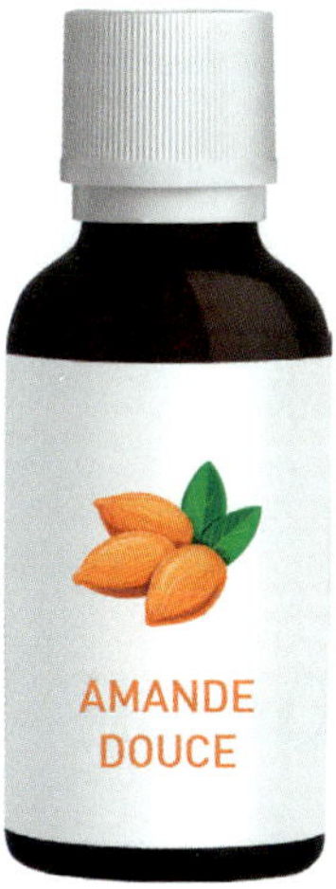

Obtenues à partir de graines, de noyaux de fruits, de cires liquides, ou de plantes infusées, les huiles végétales permettent de diluer les huiles essentielles avant d'effectuer des massages et des applications cutanées : un intérêt important car certaines huiles essentielles peuvent s'avérer irritantes si elles sont utilisées pures. Les huiles végétales facilitent également leur pénétration dans l'épiderme, servant ainsi de vecteurs efficaces. En outre, elles disposent de véritables vertus qui leur sont propres, et peuvent notamment soigner, embellir et protéger la peau et les cheveux, mais aussi, par exemple, stimuler la circulation veineuse ou favoriser la cicatrisation.

Idéalement, ces huiles végétales seront choisies et associées précisément (entre elles ou avec des huiles essentielles), afin de répondre à des besoins spécifiques et de travailler en synergie. De vraies garanties d'efficacité !

COMMENT LES CHOISIR ?

Il faut impérativement les choisir bio, extraites des graines de fruit ou de noix, de cires ou de pulpes végétales, de fleurs ou plantes venues de cultures exclusivement biologiques (ou de plantes sauvages), sans engrais chimiques, ni pesticides, ni insecticides nocifs. On optera pour des huiles végétales obtenues par première pression à froid des graines de fruits (chanvre, nigelle, ricin, rose musquée, jojoba, calophylle), d'amandons (argan, amande douce), du noyau (abricot), de pépin (figue de Barbarie), de noix (macadamia), d'amandes (karité) ou de pulpe de fruit (coco). D'autres sont obtenues par macération (infusion) des fleurs dans des huiles végétales d'olive (millepertuis) ou de tournesol (arnica), bien sûr bio, de première pression à froid. L'extraction à froid, sans solvant, évite ainsi de dénaturer leurs principes actifs. Et, bien sûr, elles seront sans adjonction de parfum, ni colorant, ni conservateur !

HUILE VÉGÉTALE DE
NOYAU D'ABRICOT
Prunus armeniaca

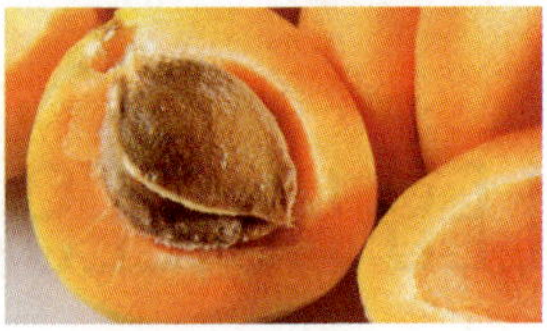

/ SES VERTUS

LE GARANT DE LA LUMINOSITÉ DU TEINT. Effet coup d'éclat, illuminatrice, revitalisante, tonifiante, assouplissante, émolliente, hydratante, protectrice, antiradicalaire.

/ PRÉCAUTIONS D'EMPLOI

Son potentiel allergisant est mineur. Elle est réservée aux peaux normales et sèches (indice de comédogénicité de 2 sur 5).

/ 3 RECETTES DU QUOTIDIEN

→ **15 ans et +** **PEAU TERNE :** mélanger 5 gouttes d'huile essentielle de géranium + 30 ml d'huile végétale de noyau d'abricot dans un flacon. Appliquer quelques gouttes du mélange en massant la peau du visage, matin et soir, en cure de 3 semaines (éviter le contour des yeux).

→ **7 ans et +** **APRÈS-SOLEIL (ET COUPS DE SOLEIL) :** mélanger 10 gouttes d'huile essentielle de lavande aspic + 30 ml d'huile végétale de noyau d'abricot dans un flacon. Appliquer le mélange en massant le visage (éviter le contour des yeux) et / ou le corps.

→ **15 ans et +** **CURE BONNE MINE :** avaler 1 cuillerée à café d'huile végétale de noyau d'abricot, chaque matin, durant 1 mois.

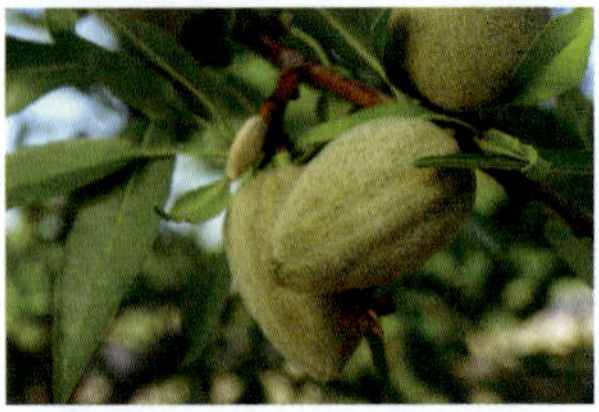

HUILE VÉGÉTALE
D'AMANDE DOUCE
Prunus amygdalus

/ SES VERTUS

LE S.O.S. PEAUX SENSIBLES & IRRITÉES.
Adoucissante, apaisante, calmante, émolliente, réparatrice, fortifiante. Elle hydrate et nourrit les peaux sèches ou abîmées, irritées, fragiles ou sensibles et se révèle parfaite contre les irritations, dartres, gerçures, crevasses, l'eczéma et les vergetures. Par voie orale, elle est également laxative (non irritante), antiseptique pour les intestins, antitussive, apaisante et équilibrante du système nerveux.

/ PRÉCAUTIONS D'EMPLOI

Elle peut être allergisante chez les personnes allergiques aux fruits à coque. Elle est réservée aux peaux normales à très sèches ou matures (indice de comédogénicité de 2 sur 5).

/ 3 RECETTES DU QUOTIDIEN

→ **7 ans et +** **GERÇURES, DARTRES :** mélanger 1 goutte d'huile essentielle de bois de rose d'Asie + 5 gouttes d'huile végétale d'amande douce + 1 noisette de beurre de karité. Appliquer le mélange sur les zones lésées jusqu'à ce que la cicatrisation soit complète.

→ **7 ans et +** **MASSAGE CALMANT ANTISTRESS :** mélanger 45 gouttes d'huile essentielle de lavande vraie + 30 ml d'huile végétale d'amande douce dans un flacon. Appliquer le mélange en massage relaxant quotidien, pendant 1 à 2 semaines.

→ **15 ans et +** **CONSTIPATION :** avaler 2 gouttes d'huile essentielle de gingembre frais mélangées à une cuillerée à café d'huile végétale d'amande douce, matin et soir, pendant 3 ou 4 jours.

ATTENTION, se référer aux précautions d'emploi de chacune des huiles essentielles utilisées dans les recettes.

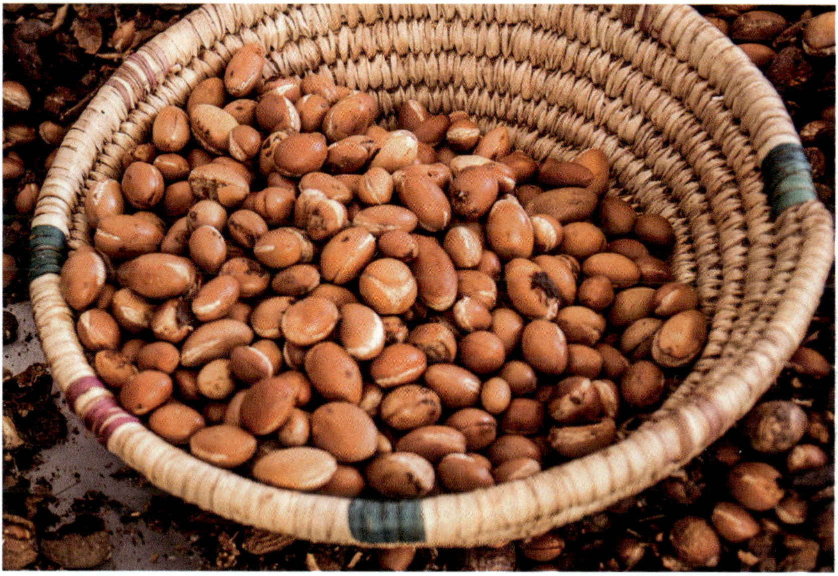

HUILE VÉGÉTALE
D'ARGAN

Argania spinosa

/ SES VERTUS

L'INDISPENSABLE DES PEAUX MATURES OU DÉSHYDRATÉES, FORCE & BRILLANCE DES CHEVEUX.

Protectrice, revitalisante, nourrissante, hydratante, restructurante, raffermissante, assouplissante, anti-âge, antiradicalaire, fortifiante. Elle est l'alliée des peaux matures ou dénutries. On peut l'utiliser sur la peau, mais également sur les ongles et les cheveux, auxquels elle donne volume et brillance (y compris par voie orale).

/ PRÉCAUTIONS D'EMPLOI

Elle peut être (faiblement) allergisante chez les personnes allergiques aux fruits à coque. Elle est réservée aux peaux normales à très sèches ou matures (indice de comédogénicité de 2 sur 5).

/ 3 RECETTES DU QUOTIDIEN

→ **12 ans et +** **CHEVEUX DÉVITALISÉS :** mélanger 20 gouttes d'huile essentielle d'ylang-ylang et 30 ml d'huile végétale d'argan dans un flacon. Appliquer un peu du mélange, 3 fois par semaine, en masque capillaire. Laisser poser 1 heure avant de laver les cheveux.

→ **Adulte** **PEAUX RIDÉES, MATURES / VISAGE & CORPS :** ajouter 5 gouttes d'huile essentielle d'hélichryse dans un flacon de 30 ml d'huile végétale d'argan. Appliquer généreusement, sur l'ensemble du corps et du visage (éviter le contour des yeux), matin et soir.

→ **15 ans et +** **RESTRUCTURATION DE LA PEAU APRÈS LES ABUS DE SOLEIL :** avaler 2 gouttes d'huile essentielle de camomille romaine mélangées à 5 gouttes d'huile végétale d'argan, sur un comprimé neutre, 3 fois par jour, pendant 3 semaines.

ATTENTION, se référer aux précautions d'emploi de chacune des huiles essentielles utilisées dans les recettes.

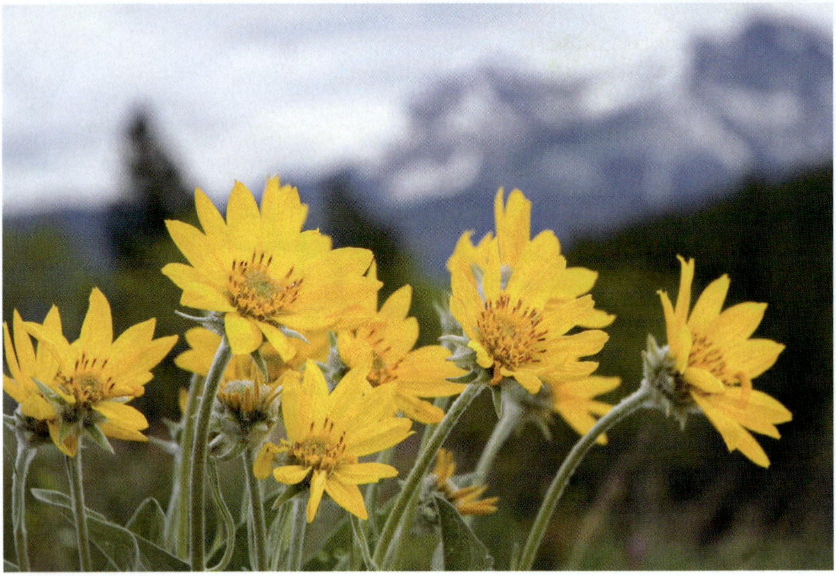

HUILE VÉGÉTALE **D'ARNICA** (MACÉRÂT HUILEUX)

Arnica montana

/ SES VERTUS

L'INDISPENSABLE DES SPORTIFS, DES CONTUSIONS & DES RHUMATISMES.

Antalgique, anti-inflammatoire, anticontusions, tonique circulatoire. Il existe beaucoup de « pommades » et de « teintures » contenant de l'arnica, et on l'utilise également sous forme de « granules homéopathiques » en prévention et traitement des hématomes. Le macérât huileux permet d'obtenir un concentré de principes actifs contenus dans les fleurs d'arnica.

/ PRÉCAUTIONS D'EMPLOI

Déconseillé **chez l'enfant avant 12 ans**, chez la femme enceinte ou allaitante, et en cas d'allergie aux astéracées ou de traitement anticoagulant. **Ne pas appliquer sur peau lésée. Usage externe. 7 jours au maximum**. En cas de peau sensible, diluer avec une quantité équivalente d'huiles végétales comme celles d'amande douce, de macadamia ou de jojoba. Ne pas ingérer.

/ 3 RECETTES DU QUOTIDIEN

→ 12 ans et + **SPORTIFS :** mélanger 1 goutte d'huile essentielle de gaulthérie + 2 gouttes d'huile essentielle de lavandin super dans une cuillerée à café d'huile végétale d'arnica. Appliquer le mélange en friction tonique avant l'effort et en massage doux et profond après l'effort.

→ 12 ans et + **COURBATURES, LUMBAGO, TORTICOLIS :** mélanger 2 gouttes d'huile essentielle de romarin à camphre + 1 goutte d'huile essentielle de cannelle de Ceylan dans une cuillerée à café d'huile végétale d'arnica. Appliquer le mélange en massage doux, 3 fois par jour, pendant 4 à 8 jours.

→ Adulte **ARTHROSE :** diluer 3 gouttes d'huile essentielle de laurier noble dans 5 à 8 gouttes d'huile végétale d'arnica. Appliquer le mélange sur la zone douloureuse, 3 fois par jour, pendant 7 jours.

ATTENTION, se référer aux précautions d'emploi de chacune des huiles essentielles utilisées dans les recettes.

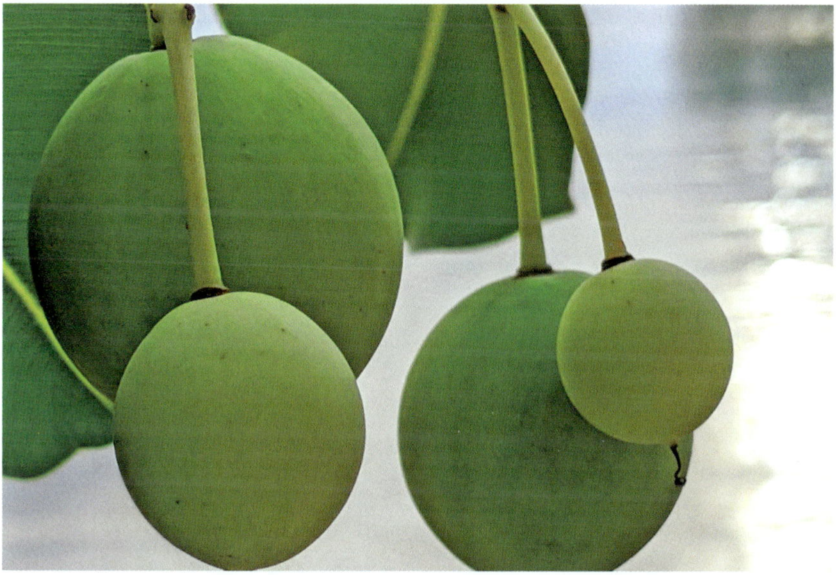

HUILE VÉGÉTALE DE CALOPHYLLE

Calophyllum inophyllum

/ SES VERTUS

LA RÉFÉRENCE DES TROUBLES CIRCULATOIRES ET INFECTIEUX.

Anti-inflammatoire, antalgique douce, anti-ecchymoses, anticoagulante, anti-infectieuse, antiseptique, immunostimulante, cicatrisante, régénérante, adoucissante, protectrice, elle est aussi un tonique veineux.

/ PRÉCAUTIONS D'EMPLOI

Elle est déconseillée chez les personnes allergiques, et chez celles qui suivent un traitement anticoagulant. Pour les peaux sensibles, il est recommandé de la diluer de moitié avec l'huile végétale de macadamia ou avec une autre huile végétale bio (amande douce, jojoba, argan...). Légèrement comédogène (indice de comédogénicité de 2 sur 5).

/ 3 RECETTES DU QUOTIDIEN

→ **Adulte** **ARTHROSE, ARTHRITE :** verser 10 gouttes d'huile essentielle de gaulthérie + 40 gouttes d'huile essentielle d'eucalyptus citronné dans un flacon de 30 ml d'huile végétale de calophylle. Appliquer quelques gouttes de ce mélange sur les zones douloureuses, matin et soir, pendant 2 à 3 semaines. Renouveler si besoin.

→ **Adulte** **HÉMORROÏDES, VARICES :** diluer 2 gouttes d'huile essentielle de cyprès dans 3 gouttes d'huile végétale de calophylle. Appliquer directement, sans masser, sur l'hémorroïde ou la varice, matin et soir, pendant 3 semaines.

→ **Adulte** **ABCÈS DENTAIRE :** mélanger 2 gouttes d'huile essentielle de giroflier + 3 gouttes d'huile essentielle de thym à thymol à 20 gouttes d'huile végétale de calophylle. Déposer un peu du mélange directement sur l'abcès à la base de la dent sur la gencive, 4 fois par jour, pendant 8 jours.

ATTENTION, se référer aux précautions d'emploi de chacune des huiles essentielles utilisées dans les recettes.

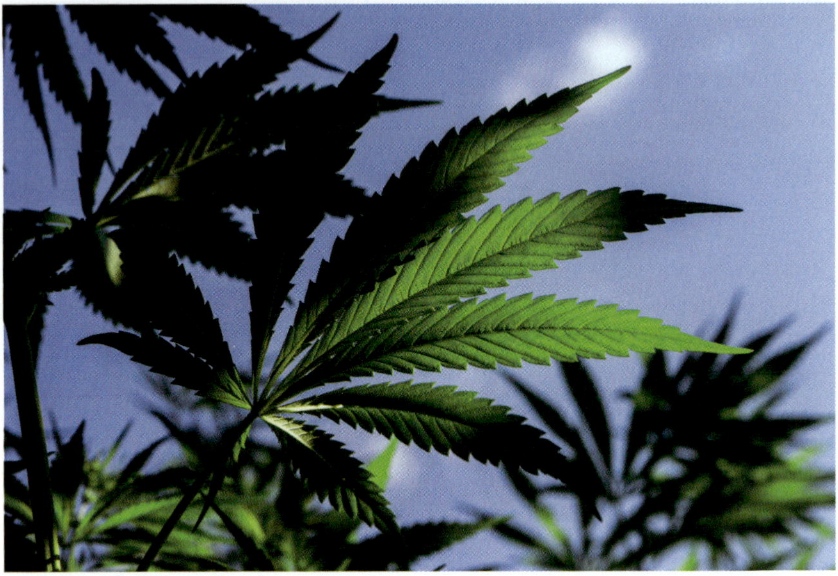

HUILE VÉGÉTALE DE CHANVRE

Cannabis sativa

/ SES VERTUS

LE SECRET DE BEAUTÉ ANTIROUGEURS DES PEAUX RÉACTIVES & COUPEROSÉES.

Antirougeurs, anti-irritant, ultra-apaisant, régénérant... c'est un excellent soin réparateur et protecteur. Ses vertus sont exceptionnelles pour des cas particuliers comme la couperose et les peaux ultra-réactives, ultra-sensibilisées, ayant tendance à rougir. Attention, ne pas la confondre avec d'autres extraits de chanvre : l'huile végétale n'agit pas sur le psychisme contrairement à la plante car elle ne contient pas de THC (9-TétraHydroCannabinol), un de ses nombreux cannabinoïdes. Enfin, contrairement à l'huile de CBD (CannaBiDiol) un autre de ses cannabinoïdes, l'huile végétale de chanvre ne contient que des traces infimes de CBD. Elle n'est donc pas sédative.

/ PRÉCAUTIONS D'EMPLOI

Bien tolérée, très pénétrante, elle est adaptée à tout type de peau (peau réactive, sèche, mature ou fatiguée). Non comédogène.

/ 3 RECETTES DU QUOTIDIEN

→ **15 ans et +** **PEAU ULTRA RÉACTIVE :** mélanger 15 ml d'huile végétale de chanvre + 15 ml d'huile végétale de rose musquée dans un flacon en verre de 30 ml. Verser 3 à 4 gouttes du mélange dans le creux de la main puis appliquer sur le visage après avoir nettoyé la peau, matin et soir.

→ **15 ans et +** **ACNÉ ROSACÉE :** diluer 10 gouttes d'huile essentielle de tea tree dans 30 ml (1 flacon) d'huile végétale de chanvre. Verser 3 à 4 gouttes du mélange dans le creux de la main puis appliquer sur le visage après avoir nettoyé la peau, chaque soir.

→ **15 ans et +** **COUPEROSE :** diluer 5 gouttes d'huile essentielle de patchouli dans 30 ml (1 flacon) d'huile végétale de chanvre. Verser 3 à 4 gouttes du mélange dans le creux de la main puis appliquer sur le visage après avoir nettoyé la peau, chaque soir.

ATTENTION, se référer aux précautions d'emploi de chacune des huiles essentielles utilisées dans les recettes.

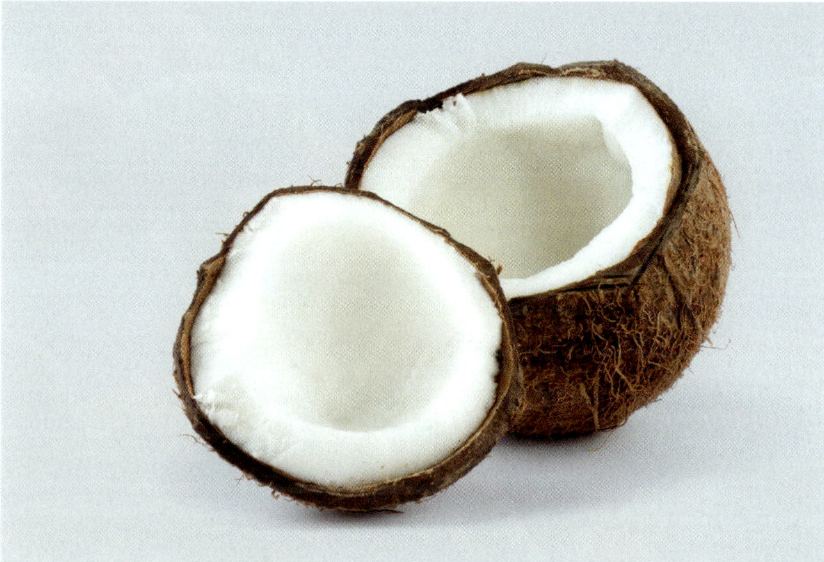

HUILE VÉGÉTALE DE **COCO**

Cocos nucifera

/ SES VERTUS

LE SOIN ULTRA PROTECTEUR DE LA PEAU ET DES PHANÈRES.

D'une affinité exceptionnelle pour la kératine de la peau, des cheveux et des ongles, elle forme un film, naturellement parfumé et divin, très protecteur, hydratant et antiradicalaire, qui préserve la peau et les phanères des agressions extérieures.

/ PRÉCAUTIONS D'EMPLOI

Bien tolérée, très pénétrante, sa texture permet un massage glissant sur la peau. Elle est idéale pour les peaux normales à sèches. Comédogène (indice de comédogénicité de 4 sur 5).

/ 3 RECETTES DU QUOTIDIEN

→ **15 ans et + PROTECTION DE LA PEAU & DES PHANÈRES AGRESSÉS (vent, froid, produits ménagers, chlore de la piscine...) :** mélanger 1 goutte d'huile essentielle de bois de rose d'Asie à une grosse noisette d'huile végétale de coco. Appliquer ce soin chaque matin.

→ **15 ans et + SOIN FRAÎCHEUR DES PIEDS SECS, ANTI-AMPOULES & ANTI-FROTTEMENTS :** dans une noisette d'huile végétale de coco, ajouter juste 1 goutte d'huile essentielle de menthe poivrée. Appliquer un peu de ce soin protecteur au niveau des zones de frottement entre le pied et la chaussure (talon, voûte plantaire, dessus ou côté des orteils...).

→ **7 ans et + PSORIASIS / BRÛLURE SUPERFICIELLE / AMPOULE CUTANÉE :** mélanger 1 goutte d'huile essentielle de lavandin super et 1 goutte d'huile essentielle de romarin à camphre à une petite noisette de beurre de karité. Ajouter une demi-noisette d'huile végétale de coco. Appliquer en couche fine, matin et soir, pendant 1 à 2 semaines.

ATTENTION, se référer aux précautions d'emploi de chacune des huiles essentielles utilisées dans les recettes.

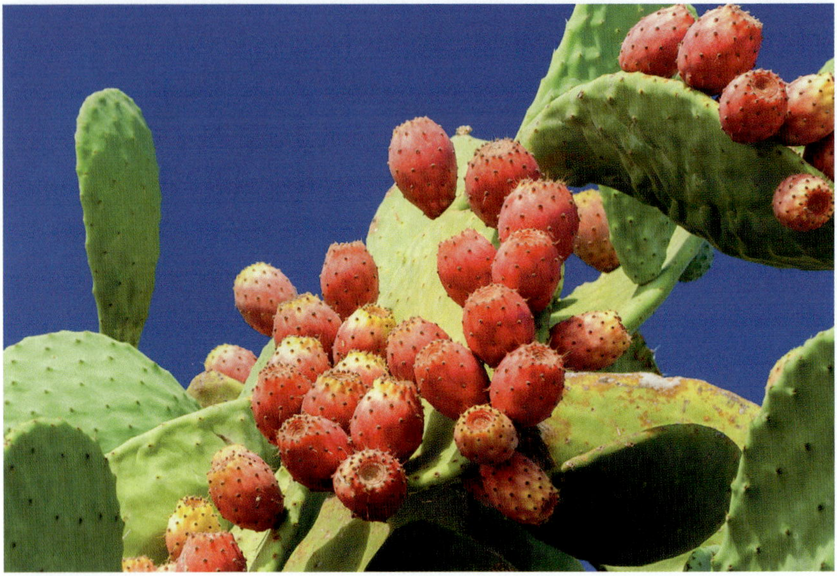

HUILE VÉGÉTALE DE

FIGUE DE BARBARIE

Opuntia ficus indica

/ SES VERTUS

L'INCONTOURNABLE DES PEAUX ATONES. RESTAURE DOUCEUR, SOUPLESSE & TONICITÉ.

C'est un véritable concentré antioxydant, régénérant et protecteur cutané, qui restaure douceur, souplesse & tonicité de la peau. L'huile végétale de figue de Barbarie est très précieuse et très rare.

/ PRÉCAUTIONS D'EMPLOI

À diluer avec une quantité équivalente d'huile végétale douce comme celle d'amande douce, de macadamia ou de jojoba. **Ne pas dépasser 3 à 4 gouttes** d'huile végétale pure de figue de Barbarie, **1 fois par jour.** Pour un meilleur effet tonique cutané, il est conseillé de l'appliquer le soir au coucher car c'est la nuit que le processus de régénération cutanée est le plus actif.

/ 3 RECETTES DU QUOTIDIEN

→ 7 ans et + **PSORIASIS :** diluer 1 goutte d'huile essentielle de ciste ladanifère dans 2 gouttes d'huiles végétales de figue de Barbarie et de chanvre. Appliquer le mélange sur les lésions quotidiennement, matin et soir.

→ 7 ans et + **ECZÉMA :** diluer 1 goutte d'huile essentielle de camomille romaine dans 2 gouttes de chacune de ces huiles végétales : de figue de Barbarie et de chanvre. Appliquer le mélange sur les lésions, matin et soir, jusqu'à amélioration.

→ Adulte **PEAU ATONE :** mélanger 5 gouttes d'huile essentielle de néroli + 10 gouttes d'huile essentielle d'ylang-ylang + 15 ml d'huile végétale de figue de Barbarie + 10 ml d'huile végétale de jojoba dans un flacon en verre opaque. Appliquer 3 à 4 gouttes du mélange sur la peau du visage, du cou et du décolleté, quotidiennement, matin et soir.

ATTENTION, se référer aux précautions d'emploi de chacune des huiles essentielles utilisées dans les recettes.

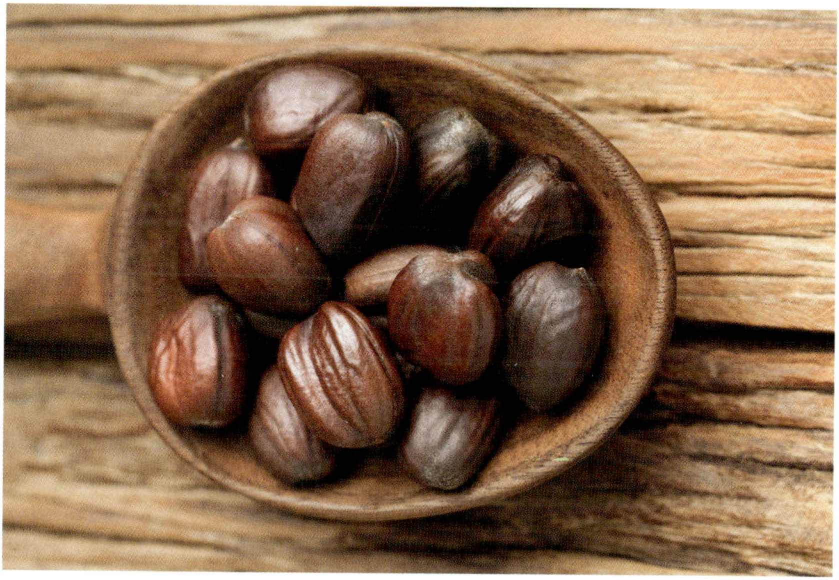

HUILE VÉGÉTALE DE JOJOBA (CIRE LIQUIDE)

Simmondsia chinensis

/ SES VERTUS

L'EFFET BARRIÈRE ANTIDÉSHYDRATATION ADAPTÉ À TOUT TYPE DE PEAU.

Très équilibrante, régulatrice de la sécrétion de sébum, calmante, cicatrisante, assouplissante, adoucissante, régénérante, lissante, raffermissante, antivieillissement.

/ PRÉCAUTIONS D'EMPLOI

C'est une cire liquide, qui ne présente aucun caractère allergisant. Elle est idéale pour toutes les peaux (acnéiques, à problèmes, grasses ou mixtes) car elle n'est pas comédogène (indice de comédogénicité de 0 sur 5).

/ 3 RECETTES DU QUOTIDIEN

→ **12 ans et +** **PEAUX GRASSES DÉSHYDRATÉES :** mélanger dans un flacon : 10 ml d'huile végétale de jojoba + 20 ml d'huile végétale de macadamia + 5 gouttes d'huile essentielle de niaouli. Appliquer un peu de ce mélange en massage du visage 1 soir sur 2 après la toilette.

→ **Adulte** **PEAUX IRRITÉES :** mélanger dans un flacon 2 gouttes d'huile essentielle de patchouli + 20 ml d'huile végétale de jojoba + 10 ml d'huile végétale d'amande douce. Appliquer 4 gouttes sur le visage, après la toilette, chaque matin et soir.

→ **12 ans et +** **SOIN REVITALISANT DES CHEVEUX GRAS :** mélanger dans un flacon 10 ml d'huile végétale de jojoba + 20 ml d'huile végétale d'argan + 20 gouttes d'huile essentielle de romarin à camphre. Appliquer un peu de ce mélange 3 fois par semaine en masque capillaire, sur le cuir chevelu, les longueurs et pointes des cheveux, laisser poser pendant 1 heure puis laver les cheveux.

ATTENTION, se référer aux précautions d'emploi de chacune des huiles essentielles utilisées dans les recettes.

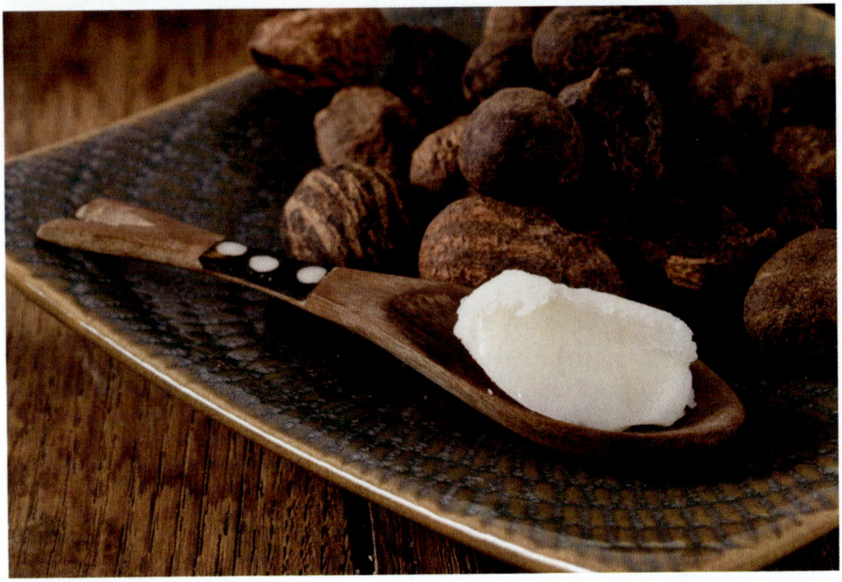

HUILE VÉGÉTALE DE KARITÉ (BEURRE)

Butyrospermum parkii

/ SES VERTUS **LE FAVORI DES PEAUX TRÈS SÈCHES OU « CRAQUELÉES ». NUTRITION INTENSE PEAU & CHEVEUX.**

Extrêmement riche et nourrissant, assouplissant, restructurant, réparateur : la peau retrouve son élasticité. Il est aussi apaisant, protecteur et antiradicalaire.

/ PRÉCAUTIONS D'EMPLOI Il est très bien toléré même par les peaux fragilisées, lésées, irritées. Il est réservé aux peaux sèches et très sèches (le beurre de karité 100 % pur, non raffiné et bien conservé, n'est pas comédogène : indice de 0 sur 5).

/ 3 RECETTES DU QUOTIDIEN

→ **15 ans et +** **BAUME LÈVRES ET PEAUX ABÎMÉES, GERCÉES OU SÈCHES :** mélanger l'équivalent d'une cuillerée à café de beurre de karité avec 1 seule goutte d'huile essentielle de santal blanc. On peut réchauffer, au préalable, le beurre de karité au bain-marie pour le travailler plus facilement. Si l'on souhaite une texture moins compacte, ajouter 10 gouttes d'huile végétale d'amande douce. Conserver le baume au santal blanc dans un petit pot en verre bien fermé. L'appliquer à volonté.

→ **15 ans et +** **SOIN ANTI-CALLOSITÉS (MAINS, PIEDS, GENOUX, COUDES) - ANTI-DURILLONS :** prélever l'équivalent d'une noix de beurre de karité. La chauffer dans le creux de la main et y ajouter 2 gouttes d'huile essentielle de romarin à camphre. Appliquer le baume aromatique, chaque soir, avant le coucher.

→ **15 ans et +** **BAUME NOURRISSANT ET DISCIPLINANT CAPILLAIRE ET BARBE (pointes fourchues, cheveux bouclés ou crépus) :** prélever une toute petite noisette de beurre de karité, la réchauffer en frictionnant les mains l'une contre l'autre. Pour une senteur exquise, ajouter une touche d'huile essentielle d'ylang-ylang ou de cèdre de l'Atlas. Appliquer sur cheveux secs ou barbe en malaxant les pointes et longueurs.

ATTENTION, se référer aux précautions d'emploi de chacune des huiles essentielles utilisées dans les recettes.

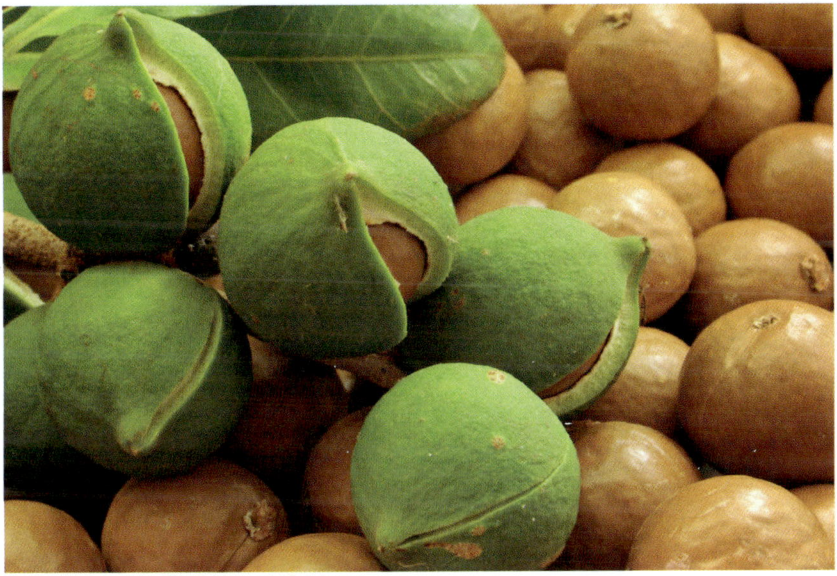

HUILE VÉGÉTALE DE MACADAMIA

Macadamia integrifolia

/ SES VERTUS

LA BASE « TOUT-TERRAIN » POUR TOUTE SITUATION. Protectrice, apaisante, nourrissante, hydratante, adoucissante, antiradicalaire, anti-âge, protectrice et stimulante de la microcirculation, elle est aussi un tonique lymphatique.

/ PRÉCAUTIONS D'EMPLOI

Elle peut être (faiblement) allergisante chez les personnes allergiques aux fruits à coque. Elle est parfaite pour les peaux normales à tendance sèche car elle est peu comédogène (indice de comédogénicité de 2 sur 5).

/ 3 RECETTES DU QUOTIDIEN

→ **12 ans et +** **VERGETURES :** mélanger 1 goutte d'huile essentielle de camomille romaine et 1 goutte d'essence de mandarine verte dans une noix de beurre de karité, puis ajouter 3 gouttes d'huile végétale de macadamia. Appliquer un peu du mélange sur les vergetures, matin et soir, pendant 8 semaines.

→ **Adulte** **EXTRÉMITÉS FROIDES (MAINS, PIEDS) :** verser 2 gouttes d'huile essentielle de cannelle de Ceylan dans un flacon de 30 ml d'huile végétale de macadamia. Appliquer le mélange en massant les zones concernées de bas en haut, matin et soir, pendant 2 semaines.

→ **Adulte** **CELLULITE CIRCULATOIRE :** verser 22 gouttes d'huile essentielle de cyprès + 22 gouttes d'huile essentielle de lentisque pistachier et 30 ml d'huile végétale de macadamia dans un flacon. Appliquer 5 gouttes du mélange sur les zones critiques, en massage circulaire (dans le sens des aiguilles d'une montre), toujours du bas vers le haut (dans le sens du retour veineux), matin et soir, 5 jours sur 7, pendant 6 semaines.

ATTENTION, se référer aux précautions d'emploi de chacune des huiles essentielles utilisées dans les recettes.

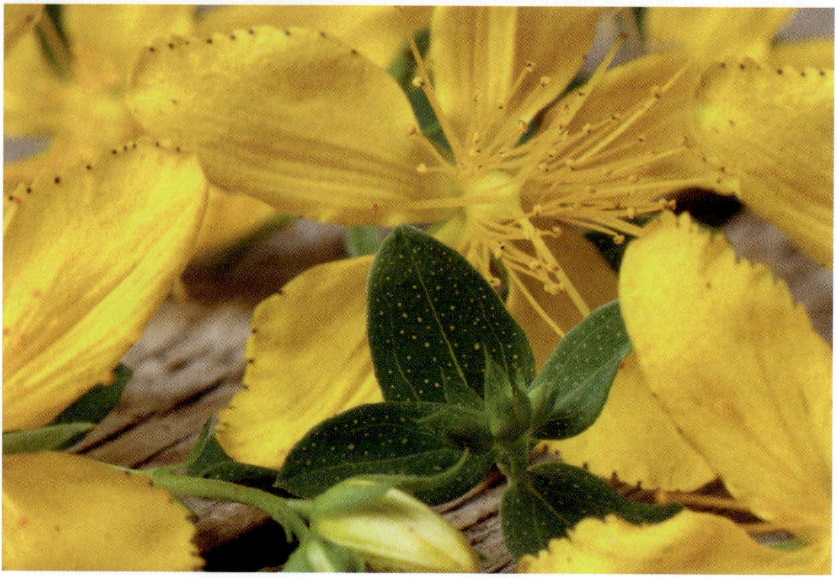

HUILE VÉGÉTALE DE MILLEPERTUIS (MACÉRÂT HUILEUX)

Hypericum perforatum

/ SES VERTUS

LE GESTE « 1ER RÉFLEXE » ANTIDÉMANGEAISONS, PICOTEMENTS DE LA PEAU & SYSTÈME NERVEUX MALMENÉ. Calmante, apaisante, antibactérienne, antivirale, antiprurigineuse, anti-inflammatoire, réparatrice, régénérante, cicatrisante.

/ PRÉCAUTIONS D'EMPLOI

Ce macérât huileux est déconseillé chez les personnes au terrain allergique. En outre, il est photosensibilisant. Par voie cutanée et par voie orale, il ne faut pas s'exposer au soleil pendant l'utilisation, ni durant les 7 jours suivant l'arrêt de l'utilisation.

/ 3 RECETTES DU QUOTIDIEN

→ **7 ans et +** **URTICAIRE :** diluer 3 gouttes d'huile essentielle de camomille romaine dans 1 cuillerée à café d'huile végétale de millepertuis. Appliquer un peu du mélange sur toutes les zones touchées (corps et visage, en évitant le contour des yeux), 4 fois par jour, jusqu'à l'arrêt des démangeaisons.

→ **7 ans et +** **HERPÈS LABIAL :** diluer 1 goutte d'huile essentielle de cannelle de Ceylan + 3 gouttes d'huile essentielle de lemongrass dans une cuillerée à café d'huile végétale de millepertuis. Appliquer, sans masser, un peu du mélange sur le bouton de fièvre, 6 fois par jour, pendant 3 jours, puis 3 fois par jour, jusqu'à cicatrisation.

→ **Adulte** **DÉPRIME PASSAGÈRE :** sucer un comprimé neutre imbibé de 4 gouttes d'huile végétale de millepertuis + 2 gouttes d'huile essentielle d'encens, 3 fois par jour, pendant 3 semaines. Arrêter 1 semaine, puis reprendre 3 semaines.

ATTENTION, se référer aux précautions d'emploi de chacune des huiles essentielles utilisées dans les recettes.

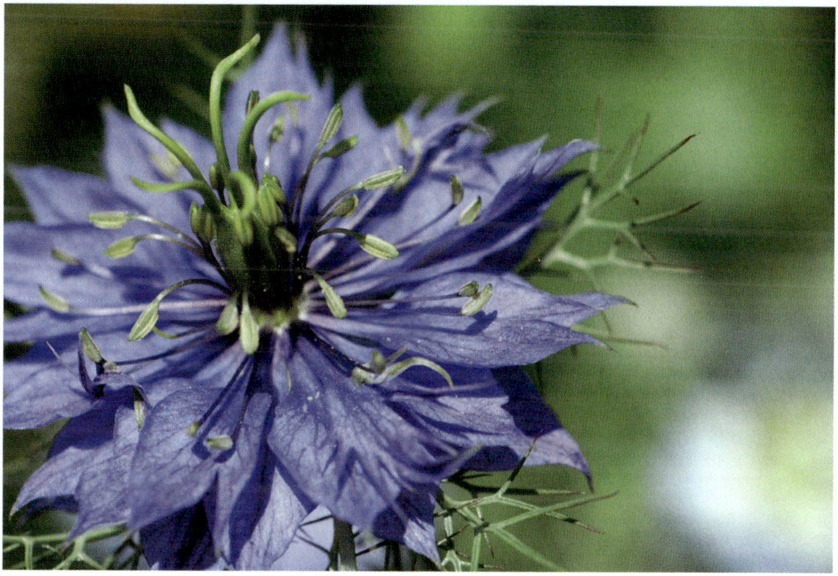

HUILE VÉGÉTALE DE NIGELLE

Nigella sativa

/ SES VERTUS **LE « REDOUTABLE » SOIN TRAITANT, PURIFIANT & DÉFENSIF DES PEAUX ACNÉIQUES.**

Antiseptique, antibactérienne, anti-inflammatoire, adoucissante et régénérante, cette huile végétale est exceptionnelle, puissante et très polyvalente car elle contient plus d'une **centaine de composants**. Elle est également stimulante immunitaire et antiallergique par voie orale.

/ PRÉCAUTIONS D'EMPLOI Elle convient à toutes les peaux, notamment celles acnéiques ou à problèmes, car elle n'est pas comédogène (indice de comédogénicité de 0 sur 5). En raison de sa puissance thérapeutique, il est nécessaire de respecter le mode d'emploi. **Par voie locale :** à diluer avec une quantité équivalente d'huile végétale douce comme celle d'amande douce, de macadamia ou de jojoba. **Par voie orale :** usage occasionnel - prendre au maximum 2 ml par jour.

/ 3 RECETTES DU QUOTIDIEN

→ **12 ans et +** **PEAU ACNÉIQUE :** mélanger 1 goutte d'huile essentielle de tea tree + 1 goutte d'huile essentielle de laurier noble + 2 gouttes d'huile végétale de nigelle + 2 gouttes d'huile végétale de jojoba. Appliquer un peu du mélange sur chaque bouton chaque soir après la toilette.

→ **7 ans et +** **ALLERGIE CUTANÉE, PEAU ENFLAMMÉE :** mélanger 1 goutte d'huile essentielle de patchouli + 3 gouttes de chacune de ces huiles végétales : nigelle et chanvre. Appliquer le mélange sur la zone irritée, pendant 5 à 6 jours.

→ **15 ans et +** **RHINITE ALLERGIQUE, RHUME DES FOINS :** mélanger 1 goutte d'huile essentielle de marjolaine à coquilles + 1 goutte d'huile essentielle de niaouli à 1 goutte d'huile végétale de nigelle. Matin et midi, pendant 3 à 6 jours au maximum.

ATTENTION, se référer aux précautions d'emploi de chacune des huiles essentielles utilisées dans les recettes.

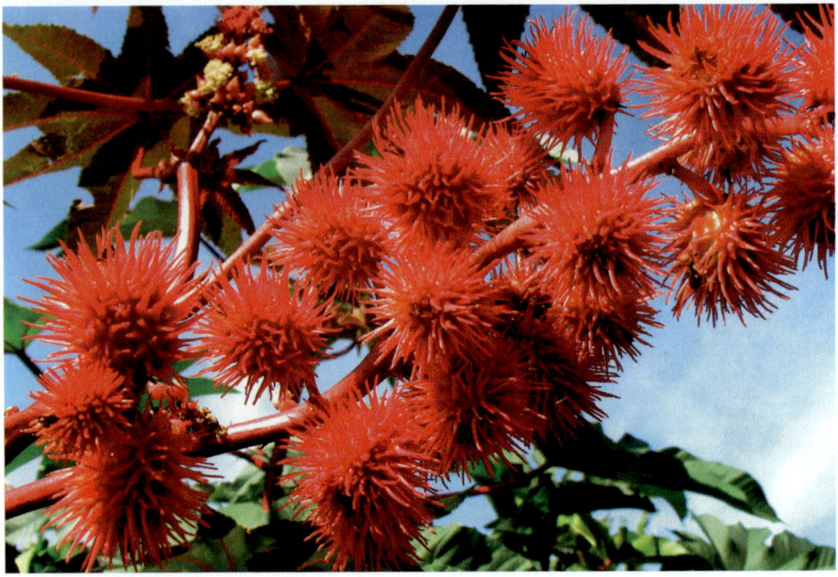

HUILE VÉGÉTALE DE RICIN

Ricinus communis

/ SES VERTUS

LE « RENFORT » DES ONGLES, DES CILS & SOURCILS. Cette huile végétale très dense est un soin de beauté aux vertus étonnantes déjà connues dès l'Antiquité : Cléopâtre l'utilisait comme démaquillant ! Elle fortifie et durcit les ongles, assouplit les cuticules des ongles, accélère la pousse des cils, sourcils, cheveux et ongles. Elle est adoucissante et réparatrice cutanée. Elle estompe les taches brunes.

/ PRÉCAUTIONS D'EMPLOI

Elle convient aux peaux normales à très sèches, car elle est légèrement comédogène (indice de comédogénicité de 1 sur 5). **Par voie locale :** à diluer avec une quantité équivalente d'huiles végétales plus légères : argan, macadamia, jojoba, par exemple. Ne pas ingérer.

/ 3 RECETTES DU QUOTIDIEN

→ 15 ans et + **ONGLES JAUNIS :** mélanger 1 goutte d'huile essentielle de citron + 1 goutte d'huile végétale de ricin + 1 goutte d'huile végétale d'argan. Appliquer le mélange sur les ongles jaunes, chaque soir avant le coucher, pendant 3 semaines.

→ 15 ans et + **ONGLES CASSANTS, DÉDOUBLÉS, MOUS :** diluer 2 gouttes d'huile essentielle de cèdre de l'Atlas + 1 goutte d'huile essentielle de myrte dans 2 gouttes d'huiles végétales de ricin et d'argan. Appliquer en massage des cuticules et des ongles ou directement avec un petit pinceau, le soir. Pendant 6 semaines.

→ Adulte **CHUTE DE CHEVEUX :** mélanger 5 gouttes d'huile essentielle de gingembre frais + 10 gouttes d'huile essentielle de lemongrass + 1 cuillerée à soupe de chacune de ces huiles végétales : ricin, argan. Masser le cuir chevelu en douceur avec ce mélange, 3 fois par semaine, laisser agir 5 minutes puis laver les cheveux. Pendant 3 mois.

ATTENTION, se référer aux précautions d'emploi de chacune des huiles essentielles utilisées dans les recettes.

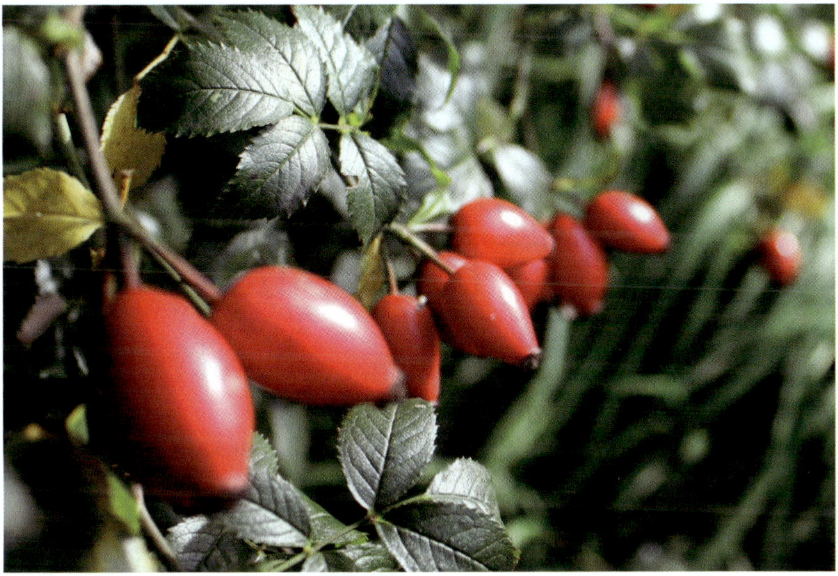

HUILE VÉGÉTALE DE ROSE MUSQUÉE

Rosa rubiginosa / canina

/ SES VERTUS

L'ÉLIXIR JEUNESSE PAR EXCELLENCE : CICATRISANT, RÉGÉNÉRANT, ASSOUPLISSANT.

Régénérante, assouplissante, tonifiante, fortement cicatrisante, antitaches brunes, antirides, anti-âge, tonifiante, hydratante, elle active aussi la microcirculation.

/ PRÉCAUTIONS D'EMPLOI

Elle est déconseillée aux peaux très allergiques ainsi qu'aux peaux mixtes à grasses et celles à tendance acnéique (indice de comédogénicité de 3 sur 5).

/ 3 RECETTES DU QUOTIDIEN

→ **7 ans et +** **CICATRICES :** mélanger 22 gouttes d'huile essentielle de camomille romaine + 22 gouttes d'huile essentielle d'hélichryse dans 30 ml (1 flacon) d'huile végétale de rose musquée. Appliquer un peu de ce mélange en massant lentement la cicatrice, 3 fois par jour, jusqu'à disparition totale de la cicatrice.

→ **15 ans et +** **AMPOULES CUTANÉES :** diluer 20 gouttes d'huile essentielle de romarin à verbénone dans 30 ml (1 flacon) d'huile végétale de rose musquée. Appliquer un peu de ce mélange sur l'ampoule, 3 fois par jour, jusqu'à ce que la cicatrisation soit complète.

→ **7 ans et +** **BRÛLURES LÉGÈRES :** pour le visage, verser 5 gouttes d'huile essentielle de lavande aspic (pour le corps, compter 10 gouttes) dans 30 ml (1 flacon) d'huile végétale de rose musquée. Appliquer un peu du mélange sur la zone concernée, 3 fois par jour, jusqu'à cicatrisation. Sur le visage, éviter le contour des yeux.

ATTENTION, se référer aux précautions d'emploi de chacune des huiles essentielles utilisées dans les recettes.

HYDROLATS, EAUX FLORALES... LA ROUTINE DE SOIN DU VISAGE NATURELLE ET ÉCOLOGIQUE

Les hydrolats sont très doux pour la peau et les muqueuses et d'utilisation simple au quotidien.

QU'EST-CE QU'UN HYDROLAT ?

L'hydrolat est une **eau distillée végétale** obtenue par entraînement à la vapeur d'eau de **diverses parties de plantes (aromatiques ou non)**.

L'hydrolat est constitué par **la phase vapeur recondensée**, et séparée de l'huile essentielle quand il y en a. Dans le cas particulier de l'utilisation de fleurs comme matière première, on parle d'**eaux distillées florales** ou d'**eaux florales**.

Très parfumée, cette eau « magique » contient la fraction moléculaire hydrosoluble de la plante. Selon les hydrolats, la teneur en principes actifs varie, elle est généralement située entre 0,05 % et 0,2 %.

Attention, l'eau aromatisée n'est pas un hydrolat, elle n'a rien de naturel !

Les hydrolats sont des produits précieux et doivent impérativement être préservés afin de conserver leurs arômes et propriétés thérapeutiques et cosmétiques, et de ne pas infecter la peau par des germes.

COMMENT CONSERVER SES HYDROLATS ?

- **DANS UN FLACON POMPE** pour limiter le contact des hydrolats avec l'air.

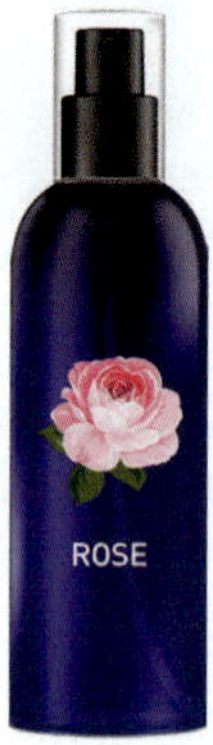

- **DANS UN FLACON OPAQUE** pour limiter l'exposition à la lumière, de préférence de couleur bleue, **protectrice** et **réfractrice des UV.**
- **À L'ABRI DE LA CHALEUR**, pour limiter les développements de germes.
- **EN SUIVANT LES CONSEILS D'UTILISATION ET PRÉSERVATION**, pour protéger les hydrolats de tout risque de contamination microbienne.

BON À SAVOIR :

Il existe un nouveau système de préservation entièrement végétal : la technologie HYDRAQUA®, marque déposée du Laboratoire Puressentiel®, qui préserve l'intégrité des hydrolats et respecte les peaux les plus sensibles grâce à ses propriétés hydratantes.

Résultat : un système de conservation 100 % naturel, sans aucun conservateur chimique (même ceux autorisés en bio).

LE POINT SUR LES 6 HYDROLATS LES PLUS UTILES AU QUOTIDIEN

HYDROLAT DE BLEUET,

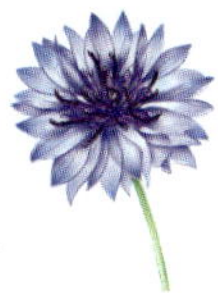

l'expert des yeux fatigués : décongestionne et apaise yeux fatigués, poches et cernes.

LE GESTE EN PLUS : anti-inflammatoire et antiseptique, il permet l'hygiène des paupières en cas d'orgelet ou de chalazion. Appliquer une compresse imbibée de 5 pulvérisations d'hydrolat de bleuet. Laisser poser 10 minutes et effectuer un massage circulaire (dans le sens des aiguilles d'une montre) de la paupière à l'aide de la compresse.

HYDROLAT DE GÉRANIUM,

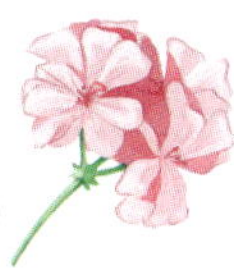

le joker «peau radieuse» : spécialiste des peaux tiraillées et imperfections, il purifie et redonne éclat à la peau.

LE GESTE EN PLUS : en cas de « coup de blues », en vaporiser un peu dans l'air ambiant ou dans la cuve d'eau d'un diffuseur ultrasonique brumisateur. Effet garanti contre la morosité et la lassitude.

HYDROLAT D'HAMAMÉLIS,

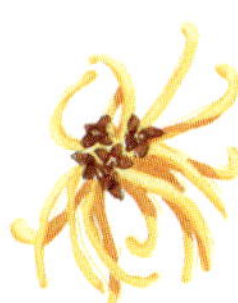

l'appel au calme pour les rougeurs : rééquilibre et apaise les peaux sensibles et réactives.

LE GESTE EN PLUS : en brumisation sur le visage, les aisselles ou les jambes, cet hydrolat calme immédiatement le feu du rasoir.

Ces 6 hydrolats sont reservés à l'adulte et l'enfant dès 3 ans.

HYDROLAT DE LAVANDE VRAIE,

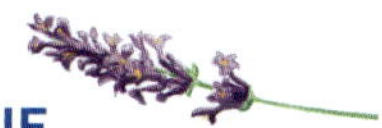

l'effet peau nette : laisse la peau saine et purifiée (peaux mixtes à grasses).

LE GESTE EN PLUS : extrêmement relaxant, le parfum de lavande favorise l'endormissement. À vaporiser sur le coin de l'oreiller en brume de sommeil.

HYDROLAT DE FLEUR D'ORANGER,

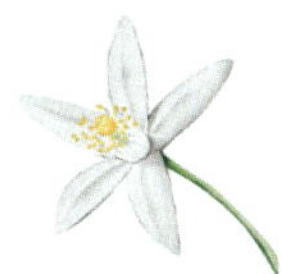

le bienfaiteur des peaux sèches et irritées : apporte réconfort et souplesse.

LE GESTE EN PLUS : particulièrement relaxant, il peut se vaporiser, environ 5 pulvérisations dans l'air ambiant ou dans la cuve d'un diffuseur ultrasonique brumisateur pour lutter contre le stress ou les difficultés à s'endormir. Idéal pour les enfants (3 ans et +) !

HYDROLAT DE ROSE DE DAMAS,

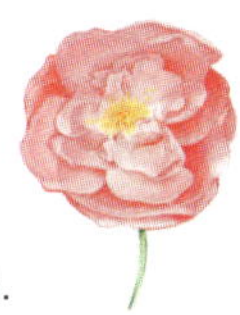

l'atout coup d'éclat : illumine le teint et tonifie les peaux ternes en perte d'éclat.

LE GESTE EN PLUS : 3 pulvérisations dans l'air ambiant, le matin, permettent de canaliser les émotions des personnes grincheuses qui se lèvent du mauvais pied.

6 FAÇONS D'UTILISER LES HYDROLATS EN BEAUTÉ

Toniques, astringents, apaisants, relaxants... le champ des vertus et des bienfaits des hydrolats est infini. De très nombreuses utilisations sont possibles...

En brume ou en lotion : le matin au réveil, pour hydrater et tonifier la peau. Au cours de la journée, pour fixer le maquillage ou en prolonger la tenue. Le soir pour parfaire le démaquillage, juste avant d'appliquer son soin de nuit afin de potentialiser les effets des actifs.

En compresse : sur les yeux pour les dégonfler (hydrolat de bleuet), sur tout le visage pour apaiser certains échauffements comme les rougeurs (hydrolat d'hamamélis) ou les coups de soleil (hydrolat de géranium).

En soin de peau : pour atténuer les rougeurs, calmer le feu du rasoir, soigner l'acné.

En bain de vapeur aromatique du visage : afin de mieux libérer les pores de la peau et débarrasser celle-ci de ses impuretés.

En diffusion atmosphérique : pour passer en mode détente (hydrolat de lavande, de fleur d'oranger...) et permettre aussi aux enfants en bas âge de bénéficier des bienfaits des hydrolats.

En brume capillaire : pour redessiner les boucles et discipliner les cheveux (hydrolat de rose) ou purifier les cuirs chevelus gras et assainir les cheveux gras (hydrolat de lavande).

LES ROUTINES « BEAUTÉ NATURELLE »

	L'HYDROLAT DE	L'HUILE VÉGÉTALE DE	L'HUILE ESSENTIELLE DE	LA PRÉPARATION	LES CONSEILS D'APPLICATION
PEAUX MIXTES À GRASSES 12 ans et +	LAVANDE	JOJOBA : équilibre la peau et la protège de la déshydratation.	NIAOULI : purifie la peau et régule l'excès de sébum.	Dans un flacon de 30 ml d'huile végétale de jojoba, ajouter 2 gouttes d'huile essentielle de niaouli.	Appliquer quotidiennement, le soir, après la toilette.
PEAUX TIRAILLÉES & IMPERFECTIONS 12 ans et +	GÉRANIUM	NIGELLE : purifie et assainit la peau.	GÉRANIUM : lutte contre les bactéries responsables de l'acné, apaise l'inflammation et facilite la cicatrisation des imperfections.	Dans un flacon de 30 ml, mélanger 15 ml d'huile végétale de nigelle et 15 ml d'huile végétale de jojoba, ajouter 5 gouttes d'huile essentielle de géranium.	Appliquer quotidiennement, matin et soir, après la toilette, sur la peau du visage, du dos et du décolleté en période de poussée d'acné.
PEAUX DÉLICATES EN PERTE D'ECLAT Adulte	ROSE	NOYAU D'ABRICOT : illumine et protège la peau.	YLANG-YLANG : active la microcirculation et rehausse l'éclat du teint.	Dans un flacon de 30 ml d'huile végétale de noyau d'abricot, ajouter 2 gouttes d'huile essentielle d'ylang-ylang.	Appliquer quotidiennement, matin et soir, après la toilette du visage.
YEUX FATIGUÉS (POCHES ET CERNES) Adulte	BLEUET	CALOPHYLLE : décongestionne les poches et estompe l'apparence des cernes et poches.	MYRTE : active la circulation sanguine et participe à décongestionner les stases veineuses et lymphatiques.	Dans un flacon de 30 ml, mélanger 5 ml d'huile végétale de calophylle et 25 ml d'huile végétale de macadamia, ajouter 1 goutte d'huile essentielle de myrte.	Appliquer le soir, sur le contour des yeux. Ne pas appliquer sur les paupières mobiles inférieures et supérieures, ni dans les yeux.
PEAUX SÈCHES ET IRRITÉES 12 ans et +	FLEUR D'ORANGER	ARGAN : nourrit et protège la peau et maintient sa bonne hydratation.	BOIS DE ROSE D'ASIE : régénère et raffermit les peaux abîmées ou fragilisées.	Dans un flacon de 30 ml d'huile végétale d'argan, ajouter 3 gouttes d'huile essentielle de bois de rose d'Asie.	Appliquer matin et soir, après la toilette.
PEAUX SENSIBLES ET ROUGEURS Adulte	HAMAMÉLIS	CHANVRE : lutte contre les rougeurs et les inconforts des peaux irritées.	PATCHOULI : apaise les rougeurs cutanées et répare la peau en profondeur.	Dans un flacon de 30 ml d'huile végétale de chanvre, ajouter 2 gouttes d'huile essentielle de patchouli.	Appliquer matin et soir après la toilette.

Pour chaque recette, référez-vous aux précautions d'emploi de chaque huile essentielle, huile végétale et hydrolat utilisés.

BAIN, DOUCHE, VOIE ORALE, DIFFUSION… Les autres bases indispensables

Ces autres « accessoires » permettent toutes les utilisations possibles des huiles essentielles, sans danger et en toute sérénité…

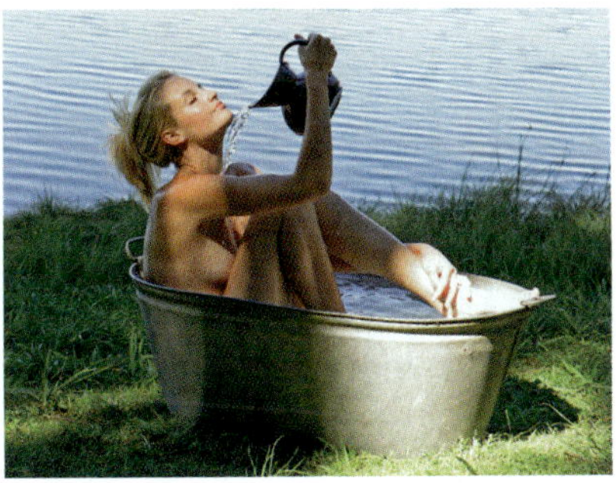

LA « BASE NEUTRE » POUR LE BAIN ET LA DOUCHE

À base d'huile de ricin, huile de beauté de Cléopâtre, elle permet de diluer les huiles essentielles, qui ne doivent jamais être versées pures directement dans l'eau (elles ne se dissolvent pas et restent en surface, d'où des risques d'irritation de la peau ou des muqueuses). Douce, non parfumée et non moussante, elle s'utilise pour le bain ou la douche, et permet de composer les mélanges aromatiques de son choix. Compter 10 gouttes selon l'huile essentielle, dans 2 cuillerées à soupe de base pour le bain et la douche, pour une grande baignoire ; et 5, pour une petite. Pour préparer une huile de douche aromatique : 3 gouttes d'huile essentielle dans 1 cuillerée à soupe de base pour le bain et la douche.

LES COMPRIMÉS NEUTRES

Les huiles essentielles ne devant jamais être ingérées pures, ces comprimés très pratiques remplacent le sucre, la cuillerée de miel ou d'huile pas très diététiques… et conviennent parfaitement aux diabétiques ou aux personnes suivant un régime sans sucre ! Ils peuvent être avalés, croqués ou sucés.

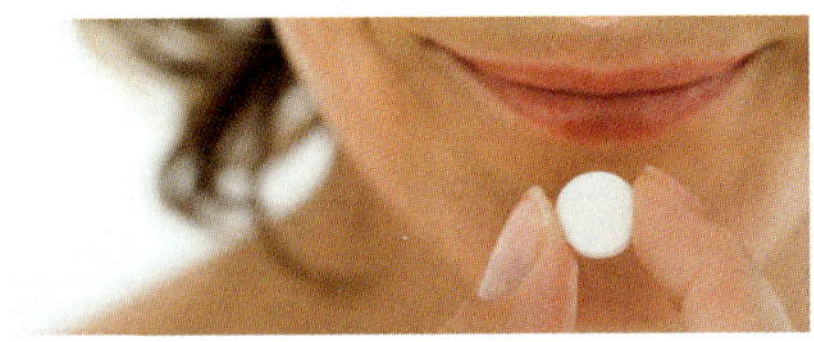

LES DIFFUSEURS

Il ne faut pas chauffer trop fortement les huiles essentielles, car cela les dénature et produit, en outre, des composés toxiques. L'idéal est de choisir un diffuseur électrique par nébulisation à froid, un diffuseur à chaleur douce (en céramique ou sous forme de diffuseur prise, nomade…) ou un diffuseur humidificateur par brumisation, ou bien encore ultrasonique. Il existe aussi des galets de diffusion en céramique de Limoges à imprégner d'huiles essentielles, très pratiques pour parfumer et/ou désinfecter les petits endroits (penderies, voitures, bagages…).

Maintenant que vous avez découvert les vertus des huiles essentielles et les différentes façons de les utiliser, il ne reste qu'à vous lancer et à passer de la théorie à la pratique. Pour vous aider à faire vos premiers pas en aromathérapie, vous trouverez dans ces pages de multiples conseils, des astuces pratiques et une foule d'idées.

LES HUILES ESSENTIELLES EN PRATIQUE

LES KITS PRATIQUES

◊ Quelle trousse de base composer pour sa maison ?

◊ Quelles huiles essentielles pour un bain, un massage ou même pour faire son ménage, parfumer sa cuisine ou créer une ambiance sereine dans son salon ou sa chambre ?

L'ABÉCÉDAIRE

◊ De A à Z, l'abécédaire des solutions naturelles pour toute la famille, au quotidien !

Suivez le Guide !

LES BONS DOSAGES

Une goutte, ou 5, ou 10, ou 15 ? Parce qu'il est essentiel d'utiliser la juste dose de ces substances actives, voici quelques indications de mesure selon les différentes voies d'administration.

VOIE ORALE.

En règle générale, on ne doit pas dépasser la dose de 2 gouttes par prise (3 ou 4 fois par jour au maximum) pour un adulte et 1 goutte par prise (3 fois par jour au maximum) pour un enfant de plus de 7 ans, et ce uniquement sur le conseil d'un médecin ou pharmacien.

EN APPLICATION CUTANÉE ET EN MASSAGES.

On compte en général 2 à 3 gouttes pour les enfants et 4 à 6 gouttes pour les adultes, mélangées dans 1 cuillerée à café d'huile végétale.

EN INHALATION.

Pour une inhalation humide (dans un bol d'eau frémissante), compter 1 à 2 gouttes et inhaler 10 minutes environ pour chaque narine, 3 fois par jour au maximum. Si les muqueuses sont enflammées, 1 goutte suffira.

Pour une inhalation sèche (sur un mouchoir, un linge ou l'oreiller), déposer 2 gouttes d'huile essentielle pure à respirer.

DANS UN BAIN.

Il faut en général 5 gouttes pour une petite baignoire et 10 pour une grande, systématiquement diluées dans une base neutre pour le bain et la douche ou dans 1 cuillerée à soupe de lait écrémé, de lait de coco ou de soja... car les huiles essentielles ne se mélangent pas à l'eau et forment un film en surface qui peut irriter la peau, les muqueuses et les yeux.

DANS L'AIR.

10 à 20 gouttes dans une coupelle en verre ou en porcelaine disposée sur une source de chaleur (radiateur par exemple) mais en évitant toute flamme. En cas de dispersion avec un diffuseur électrique, respecter le mode d'emploi du fabricant ; généralement, 20 gouttes d'huile essentielle sont nécessaires. **Ne jamais diffuser d'huiles essentielles pures en continu en présence d'asthmatiques ou d'enfants de moins de 7 ans.**

LE SAVIEZ-VOUS ?

- *Un flacon d'huile essentielle doit comporter un bouchon compte-gouttes calibré selon les normes de la Pharmacopée européenne. Si tel n'est pas le cas, vous pouvez vous procurer une pipette compte-gouttes (en pharmacie, vérifiez qu'elle porte bien l'indication « norme Pharmacopée européenne »), indispensable pour une mesure correcte.*
- *Selon leur densité, toutes les huiles essentielles ne comptent pas le même nombre de gouttes dans 1 ml.*

PRATIQUE :

Certains fabricants indiquent sur l'emballage le nombre précis de gouttes pour 1 ml, pour une prise facilitée. Pour plus de sécurité, choisissez des flacons munis de bouchons inviolables équipés d'un système de sécurité enfant.

MES « KITS AROMA » DE BASE

Découvrez une sélection d'huiles essentielles adaptées pour chaque occasion et constituez vos « kits aroma » essentiels de base !

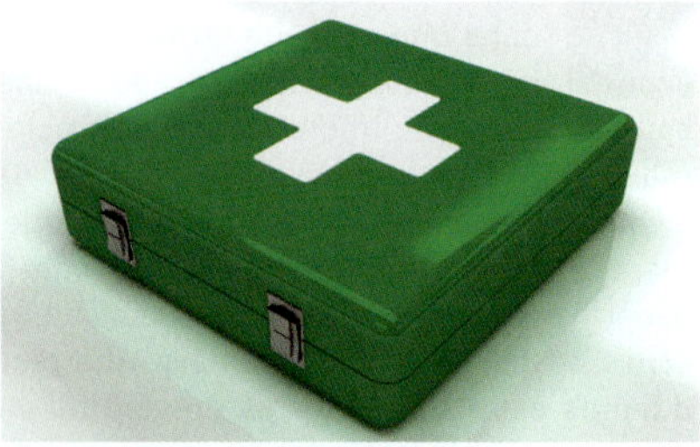

PREMIERS SECOURS

- L'huile essentielle d'hélichryse : contre les bleus, bosses et contusions diverses.
- Les huiles essentielles de bois de rose d'Asie, de lavande aspic ou de lavande vraie : contre les brûlures superficielles.
- Les huiles essentielles de laurier noble et de giroflier : contre les rages de dent ou abcès dentaires.
- Les huiles essentielles de géranium et de ciste ladanifère : en cas d'égratignure, de saignement de nez, mais aussi de petite plaie qui saigne.
- Les huiles essentielles d'eucalyptus radié et de niaouli : utiles pour faire baisser la fièvre et libérer les voies respiratoires.
- l'huile essentielle de menthe poivrée : contre les maux de tête et les indigestions.

SPORTIFS

- Les huiles essentielles de gaulthérie, d'eucalyptus citronné et de romarin à camphre : pour soulager les douleurs musculaires (courbatures, crampes, claquages, torticolis...) et articulaires (arthrose, arthrite), mais aussi faciliter la préparation et la récupération musculaires. Elles apaisent les chocs, les douleurs et les inflammations des tendons et des ligaments (tendinites, entorses).
- L'huile essentielle d'hélichryse : contre les bleus et bosses des petits (et grands) intrépides.
- L'huile essentielle de ciste ladanifère : pour apaiser et soigner les ampoules.

PRINTEMPS / ÉTÉ

- Les huiles essentielles de lemongrass, d'estragon et de marjolaine à coquilles : pour soulager le rhume des foins, la toux d'irritation, les éternuements.
- Les huiles essentielles de lemongrass, d'eucalyptus citronné, de citronnelle de Java et de géranium : pour éloigner les insectes et soulager les piqûres.
- Les huiles essentielles de cyprès, de cèdre de l'Atlas, de lentisque pistachier, et (astuce fraîcheur !) de menthe poivrée : contre les jambes lourdes et gonflées.
- Les huiles essentielles de lavande aspic, de lavandin super ou de lavande vraie : pour apaiser les coups de soleil et brûlures superficielles (y compris de barbecue).
- L'huile essentielle de niaouli va à la fois calmer les piqûres et démangeaisons, et apaiser les coups de soleil.

AUTOMNE / HIVER

- Les huiles essentielles de tea tree ou d'eucalyptus radié sont de puissants antiseptiques et décongestionnants, particulièrement efficaces contre la grippe, la bronchite, la sinusite et l'otite. Indispensables contre toutes les pathologies O.R.L.
- Les huiles essentielles de niaouli et d'eucalyptus radié calment les nez qui coulent, les différentes toux, et font baisser la fièvre.
- Les huiles essentielles d'eucalyptus globuleux et de romarin à cinéole facilitent l'expectoration (toux grasse), et sont à la fois antibactériennes et antivirales.
- L'huile essentielle de ravintsara renforce l'immunité, tout comme celles de thym à linalol ou de thym à thujanol.
- Les huiles essentielles d'épinette noire, de sapin de Sibérie et de pin sylvestre sont antispasmodiques, elles apaisent les quintes de toux.

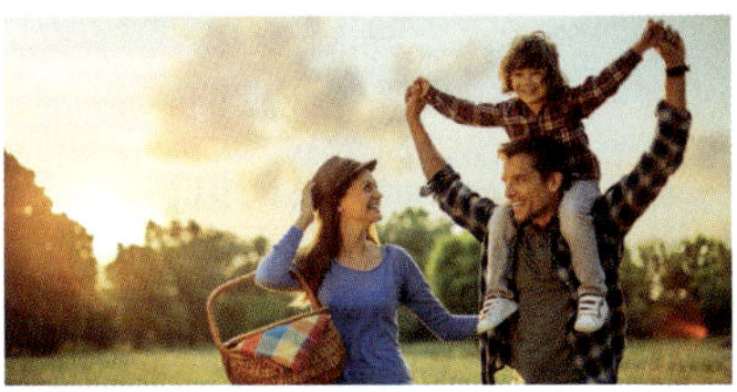

VOYAGE

- L'essence de citron et les huiles essentielles de gingembre frais et de menthe poivrée : contre le mal des transports et les nausées en voiture, train, avion ou bateau.
- L'huile essentielle de menthe poivrée est aussi un incontournable pour lutter contre la fatigue physique et psychique, les digestions difficiles et les maux de tête.
- Les huiles essentielles de camomille romaine et de lavande vraie : pour apaiser le jet-lag.
- Les huiles essentielles d'origan compact, de cannelle de Ceylan ou de sarriette des montagnes : en cas de diarrhée (turista, gastro-entérite).

SOMMEIL

- Pour faciliter l'endormissement et réduire l'anxiété : les huiles essentielles de camomille romaine, marjolaine à coquilles, petit grain bigarade, bergamote, litsée citronnée et patchouli, et l'essence de mandarine verte.
- Pour faciliter le sommeil profond et réparateur : les huiles essentielles de santal blanc, de palmarosa et de bois de rose d'Asie.

RENTRÉE SCOLAIRE

- Les huiles essentielles de lavande vraie, lavandin super, lavande aspic : contre les poux.
- L'huile essentielle de tea tree : contre l'acné « post plage », et également très utile pour désinfecter les premiers bobos de la cour de récréation.
- Les huiles essentielles de litsée citronnée, petit grain bigarade, santal blanc, patchouli et bergamote : pour lutter contre le stress qui menace le bien-être des parents.
- Les essences d'orange douce et de mandarine verte, et l'huile essentielle de camomille romaine : pour lutter contre les angoisses et cauchemars de la rentrée des enfants de + de 7 ans.

RIDES ET RIDULES

- **CONTRE LES PREMIÈRES RIDULES (de 25 à 30 ans) :** L'essence de mandarine verte, les huiles essentielles de camomille romaine, myrte, et petit grain bigarade, et l'huile végétale de macadamia pour tonifier et régénérer.
- **POUR COMBATTRE LES RIDES D'EXPRESSION (de 30 à 40 ans) :** Les huiles essentielles de néroli, patchouli, santal blanc, encens, bois de rose d'Asie et ylang-ylang, et l'huile végétale de rose musquée aux effets tenseurs, lissants, toniques cutanés et raffermissants.
- **CONTRE LES RIDES PROFONDES DES PEAUX MATURES (40 ans et +) :** Les huiles essentielles d'hélichryse, géranium et ciste ladanifère, et les huiles végétales d'argan, figue de Barbarie et noyau d'abricot : pour leurs vertus ultra-repulpantes et revitalisantes des peaux atones.

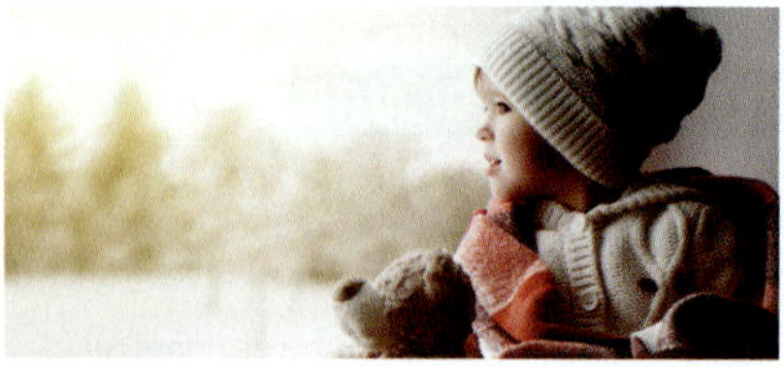

ENFANTS

Les enfants collectionnent toutes les infections qui « rôdent », et en priorité celles de la sphère O.R.L. (nez-gorge-oreilles) ! L'aromathérapie, ce « docteur qui sent bon », convient aux enfants si on respecte les modes et précautions d'emploi.

- Les essences d'orange douce et de mandarine verte, et l'huile essentielle de camomille romaine : calmantes pour les enfants de **7 ans et +.**
- L'essence de citron, les huiles essentielles de bois de rose d'Asie et de thym à linalol : antiseptiques, stimulantes de l'immunité pour les enfants de **7 ans et +**.
- Les huiles essentielles de pin sylvestre, ravintsara et eucalyptus radié : contre la fatigue, la grippe et les maux de l'hiver pour les enfants de **7 ans et +**.
- L'huile essentielle de lavande vraie : antiseptique, apaisante, cicatrisante et anti-poux pour les enfants de **7 ans et +**.
- L'huile essentielle d'hélichryse : miraculeuse contre les bleus et bosses, en application locale pour les enfants de **7 ans et +**.
- L'huile végétale d'amande douce : idéale pour utiliser les huiles essentielles sur la peau fragile des enfants.

BAINS

Offrez-vous une parenthèse de plaisir, de détente et de soin en prenant un bain parfumé, délicatement odorant et thérapeutique. Grâce à la chaleur de l'eau, les pores de la peau se dilatent, ce qui favorise une parfaite pénétration des actifs à travers l'épiderme. Simultanément, les vapeurs d'eau chaude se chargent d'huiles essentielles. Elles se diffusent ainsi via le système respiratoire, comme une inhalation.

Se détendre et favoriser le sommeil : lavande vraie, camomille romaine, orange douce, petit grain bigarade, bois de rose d'Asie, mandarine verte, lemongrass, litsée citronnée, bergamote, patchouli, santal blanc.

Dissiper les courbatures : gaulthérie, romarin à camphre, eucalyptus citronné, lavandin super, lavande aspic.

Chasser le rhume et dégager les voies respiratoires : eucalyptus radié, eucalyptus globuleux, sapin de Sibérie, tea tree, thym à linalol, ravintsara.

Favoriser le drainage et la minceur : citron, mandarine verte, pamplemousse, niaouli, romarin à camphre, sapin de Sibérie, tea tree, thym à linalol, ravintsara, néroli, patchouli.

Faire le plein de tonus : pin sylvestre, romarin à cinéole.

Se faire juste plaisir : géranium, lavande vraie, petit grain bigarade, encens, ylang-ylang, mandarine verte, orange douce, pamplemousse, litsée citronnée, bergamote, patchouli, santal blanc.

Se rafraîchir (et lutter préventivement contre les jambes lourdes) : lentisque pistachier, cyprès, myrte.

À QUELLE DOSE ?

Pour une grande baignoire, compter 10 gouttes au maximum selon les huiles essentielles, ou mélange de celles-ci, diluées dans 2 cuillerées à soupe de base neutre pour le bain et la douche (moitié moins pour une petite baignoire).

3 CONSEILS

SÉLECTIONNEZ BIEN VOS HUILES ESSENTIELLES

N'utilisez pas n'importe lesquelles ! Vérifiez qu'elles sont adaptées aux voies cutanée et respiratoire.

NE LES VERSEZ PAS DIRECTEMENT DANS LA BAIGNOIRE *Les huiles essentielles ne se mélangent pas à l'eau (elles ne sont pas hydrosolubles). Versez-les dans 2 cuillerées à soupe de base neutre pour le bain et la douche (ou dans 2 cuillerées à soupe de lait écrémé), et brassez bien l'eau pour obtenir une diffusion homogène.*

NE VOUS RINCEZ PAS AVANT DE SORTIR DU BAIN *Les huiles essentielles continueront d'agir. Pour vous essuyer, tamponnez doucement et délicatement votre corps avec une serviette de toilette.*

MASSAGE : LE KIT AROMA POUR SE (LAISSER) PRENDRE EN MAIN !

Quelle dose pour un massage ?

Pour un adulte, elle est généralement de 4 à 6 gouttes d'huile essentielle, mélangées à 1 cuillerée à soupe d'huile végétale.

Après le sport

Le massage sportif (de type pétrissage) mobilise les muscles en profondeur pour les aider à récupérer des efforts fournis. Il évite ou chasse les courbatures provoquées par l'accumulation d'acide lactique dans les muscles.

L'huile essentielle idéale

La gaulthérie : elle favorise à la fois la récupération musculaire et l'élimination de l'acide lactique. On peut idéalement la diluer dans de l'huile végétale de calophylle ou celle d'arnica, particulièrement indiquées puisqu'elles sont antidouleur et préviennent les contractures.

Pour se détendre et bien dormir

Le massage détend, chasse les tensions physiques et nerveuses, et crée un rituel bénéfique à l'endormissement, comme un (fort utile) sas de décompression entre l'éveil et le « mode nuit ».

L'huile essentielle idéale

La lavande vraie : formidablement parfumée, mais surtout relaxante, calmante et sédative, c'est une indispensable de la détente. On peut lui ajouter une touche d'une autre huile essentielle relaxante (camomille romaine, encens, géranium, marjolaine à coquilles, petit grain bigarade, essence de mandarine verte, lemongrass...).

L'ABÉCÉDAIRE DES SOLUTIONS NATURELLES,

pour toute la famille, au quotidien, de A à Z !

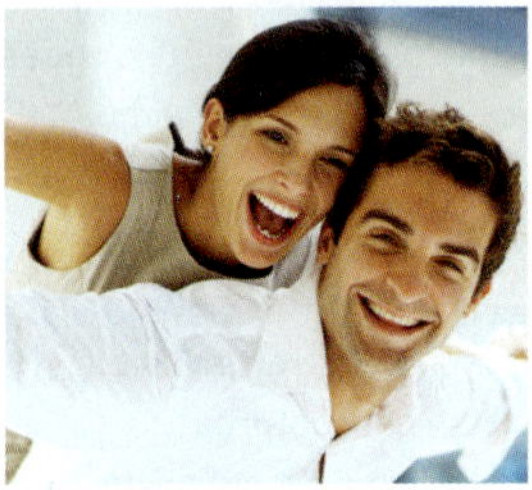

ATTENTION,

les recettes sont proposées pour un usage familial complémentaire au traitement donné par un médecin et ne se substituent en aucun cas au conseil éclairé d'un spécialiste de santé.

Ces recettes conviennent à des adultes uniquement, sauf si spécifié autrement.

A

ABCÈS

Voir page 110 recette « ACNÉ - FURONCLE - ABCÈS » et page 116 recettes « DOULEURS DENTAIRES - APHTE - ABCÈS ».

ACNÉ - FURONCLE - ABCÈS

Voir fiches détaillées des huiles essentielles d'eucalyptus globuleux (acné du dos), litsée citronnée, tea tree et thym à linalol, des huiles végétales de nigelle, chanvre (acné rosacée), et de l'hydrolat de géranium (routine page 102).

12 ans et + : 3 gouttes d'huile essentielle de tea tree + 1 goutte d'huile essentielle de sarriette des montagnes ***OU*** d'origan compact + 8 gouttes d'huile végétale de nigelle (acné) ***OU*** de calophylle (abcès, furoncle). À appliquer, point par point, sur chaque bouton, à l'aide d'un petit peu de coton finement enroulé autour d'un bâtonnet, matin et soir, pendant 3 à 4 jours.

AÉROPHAGIE

Voir fiches détaillées des huiles essentielles de basilic et gingembre frais.

ALLERGIE CUTANÉE (PEAU ENFLAMMÉE)

Voir fiche détaillée de l'huile végétale de nigelle.

ALLERGIES RESPIRATOIRES - PRÉVENTION

Voir fiche détaillée de l'huile essentielle de pin sylvestre.

12 ans et + : 1 goutte d'huile essentielle de lemongrass sur un comprimé neutre à prendre chaque matin, pendant 8 jours au maximum.

Adulte : 2 gouttes d'huile essentielle d'estragon + 3 gouttes d'huile essentielle de marjolaine à coquilles à respirer sur un mouchoir pendant 5 minutes, 3 fois par jour, 8 jours par mois.

AMBIANCES

Voir page 127 recettes « AMBIANCE, AMBIANCES... ».

AMPOULE CUTANÉE / BRÛLURE SUPERFICIELLE / PSORIASIS

Voir les fiches détaillées des huiles végétales de coco et de figue de Barbarie.

AMPOULES

Voir page 117 recettes « ÉGRATIGNURES - AMPOULES - PETITES COUPURES ».

AMPOULES ET FROTTEMENTS DES PIEDS - SOIN FRAÎCHEUR DES PIEDS SECS

Voir fiche détaillée des huiles essentielles de ciste

Pour chaque recette, référez-vous aux précautions d'emploi de chaque huile essentielle et / ou huile végétale utilisée.

ladanifère, menthe poivrée et romarin à verbénone, et de l'huile végétale de coco.

ANGINE - MAUX DE GORGE - RHINOPHARYNGITE

Voir fiche détaillée des huiles essentielles de sarriette des montagnes et de tea tree, et voir page 130 « ENFANTS de 7 ans et + ».

Adulte : 1 goutte d'huile essentielle de thym à thujanol ***OU*** à linalol + 1 goutte d'huile essentielle de sarriette des montagnes + 4 gouttes d'huile végétale d'amande douce sur un comprimé neutre à sucer toutes les 2 heures le premier jour, puis 4 fois par jour pendant 3 jours.

7 ans et + : 2 gouttes d'huile essentielle de palmarosa + 2 gouttes d'huile essentielle d'eucalyptus radié dans 8 gouttes d'huile végétale d'amande douce en massage sur le haut du dos, le sternum, la nuque et le long des chaînes ganglionnaires de la gorge et des côtés du cou, 3 fois par jour, pendant 7 jours.

ANGOISSES

Voir page 124 recettes « STRESS - ANXIÉTÉ - ANGOISSES - ATTAQUE DE PANIQUE - CHOC NERVEUX - FRUSTRATION ».

ANIMAUX

Voir page 128 recettes « SOIGNEZ VOS ANIMAUX ».

ANTI-ÂGE, BEAUTÉ ET RÉGÉNÉRATION DE LA PEAU - RIDES - VISAGE & CORPS

Voir fiches détaillées des huiles essentielles de géranium, néroli, petit grain bigarade et santal blanc, des huiles végétales de noyau d'abricot et d'argan, et des 6 hydrolats et routines « beauté naturelle » associées.

ANTIACARIENS

Voir page 131 « MAISON, LA TORNADE VERTE ! ».

ANTIMITES

Voir fiche détaillée de l'huile essentielle de cèdre de l'Atlas, et voir page 131 « MAISON, LA TORNADE VERTE ! ».

ANXIÉTÉ

Voir page 124 recettes « STRESS - ANXIÉTÉ - ANGOISSES - ATTAQUE DE PANIQUE - CHOC NERVEUX - FRUSTRATION ».

APHTE

Voir page 116 recettes « DOULEURS DENTAIRES - APHTE - ABCÈS ».

APPRÉHENSION

Voir fiche détaillée de l'huile essentielle de camomille romaine.

APRÈS-SOLEIL

Voir fiches détaillées des huiles végétales de noyau d'abricot et d'argan et de l'hydrolat de géranium.

12 ans et + : 1 cuillerée à soupe d'huile végétale d'amande douce + 1 cuillerée à soupe d'huile végétale de rose musquée ***OU*** de chanvre + 10 gouttes d'huile essentielle de lavande vraie (***OU*** de géranium) + 10 gouttes d'huile essentielle d'ylang-ylang (***OU*** de bois de rose d'Asie). Appliquer chaque soir après la douche.

ARTHROSE

Voir page 116 recettes « DOULEUR / ÉCHAUFFEMENT SPORTIF (ARTICULAIRES & MUSCULAIRES) - ARTHROSE, RHUMATISMES, COURBATURES ». Voir fiches détaillées des huiles végétales d'arnica et calophylle.

Adulte : 5 gouttes d'huile essentielle de lavande aspic diluées dans 10 gouttes d'huile végétale de calophylle ***OU*** d'arnica, en massages, 3 fois par jour, pendant 12 jours.

ASSAINISSEMENT DE L'AIR

Voir fiches détaillées des huiles essentielles de pin sylvestre, sapin de Sibérie et thym à linalol, des essences de citron et pamplemousse, et voir page 127 « AMBIANCE, AMBIANCE... ».

ASSAINISSEMENT DE LA MOQUETTE

Voir page 131 « MAISON, LA TORNADE VERTE ! ».

ASSAINISSEMENT DU RÉFRIGÉRATEUR

Voir page 131 « MAISON, LA TORNADE VERTE ! ».

ATTAQUE DE PANIQUE

Voir page 124 recettes « STRESS - ANXIÉTÉ - ANGOISSES - ATTAQUE DE PANIQUE - CHOC NERVEUX - FRUSTRATION ».

B

BALLONNEMENTS - SPASMES ABDOMINAUX

Voir fiche détaillée des huiles essentielles de laurier noble, marjolaine à coquilles et sapin de Sibérie.

Adulte : 1 goutte d'huile essentielle de gingembre

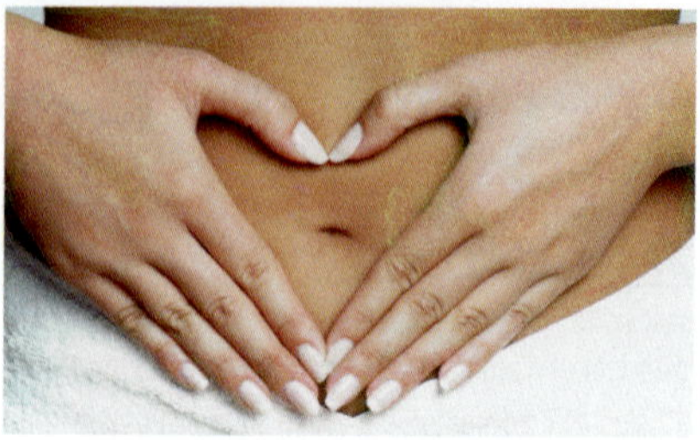

frais + 1 goutte d'huile essentielle d'orange douce sur un comprimé neutre, à prendre avant chaque repas, matin, midi et soir, pendant 1 à 2 jours au maximum.

12 ans et + : 1 goutte d'huile essentielle de menthe poivrée à diluer dans 1 cuillerée à café d'huile végétale de macadamia ***OU*** d'amande douce. Appliquer le mélange en massage circulaire du ventre, matin, midi et soir, en fonction des douleurs.

7 ans et + : 3 gouttes d'huile essentielle de sapin de Sibérie diluées dans 1 cuillerée à café d'huile végétale de macadamia ***OU*** d'amande douce. Appliquer le mélange en massage circulaire du ventre, matin, midi et soir, en fonction des douleurs.

BEAUTÉ DES SEINS

Voir fiche détaillée de l'huile essentielle de bois de rose d'Asie.

BEAUTÉ ET RÉGÉNÉRATION DE LA PEAU

Voir page 111 recette « ANTI-ÂGE, BEAUTÉ ET RÉGÉNÉRATION DE LA PEAU - RIDES - VISAGE & CORPS ». Voir fiches détaillées des huiles essentielles de bois de rose d'Asie, néroli, et des 6 hydrolats (routines naturelles page 102).

BOSSES - BLEUS – ECCHYMOSES - COUPS

Voir fiche détaillée de l'huile essentielle d'hélichryse.

12 ans et + : 1 goutte d'huile essentielle d'hélichryse + 1 goutte d'huile essentielle de gaulthérie + 1 goutte d'huile essentielle de laurier noble + 1 goutte d'huile essentielle de menthe poivrée + 8 gouttes d'huile végétale d'arnica sur la zone touchée, à renouveler au bout de 10 minutes, puis 2 fois par jour, puis pendant 8 à 15 jours.

7 ans et + : 1 goutte d'huile essentielle d'hélichryse + 1 goutte d'huile végétale de calophylle + 1 goutte d'huile végétale de macadamia sur la zone touchée, 2 fois par jour, pendant 8 jours.

BOUCHE (DÉSINFECTION DE LA BOUCHE / DENTS TACHÉES OU JAUNIES)

Voir fiche détaillée de l'essence de citron.

BOUCHON DE CÉRUMEN

12 ans et + : 2 gouttes d'huile essentielle de romarin à camphre ***OU*** de romarin à cinéole + 4 gouttes d'huile végétale de macadamia. Appliquer 3 gouttes du mélange en massage autour de l'oreille, 3 fois par jour, pendant 6 à 8 jours.

BOUFFÉES DE CHALEUR

Voir fiche détaillée de l'huile essentielle de sauge sclarée.

BRONCHITE

Voir fiches détaillées des huiles essentielles de myrte, romarin à verbénone et thym à thymol.

Adulte : 3 gouttes d'huile essentielle de romarin à cinéole ***OU*** d'eucalyptus globuleux + 3 gouttes d'huile essentielle de sapin de Sibérie ***OU*** d'épinette noire + 10 gouttes d'huile végétale de calophylle, en massage sur le haut du dos, le sternum et la plante des pieds, 4 fois par jour, pendant 6 jours.

7 ans et + : 2 gouttes d'huile essentielle d'eucalyptus globuleux + 2 gouttes d'huile essentielle de sapin de Sibérie, diluées dans 10 gouttes d'huile végétale d'amande douce, en massage sur le haut du dos, le sternum et la plante des pieds, 3 fois par jour, pendant 6 jours.

BRÛLURE D'ESTOMAC OU ACIDITÉ

Voir fiche détaillée de l'huile essentielle de camomille romaine.

BRÛLURE SUPERFICIELLE

Voir fiches détaillées des huiles essentielles de lavande aspic, lavande vraie et niaouli et de l'huile végétale de rose musquée.

BRÛLURE SUPERFICIELLE / AMPOULE CUTANÉE / PSORIASIS

Voir les fiches détaillées des huiles végétales de coco et de figue de Barbarie.

Pour chaque recette, référez-vous aux précautions d'emploi de chaque huile essentielle et / ou huile végétale utilisée.

BRÛLURE SUPERFICIELLE - COUPS DE SOLEIL

Voir fiche détaillée de l'huile essentielle de lavande vraie.

7 ans et + : Dans un flacon en verre opaque de 30 ml : 20 gouttes d'huile essentielle de lavande aspic + 10 gouttes d'huile essentielle de romarin à cinéole + 1 cuillérée à café d'huile végétale de millepertuis et compléter avec de l'huile végétale de chanvre. Ne pas s'exposer au soleil. Appliquer quelques gouttes du mélange matin, midi, le soir après la douche et avant le coucher sur les zones lésées, jusqu'à cicatrisation totale.

C

CALLOSITÉS (MAINS, PIEDS, GENOUX, COUDES) - DURILLONS

Voir fiche détaillée du beurre de karité.

CAUCHEMARS

Voir page 119 recettes « INSOMNIE - DIFFICULTÉS D'ENDORMISSEMENT - RÉVEILS FREQUENTS - CAUCHEMARS ».

CELLULITE

Voir fiches détaillées des huiles essentielles de genévrier, romarin à camphre et santal blanc, de l'essence de pamplemousse, et de l'huile végétale de macadamia.

Adulte : Dans un flacon en verre opaque de 100 ml, mélanger 30 gouttes d'huile essentielle de pamplemousse + 45 gouttes d'huile essentielle de cyprès + 45 gouttes d'huile essentielle de genévrier + 30 gouttes d'huile essentielle de cèdre de l'Atlas + 20 ml d'huile végétale de calophylle + 70 ml d'huile végétale de macadamia. Appliquer sur les zones concernées, toujours du bas vers le haut, par massage circulaire dans le sens des aiguilles d'une montre, matin et soir, pendant 3 semaines.

CÉPHALÉE

Voir page 120 recettes « MAUX DE TÊTE, CÉPHALÉE, MIGRAINE ».

CHEVEUX ABÎMÉS, DÉVITALISÉS

MASQUE CAPILLAIRE

Voir fiche détaillée de l'huile végétale d'argan.

12 ans et + : Dans un flacon en verre opaque de 30 ml : 20 gouttes d'huile essentielle d'ylang-ylang + 5 gouttes d'huile essentielle de romarin à camphre + 5 gouttes d'huile essentielle de lemongrass + 5 gouttes d'huile essentielle de cèdre de l'Atlas + 1 cuillerée à café d'huile végétale de ricin et compléter avec l'huile végétale d'argan. Appliquer un peu de ce mélange en doux massage du cuir chevelu et généreusement sur les longueurs et pointes des cheveux, laisser poser 20 minutes puis laver les cheveux.

SHAMPOOING

12 ans et + : 2 gouttes d'huile essentielle d'ylang-ylang + 2 gouttes d'huile essentielle de gingembre frais dans une dose de shampooing, laisser poser 2 à 3 minutes puis rincer.

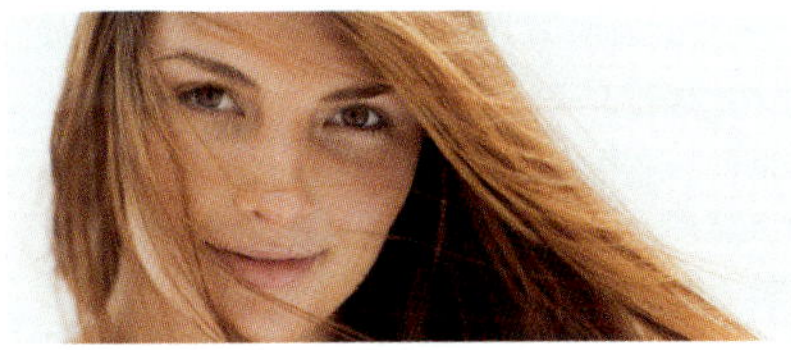

CHEVEUX (CROISSANCE DES CHEVEUX)

Voir fiche détaillée de l'huile essentielle de laurier noble.

CHEVEUX GRAS

Voir fiches détaillées de l'huile essentielle de bergamote, de l'huile végétale de jojoba et de l'hydrolat de lavande.

15 ans et + : 2 gouttes d'essence de citron + 1 goutte d'huile essentielle de cyprès + une dose de shampooing. Pour réduire l'excès de sécrétion de sébum, masser tout le cuir chevelu pendant une minute avec le mélange, puis rincer, et renouveler l'opération 2 à 3 fois par semaine.

CHEVEUX INDISCIPLINÉS

Voir fiche détaillée de l'hydrolat de rose.

CHEVEUX SECS ET CASSANTS

Voir fiche détaillée de l'huile essentielle d'ylang-ylang.

15 ans et + : 5 gouttes d'huile essentielle de cèdre de l'Atlas *ou* d'ylang-ylang diluées dans 1 cuillerée à soupe d'huile végétale d'argan. Appliquer quelques gouttes du mélange sur les longueurs et pointes des cheveux pour les nourrir, chaque matin.

CHEVEUX ET BARBE

BAUME NOURRISSANT ET DISCIPLINANT (POINTES FOURCHUES, CHEVEUX BOUCLÉS OU CRÉPUS)

Voir fiche détaillée du beurre de karité.

CHOC NERVEUX

Voir page 124 recettes « STRESS - ANXIÉTÉ - ANGOISSES - ATTAQUE DE PANIQUE - CHOC NERVEUX - FRUSTRATION ».

CHUTE DE CHEVEUX

Voir fiche détaillée de l'huile végétale de ricin.

15 ans et + : 2 gouttes d'huile essentielle de gingembre frais et de lemongrass + une dose de shampooing. Pour fortifier les cheveux, masser tout le cuir chevelu pendant une minute avec le mélange, puis rincer, et renouveler l'opération 2 à 3 fois par semaine.

CICATRICE

Voir fiches détaillées des huiles essentielles de bois de rose d'Asie et hélichryse, et de l'huile végétale de rose musquée.

COMPULSIONS ALIMENTAIRES – « COUPE-FAIM » - FRINGALES - SATIÉTÉ

Voir fiche détaillée de l'huile essentielle de giroflier.

15 ans et + : 1 goutte d'huile essentielle de cannelle de Ceylan + 1 goutte d'huile essentielle de giroflier + 2 gouttes d'huile essentielle de bergamote à déposer sur un mouchoir à respirer profondément 10 fois de suite en cas de sensation de faim ou de compulsions alimentaires.

CONSTIPATION

Voir fiches détaillées de l'huile essentielle de gingembre frais et de l'huile végétale d'amande douce.

« COUPE-FAIM »

Voir page 114 recette « COMPULSIONS ALIMENTAIRES - "COUPE-FAIM" - FRINGALES - SATIÉTÉ ».

COUPS

Voir page 112 recettes « BOSSES - BLEUS - ECCHYMOSES - COUPS ».

COUPS DE SOLEIL

Voir page 113 recette « BRÛLURE SUPERFICIELLE - COUPS DE SOLEIL ».

COUPURE LÉGÈRE

Voir page 117 recettes « ÉGRATIGNURES - AMPOULES - PETITES COUPURES ».

COURBATURES - CRAMPES

Voir page 116 recettes « DOULEUR / ÉCHAUFFEMENT SPORTIF (ARTICULAIRES & MUSCULAIRES) - ARTHROSE, RHUMATISMES, COURBATURES ». Voir fiche détaillée de l'huile essentielle de lavandin super.

12 ans et + : 2 gouttes d'huile essentielle de niaouli + 1 goutte d'huile essentielle de gaulthérie + 2 gouttes d'huile essentielle de lavandin super, diluées dans 1 cuillerée à soupe d'huile végétale d'arnica. Masser les zones douloureuses après l'effort avec ce mélange.

CREVASSES DE LA PEAU (TRAITEMENT)

Voir fiche détaillée de l'huile essentielle d'hélichryse.

7 ans et + : 1 goutte d'huile essentielle de niaouli + 1 goutte d'huile essentielle de ciste ladanifère mélangées à une toute petite noisette de beurre de karité et 5 gouttes d'huile végétale de rose musquée. À appliquer matin et soir sur la crevasse, jusqu'à complète cicatrisation.

CREVASSES (ALLAITEMENT)

12 ans et + : Protéger ou réparer les mamelons avec une petite noisette de beurre de karité. Rincer et sécher délicatement les mamelons avant l'allaitement.

D

DARTRES

Voir fiche détaillée de l'huile végétale d'amande douce.

DÉFENSES NATURELLES

Voir fiches détaillées des huiles essentielles de ciste ladanifère, origan compact, thym à thujanol et ravintsara, et de l'essence de citron, et voir page 133 « TISANES BIEN-ÊTRE ».

APPLICATION CUTANÉE :

7 ans et + : 2 gouttes d'huile essentielle de ravintsara + 2 gouttes d'huile essentielle d'eucalyptus radié + 10 gouttes d'huile végétale de macadamia. Masser avec ce mélange la nuque, le thorax et la face interne des poignets, 2 fois par jour, 7 jours par mois d'octobre à mars.

15 ans et + : 5 gouttes d'huile essentielle de ravintsara + 3 gouttes d'huile essentielle d'eucalyptus

Pour chaque recette, référez-vous aux précautions d'emploi de chaque huile essentielle et / ou huile végétale utilisée.

radié + 10 gouttes d'huile végétale de macadamia. Masser avec ce mélange la nuque, le thorax et la face interne des poignets, 2 fois par jour, 7 jours par mois d'octobre à mars.

VOIE ORALE :

7 ans et + : 1 goutte au choix d'huile essentielle de ravintsara *OU* d'eucalyptus radié. À laisser fondre en bouche sur un comprimé neutre, 2 fois par jour, 7 jours par mois d'octobre à mars.

15 ans et + : 1 goutte d'huile essentielle de ravintsara + 1 goutte d'huile essentielle d'eucalyptus radié. À laisser fondre en bouche sur un comprime neutre, 2 fois par jour, 7 jours par mois d'octobre à mars.

DÉMANGEAISON DU CUIR CHEVELU

Voir page 122 recettes « PELLICULES - DÉMANGEAISON DU CUIR CHEVELU ».

DÉMANGEAISONS

Voir fiche détaillée de l'huile essentielle de menthe poivrée et voir page 128 « SOIGNEZ VOS ANIMAUX ».

DÉMANGEAISONS - URTICAIRE - PIQÛRES D'INSECTES, DE MÉDUSES, DE VÉGÉTAUX

Voir fiches détaillées des huiles essentielles de citronnelle de Java et géranium, de l'essence d'orange douce, et de l'huile végétale de millepertuis.

7 ans et + : 3 gouttes d'huile essentielle de lavande aspic *OU* de lavande vraie + 1 goutte d'huile essentielle de menthe poivrée + 8 gouttes d'huile végétale de millepertuis. Ne pas s'exposer au soleil. Appliquer un peu de ce mélange sur chaque piqûre, 3 à 4 fois par jour, pendant 8 jours maximum.

DÉMAQUILLANT DU VISAGE ET DU COU - PEAUX SÈCHES À TRÈS SÈCHES

15 ans et + : 1 goutte d'huile essentielle de palmarosa + l'équivalent d'une noisette d'huile végétale de coco. Répartir le mélange sur le cou et le visage, en évitant les paupières. Procéder à de petits massages circulaires pour éliminer le maquillage et les impuretés de la peau. Brumiser ensuite 4 à 5 pulvérisations d'hydrolat de rose ou de géranium sur le visage et le cou, essuyer délicatement avec un coton. Ne pas rincer.

DÉPRIME PASSAGÈRE - LÂCHER PRISE - PAIX DE L'ESPRIT - SURMENAGE

Voir fiches détaillées des huiles essentielles d'encens, litsée citronnée, patchouli et ylang-ylang, de l'huile végétale de millepertuis, et de l'hydrolat de géranium.

Adulte :

EN DIFFUSION : 20 gouttes d'huile essentielle d'encens + 4 gouttes d'huile essentielle d'ylang-ylang à mélanger dans un diffuseur pour respirer profondément les arômes des huiles essentielles diffusées par séquence de 15 minutes, 3 à 4 fois par jour.

EN MASSAGE : 3 gouttes d'huile essentielle de santal blanc *OU* de patchouli + 8 gouttes d'huile végétale d'amande douce à mélanger pour utiliser en massage du thorax et du cou, matin, midi et soir, pendant 3 semaines.

DÉODORANT NATUREL

Adulte : 2 gouttes d'huile essentielle de tea tree *OU* de palmarosa + 1 goutte d'huile essentielle de cyprès + 5 gouttes d'huile végétale de macadamia, en application locale, le matin, 1 jour sur 2.

DERMATITE ATOPIQUE

Voir page 117 recette « ECZÉMA - DERMATITE ATOPIQUE ».

DÉSÉQUILIBRES NERVEUX

Voir page 124 recettes « SAUTES D'HUMEUR - IRRITABILITÉ - SUSCEPTIBILITÉ - DÉSÉQUILIBRES NERVEUX ».

DÉTENTE

Voir fiches détaillées des huiles essentielles de lavande vraie, lavandin super, néroli, santal blanc et ylang-lang, des essences de mandarine verte et d'orange douce, de l'huile végétale d'amande douce et des hydrolats de lavande et de fleur d'oranger, et voir page 130 « ENFANTS de 7 ans et + ».

DÉTOX (CURE)

Adulte : 1 goutte d'essence de citron *OU* d'huile essentielle de pamplemousse + 1 goutte d'huile essentielle de genévrier sur un comprimé neutre. À renouveler le matin et le midi, pendant 8 jours, à chaque changement de saison.

DIARRHÉE - TURISTA

Voir fiches détaillées des huiles essentielles de cannelle de Ceylan et origan compact.

Adulte : 1 goutte d'huile essentielle de giroflier + 1 goutte d'huile essentielle de cannelle de Ceylan sur un comprimé neutre. À prendre 3 à 4 fois par jour au moment des repas de préférence, pendant 3 jours.

DIFFICULTÉS D'ENDORMISSEMENT

Voir page 119 recettes « INSOMNIE - DIFFICULTÉS D'ENDORMISSEMENT - RÉVEILS FRÉQUENTS - CAUCHEMARS ».

DIGESTION

Voir fiches détaillées des huiles essentielles de basilic, gingembre frais, lentisque pistachier, menthe poivrée et romarin à camphre, et voir page 133 « TISANES BIEN-ÊTRE » et page 132 « MIEL ET RECETTES ».

12 ans et + : 3 à 5 gouttes d'essence d'orange douce dans un dessert pour 4 personnes (salade de fruits, cake, flan, compote) parfument agréablement et facilitent la digestion.

DOULEUR / ÉCHAUFFEMENT SPORTIF (ARTICULAIRES & MUSCULAIRES) - ARTHROSE, RHUMATISMES, COURBATURES

DOULEURS MUSCULAIRES

Voir fiches détaillées des huiles essentielles d'eucalyptus citronné, lavandin super et romarin à camphre.

RÉSISTANCE À L'EFFORT

Adulte : 1 goutte d'huile essentielle de cannelle de Ceylan + 1 goutte d'huile essentielle de menthe poivrée + 4 gouttes d'huile végétale d'amande douce sur un comprimé neutre, 20 minutes avant l'effort.

PRÉPARATION ET RÉCUPÉRATION MUSCULAIRE

Voir fiches détaillées des huiles essentielles de lavandin super et romarin à camphre, et de l'huile végétale d'arnica.

12 ans et + : 2 gouttes d'huile essentielle de gaulthérie + 1 goutte d'huile essentielle de menthe poivrée + 3 gouttes d'huile essentielle de lavande vraie + 1 cuillerée à café d'huile végétale d'arnica. Appliquer le mélange sur les muscles en friction tonique avant l'effort, et en massage profond après l'effort.

CONTRACTURES

Voir fiche détaillée de l'huile essentielle de sapin de Sibérie.

COURBATURES

Voir fiches détaillées des huiles essentielles de gaulthérie, lavandin super et romarin à camphre, et de l'huile végétale d'arnica.

12 ans et + : 1 goutte d'huile essentielle de gaulthérie + 2 gouttes d'huile essentielle de romarin à camphre + 15 gouttes d'huile végétale d'arnica. Appliquer le mélange en massage sur les zones concernées, 3 fois par jour, pendant 3 à 4 jours.

RHUMATISMES

Voir fiches détaillées des huiles essentielles d'eucalyptus citronné et gaulthérie.

Adulte : 2 gouttes d'huile essentielle de laurier noble + 3 gouttes d'huile essentielle d'eucalyptus citronné + 15 gouttes d'huile végétale d'arnica. Appliquer le mélange en doux massage sur les zones concernées, 3 fois par jour, pendant 2 à 3 semaines.

DOULEUR DE DOS, SCIATIQUE, LUMBAGO

Voir fiches détaillées de l'huile essentielle de genévrier et de l'huile végétale d'arnica.

DOULEURS ARTICULAIRES

BAINS DE MAINS ET DE PIEDS

Adulte : En bain chaud décontractant : 2 gouttes d'huiles essentielles au choix parmi celles de genévrier, gaulthérie, romarin à camphre ou eucalyptus citronné, diluées dans 2 cuillerées à soupe de base neutre pour le bain et la douche.

DOULEURS DENTAIRES - APHTE - ABCÈS

Voir fiche détaillée de l'huile essentielle de giroflier.

ABCÈS - DOULEUR

Voir fiche détaillée de l'huile végétale de calophylle.

7 ans et + : 1 goutte d'huile essentielle de giroflier + 1 goutte d'huile essentielle de laurier noble + 4 gouttes d'huile végétale d'amande douce. À appliquer matin et soir à l'aide d'un bâtonnet ouaté à la base de la dent ou sur l'abcès, en attendant la consultation chez le dentiste.

Pour chaque recette, référez-vous aux précautions d'emploi de chaque huile essentielle et / ou huile végétale utilisée.

APHTE

Voir fiche détaillée de l'huile essentielle de laurier noble.

7 ans et + : 1 goutte d'huile essentielle de tea tree pur. À appliquer matin et soir à l'aide d'un bâtonnet ouaté sur l'aphte.

DOULEUR - POUSSÉE DENTAIRE

Voir page 130 « ENFANTS de 7 ans et + ».

DOULEURS DE RÈGLES

Voir fiches détaillées des huiles essentielles de basilic, romarin à camphre et sauge sclarée.

12 ans et + : 3 gouttes d'huile essentielle de lavandin super + 2 gouttes d'huile essentielle de cyprès + 3 gouttes d'huile essentielle de sauge sclarée + 10 gouttes d'huile végétale de macadamia. Appliquer le mélange en massage du bas du ventre, dès que les douleurs surviennent.

DOULEUR DE ZONA

Voir fiche détaillée de l'huile essentielle d'eucalyptus citronné.

DURILLONS

Voir fiche détaillée de l'huile végétale de karité (beurre).

E

ÉCHAUFFEMENT SPORTIF

Voir page 116 recettes « DOULEUR / ÉCHAUFFEMENT SPORTIF (ARTICULAIRES & MUSCULAIRES) - ARTHROSE, RHUMATISMES, COURBATURES ».

ECCHYMOSES

Voir page 112 recettes « BOSSES - BLEUS - ECCHYMOSES - COUPS ».

ÉCOULEMENT NASAL

Voir page 123 recette « RHUME - ÉCOULEMENT NASAL ».

ECZÉMA - DERMATITE ATOPIQUE

Voir fiche détaillée de l'huile végétale de figue de Barbarie.

15 ans et + : 1 goutte d'huile essentielle de camomille romaine + 1 goutte d'huile essentielle de romarin à verbénone mélangées à une noisette de beurre de karité et 5 gouttes d'huile végétale de chanvre. Appliquer sur les zones lésées, matin et soir, jusqu'à cicatrisation complète.

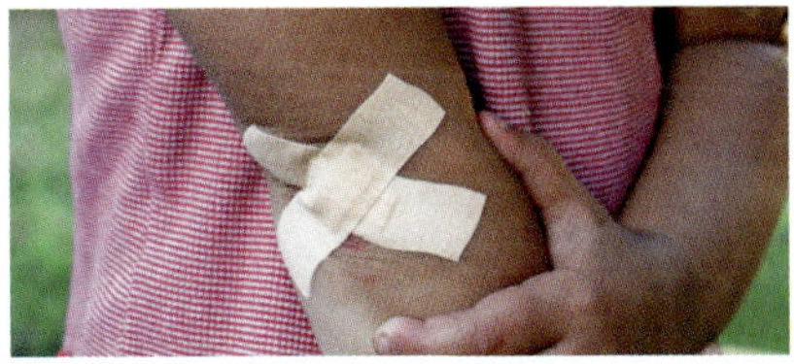

ÉGRATIGNURES - AMPOULES - PETITES COUPURES

Voir fiche détaillée de l'huile essentielle d'encens, et voir page 130 « ENFANTS de 7 ans et + ».

PETITES BLESSURES

7 ans et + : 2 gouttes d'huile essentielle de lavande vraie + 2 gouttes d'huile végétale de rose musquée, à appliquer sur la zone lésée, matin et soir, jusqu'à cicatrisation complète.

PETITES COUPURES

7 ans et + : 1 goutte d'huile essentielle de ciste ladanifère + 1 goutte d'huile essentielle de géranium, à appliquer directement sur la zone lésée, toutes les 5 minutes 4 fois de suite, puis 3 fois par jour, jusqu'à cicatrisation complète.

ÉMOTIONS

Voir page 129 recettes « ÉMOTIONS ».
Voir fiche détaillée des huiles essentielles de marjolaine à coquilles et néroli, et de l'hydrolat de rose de Damas.

ENDORMISSEMENT (DIFFICULTÉS)

Voir page 119 recettes « INSOMNIE - DIFFICULTÉS D'ENDORMISSEMENT - RÉVEILS FRÉQUENTS - CAUCHEMARS ».

ENFANTS

Voir page 130 recettes « ENFANTS DE 7 ANS ET + ».

ENTORSE

Voir fiche détaillée de l'huile essentielle de gaulthérie.

ÉPIDÉMIES (PRÉVENTION DE LA PROPAGATION)

7 ans et + : **DIFFUSION** : 10 gouttes d'essence de citron + 20 gouttes d'huile essentielle de ravintsara + 5 gouttes d'huile essentielle de sapin de Sibérie, de pin sylvestre *OU* d'épinette noire à mélanger dans un diffuseur. Diffuser 3 fois par jour, par séquence de 10 minutes.

APPLICATION CUTANÉE : 1 goutte d'huile essentielle de tea tree + 1 goutte d'huile essentielle d'eucalyptus radié ***OU*** de ravintsara mélangées à une noisette de beurre de karité. Appliquer une petite touche du mélange à la base des narines, 3 fois par jour, en période d'épidémie virale.

ÉTATS FÉBRILES

Voir page 119 recette « GRIPPE - ÉTATS FÉBRILES ».

EXTINCTION DE VOIX - FATIGUE DES CORDES VOCALES

15 ans et + : 1 goutte d'huile essentielle d'eucalyptus citronné + 1 goutte d'essence de mandarine verte + 6 gouttes d'huile végétale d'amande douce sur un comprimé neutre à sucer 4 fois par jour le premier jour, puis 3 fois par jour, pendant 4 jours.

7 ans et + : 1 goutte d'essence de citron + 6 gouttes d'huile végétale d'amande douce sur un comprimé neutre à sucer 3 fois par jour, pendant 5 jours.

F

FATIGUE - TONUS

FATIGUE :

Voir fiches détaillées des huiles essentielles de cannelle de Ceylan, cyprès, épinette noire, origan compact, palmarosa, pin sylvestre, ravintsara, romarin à cinéole, romarin à verbénone, thym à linalol et thym à thujanol, et voir page 129 « ÉMOTIONS » et page 130 « ENFANTS de 7 ans et + ».

15 ans et + : 5 gouttes d'huile essentielle de pin sylvestre ***OU*** d'épinette noire + 5 gouttes d'huile végétale de macadamia ***OU*** de jojoba, à appliquer en massage au milieu du dos, à hauteur des reins, matin et midi, 5 jours sur 7, pendant 3 semaines.

MANQUE DE CONCENTRATION :

Voir fiche détaillée de l'huile essentielle d'épinette noire et voir page 127 « AMBIANCE, AMBIANCES... ».

12 ans et + : 1 goutte d'huile essentielle de romarin à cinéole + 1 goutte d'huile essentielle de menthe poivrée, à respirer sur un mouchoir, 3 fois par jour.

TONUS :

15 ans et + : 5 gouttes d'huile essentielle de thym à thymol + 5 gouttes d'huile essentielle de giroflier + 1 cuillerée à café d'huile végétale de jojoba. Masser la plante des pieds avec ce mélange, le matin 30 minutes avant la douche.

FATIGUE DES CORDES VOCALES

Voir page 118 recettes « EXTINCTION DE VOIX - FATIGUE DES CORDES VOCALES ».

FERMETÉ DU CORPS

Adulte : Dans un flacon en verre opaque de 30 ml : 5 gouttes d'huile essentielle de géranium + 5 gouttes d'huile essentielle de palmarosa ***OU*** d'ylang-ylang + 10 ml d'huile végétale de macadamia + 20 ml d'huile végétale d'argan ***OU*** de figue de Barbarie. Appliquer un peu de ce mélange sur le corps chaque soir.

FIÈVRE

15 ans et + :

VOIE ORALE : 2 gouttes d'huile essentielle d'eucalyptus radié ***OU*** de niaouli sur un comprimé neutre ou un sucre, ou diluées dans du miel, à laisser fondre en bouche, 3 ou 4 fois par jour.

BAIN : Ajouter, dans le bain, 10 gouttes d'huile essentielle d'eucalyptus radié dans 2 cuillerées à soupe de base neutre pour le bain et la douche.

12 ans et + :

MASSAGE : Mélanger dans un petit flacon en verre opaque : 10 gouttes d'huile essentielle de gaulthérie + 20 gouttes d'huile essentielle de niaouli.
Diluer 4 gouttes de ce mélange dans 8 gouttes d'huile végétale d'amande douce et appliquer sur le thorax et le haut du dos, 4 fois par jour, pendant 3 jours.

FOIE (FRAGILITÉ, PARESSE)

Voir fiches détaillées des huiles essentielles de romarin à verbénone et thym à thujanol.

FRINGALES

Voir page 114 recette « COMPULSIONS ALIMENTAIRES - "COUPE-FAIM" - FRINGALES - SATIÉTÉ ».

FROID (COUP DE FROID)

Voir fiches détaillées des huiles essentielles d'eucalyptus globuleux et giroflier.

FRUSTRATION

Voir page 124 recettes « STRESS - ANXIÉTÉ - ANGOISSES - ATTAQUE DE PANIQUE - CHOC NERVEUX - FRUSTRATION ».

FURONCLE

Voir page 110 recettes « ACNÉ - FURONCLE - ABCÈS »

Pour chaque recette, référez-vous aux précautions d'emploi de chaque huile essentielle et / ou huile végétale utilisée.

G

GASTRO-ENTÉRITE

Voir fiche détaillée de l'huile essentielle de ravintsara.

GERÇURES

Voir fiches détaillées de l'huile végétale d'amande douce et du beurre de karité.

Adulte : 1 goutte d'huile essentielle de bois de rose d'Asie + 1 goutte d'huile essentielle de patchouli mélangées à 1 petite noisette de beurre de karité et à 5 gouttes d'huile végétale d'amande douce. Appliquer le mélange sur les zones lésées, 2 fois par jour, jusqu'à cicatrisation complète.

GRIPPE - ÉTATS FÉBRILES

Voir fiche détaillée de l'huile essentielle de thym à thymol.

12 ans et + :

VOIE ORALE : 1 goutte d'huile essentielle de ravintsara *OU* d'eucalyptus radié à prendre sur un comprimé neutre, 6 fois par jour le premier jour, puis 4 fois par jour, pendant 5 jours.

7 ans et + :

EN DIFFUSION : 30 gouttes d'huile essentielle de ravintsara *OU* de niaouli + 5 gouttes d'huile essentielle de tea tree, à mélanger dans un diffuseur pour respirer profondément les arômes des huiles essentielles diffusées pendant 10 minutes, 3 fois par jour.

7 ans et + :

MASSAGE : 2 gouttes d'huile essentielle de ravintsara + 2 gouttes d'huile essentielle de tea tree *OU* de thym à linalol + 8 gouttes d'huile végétale d'amande douce. Appliquer le mélange en massage sur le sternum et le haut du dos, 4 fois par jour, pendant 5 jours.

H

HALEINE

Voir fiche détaillée de l'essence de citron.

HÉMORROÏDES - VARICES

Voir fiches détaillées des huiles essentielles de cyprès, lentisque pistachier et myrte et de l'huile végétale de calophylle.

Adulte : 1 goutte d'huile essentielle de myrte + 1 goutte d'huile essentielle d'hélichryse + 1 goutte d'essence de citron diluées dans 2 gouttes d'huile végétale de calophylle. Appliquer le mélange, sans masser, 3 fois par jour, pendant 8 jours.

HERPÈS LABIAL

Voir fiches détaillées des huiles essentielles de ravintsara et romarin à cinéole et de l'huile végétale de millepertuis.

15 ans et + : 1 goutte d'huile essentielle de citronnelle de Java + 1 goutte d'huile essentielle de niaouli + 3 gouttes d'huile végétale de chanvre. Appliquer le mélange sur le bouton de fièvre, 3 ou 4 fois par jour.

12 ans et + : 1 goutte d'huile essentielle de ravintsara sur un comprimé neutre. Prendre un comprimé neutre imprégné dès les premiers signes, 6 fois par jour, les 2 premiers jours, puis 4 fois par jour, les 4 jours suivants.

HOQUET

Voir fiche détaillée de l'huile essentielle d'estragon.

12 ans et + : En cas de crise de hoquet : 1 goutte d'essence de mandarine verte + 1 goutte d'huile essentielle de petit grain bigarade. À déposer sur un comprimé neutre, ou à diluer dans une cuillerée à café de miel.

HYPERTENSION

Voir fiche détaillée de l'huile essentielle de marjolaine à coquilles.

I

INFECTION URINAIRE

Voir fiches détaillées des huiles essentielles de cannelle de Ceylan et sarriette des montagnes.

INFECTIONS O.R.L.

Voir fiches détaillées des huiles essentielles d'eucalyptus radié, pin sylvestre et tea tree.

INSOMNIE - DIFFICULTÉS D'ENDORMISSEMENT - RÉVEILS FRÉQUENTS - CAUCHEMARS

Voir fiches détaillées des huiles essentielles de litsée citronnée et de l'essence de mandarine verte, et de l'hydrolat de lavande vraie, et voir page 130 « ENFANTS de 7 ans et + ».

Adulte : 1 goutte d'huile essentielle de litsée citronnée + 1 goutte d'essence d'orange douce sur un comprimé neutre. À prendre au dîner et au moment du coucher, pendant 3 semaines.

7 ans et + : 20 gouttes d'essence d'orange douce *OU* de mandarine verte dans un diffuseur. Respirer

profondément les arômes des huiles essentielles diffusées par séquence de 15 minutes après le dîner et au moment du coucher.

7 ans et + : 3 gouttes d'huile essentielle de lavande vraie sur un mouchoir à déposer à côté de l'oreiller au moment du coucher.

IRRITABILITÉ

Voir page 124 recettes « SAUTES D'HUMEUR - IRRITABILITÉ - SUSCEPTIBILITÉ - DÉSÉQUILIBRES NERVEUX ».

IRRITATION DE LA PEAU (FEU DU RASOIR)

Voir fiche détaillée de l'hydrolat d'hamamélis.

J

JAMBES LOURDES

Voir fiches détaillées des huiles essentielles de cyprès, hélichryse, lemongrass, lentisque pistachier, romarin à camphre et santal blanc.

Adulte : 2 gouttes d'huile essentielle de cyprès
+ 1 goutte d'huile essentielle de lentisque pistachier
+ 1 goutte d'huile essentielle de menthe poivrée
+ 5 gouttes d'huile végétale de calophylle
+ 10 gouttes d'huile végétale de macadamia.
Masser les jambes, des chevilles aux genoux, matin et soir, pendant 10 jours.

L

LÂCHER PRISE

Voir page 115 recettes « DÉPRIME PASSAGÈRE - LÂCHER PRISE - PAIX DE L'ESPRIT - SURMENAGE ».

LÈVRES ET PEAUX ABÎMÉES, GERCÉES OU SÈCHES

Voir fiche détaillée du beurre de karité.

LIBIDO

Adulte :

MASSAGE : Voir fiches détaillées des huiles essentielles de gingembre frais et ylang-ylang.
5 gouttes d'huile essentielle de santal blanc diluées dans une cuillerée à soupe d'huile végétale de noyau d'abricot. Avec ce mélange, masser la peau en continu, en étant toujours à l'écoute de l'autre.

EN DIFFUSION : 20 gouttes d'huile essentielle de santal blanc + 3 à 4 gouttes d'huile essentielle d'ylang-ylang. Diffuser le mélange dans la chambre.

M

MAINS

Voir fiche détaillée de l'huile végétale de macadamia pour « EXTRÉMITÉS FROIDES ».

MAISON

Voir page 131 recettes « MAISON, LA TORNADE VERTE ! ».

MAL DES TRANSPORTS

Voir page 121 recettes « NAUSÉES - VOMISSEMENT - MAL DES TRANSPORTS ».

MAUX DE GORGE

Voir page 111 recette « ANGINE - MAUX DE GORGE - RHINOPHARYNGITE ».
Voir fiche détaillée de l'huile essentielle de tea tree.

MAUX DE L'HIVER

Voir fiche détaillée de l'huile essentielle de thym à thujanol.

MAUX DE TÊTE, CÉPHALÉE, MIGRAINE

Voir fiche détaillée de l'huile essentielle de menthe poivrée.

12 ans et + : 1 goutte d'huile essentielle de menthe poivrée, de lavande vraie et de romarin à cinéole + 4 gouttes d'huile végétale (macadamia, jojoba). Appliquer une touche du mélange, point par point, sur les sinus frontaux, les tempes, la nuque, et à la base des épaules. Renouveler l'application 3 fois, à 5 minutes d'intervalle, puis 3 fois par jour en cas de besoin.

MASSAGES ET AUTOMASSAGES

MASSAGE À DEUX EN AMOUREUX

Adulte : Préliminaire préféré des couples, le massage détend... et ses caresses câlines éveillent les sens.

Légers effleurages, tendres caresses plus ou moins appuyées déclenchent la libération d'endorphines (molécules du bien-être) et participent à l'intimité, à la complicité et à la montée du désir sexuel.
L'huile essentielle idéale : celle d'ylang-ylang.
Elle est utilisée pour ses propriétés aphrodisiaques et décontractantes. Ses fragrances sont tout aussi exotiques qu'érotiques...
On peut lui ajouter une touche d'huile essentielle de santal blanc (harmonisant) et prendre, par voie orale, 1 goutte d'huile essentielle de gingembre frais

(stimulant sexuel), le matin et le midi, une semaine sur deux, pendant 1 mois.

QUELQUES AUTOMASSAGES SIMPLES ET EFFICACES

- **DÉFATIGUEZ VOS PIEDS**

  Adulte : 3 gouttes d'huile essentielle de myrte + 3 gouttes d'huile végétale de calophylle. Avec le mélange, massez avec le pouce, assez fermement, non seulement le dessus du pied, mais aussi et surtout toute la voûte plantaire, sans oublier la pulpe de chaque orteil et le bord interne du pied.

- **SOULAGEZ VOTRE TÊTE**

  12 ans et + : 1 goutte d'huile essentielle de menthe poivrée + 2 gouttes d'huile végétale de noyau d'abricot. Avec le mélange, massez doucement les tempes, en effectuant des petits cercles du bout des doigts. Appuyez avec les pouces sur le bord interne des sourcils, puis lissez ceux-ci vers l'extérieur.

- **DÉCONTRACTEZ VOS ÉPAULES**

  12 ans et + : 1 goutte d'huile essentielle de gaulthérie (*OU* de lavandin super) + 5 gouttes d'huile végétale d'arnica. Placez vos doigts à la base du crâne et effectuez de très petits mouvements circulaires en descendant dans le cou jusqu'aux épaules, puis faites pianoter vos doigts sur celles-ci.

- **MINCEUR / CELLULITE**

  Adulte : 60 gouttes d'essence de pamplemousse
  + 30 gouttes d'huile essentielle de cyprès
  + 45 gouttes d'huile essentielle de genévrier
  + 15 gouttes d'huile essentielle de cèdre de l'Atlas
  + 70 ml d'huile végétale de macadamia
  + 20 ml d'huile végétale de calophylle. Massez avec le mélange les zones concernées, matin et soir.

MIEL & RECETTES

Voir page 132 recettes « MIEL & RECETTES »

MIGRAINE

Voir page 120 recettes « MAUX DE TÊTE, CÉPHALÉE, MIGRAINE ».

MYCOSE

Voir fiches détaillées des huiles essentielles de citronnelle de Java et géranium.

N

NAUSÉES - VOMISSEMENT - MAL DES TRANSPORTS

VOIE ORALE : Voir fiche détaillée de l'huile essentielle de gingembre frais.

12 ans et + : 1 goutte d'huile essentielle de gingembre frais + 1 goutte d'essence de citron sur un comprimé neutre. À prendre 3 fois par jour, jusqu'à amélioration.

INHALATION SÈCHE :

12 ans et + : Respirer un mouchoir imprégné de 2 gouttes d'huile essentielle de menthe poivrée.

INHALATION SÈCHE :

7 ans et + : 1 goutte d'huile essentielle de gingembre frais + 2 gouttes d'essence de citron sur un mouchoir, à respirer en cas de nausées, au maximum 6 fois par jour.

NERVOSITÉ

12 ans et + : Verser 1 goutte d'huile essentielle de camomille romaine sur un comprimé neutre ou un sucre et laisser fondre en bouche, 3 fois par jour, pendant 10 jours. Renouveler si besoin.

NEZ (SAIGNEMENT)

Voir fiche détaillée de l'huile essentielle de ciste ladanifère.

NEZ BOUCHÉ

Voir fiches détaillées des huiles essentielles d'eucalyptus radié et niaouli.

INHALATION SÈCHE OU HUMIDE :

7 ans et + : 2 gouttes d'huile essentielle de tea tree + 3 gouttes d'huile essentielle d'eucalyptus radié, à diluer dans un bol d'eau frémissante de 400 ml ou à appliquer sur un mouchoir en papier à respirer profondément pendant 10 à 15 minutes, 3 fois par jour, pendant 7 jours.

15 ans et + : voir recette ci-dessus, augmenter à 4 fois par jour, pendant 7 jours.

DIFFUSION :

7 ans et + : 5 gouttes d'huile essentielle de tea tree + 10 gouttes d'huile essentielle d'eucalyptus radié à mélanger dans un diffuseur. Diffuser 3 fois par jour, pendant 7 jours. Respirer profondément pendant 5 à 10 minutes.

15 ans et + : voir recette ci-dessus, augmenter à 4 fois par jour, pendant 7 jours.

O — ODEURS (MAUVAISES ODEURS, PARFUMER SON LINGE)

Voir page 131 « MAISON, LA TORNADE VERTE ! » et page 127 « AMBIANCE, AMBIANCES… ».

ŒDÈME DES PIEDS

Adulte : **BAIN** : Dans une bassine d'eau fraîche, mélanger 4 gouttes d'huiles essentielles de lentisque pistachier ***OU*** de cyprès + 2 gouttes d'huile essentielle d'hélichryse + 1 goutte d'huile essentielle de menthe poivrée, dans 2 cuillerées à soupe de base neutre pour le bain et la douche.

ONGLES CASSANTS, DÉDOUBLÉS

Voir fiche détaillée de l'huile végétale de ricin.

12 ans et + : 4 gouttes d'huile essentielle de cèdre de l'Atlas à diluer dans 1 cuillerée à café d'huile végétale de ricin. Avec 1 goutte de ce mélange, masser chaque ongle et les cuticules, chaque soir au moment du coucher, pendant au moins 6 semaines.

ONGLES JAUNIS

Voir fiche détaillée de l'huile végétale de ricin.

12 ans et + : 4 gouttes d'essence de citron à diluer dans 1 cuillerée à café d'huile végétale de ricin. Avec 1 goutte de ce mélange, masser chaque ongle et les cuticules, chaque soir au moment du coucher, pendant au moins 6 semaines.

ONGLES ET CUTICULES SECS

7 ans et + : Avant le coucher, masser chaque ongle et les cuticules avec un peu d'huile végétale de coco.

ORGELET

Voir fiche détaillée de l'hydrolat de bleuet.

OTITE

Voir fiches détaillées des huiles essentielles d'eucalyptus radié, lavande aspic et niaouli, et voir page 130 « ENFANTS de 7 ans et + ».

7 ans et + : 2 gouttes d'huile essentielle de niaouli + 2 gouttes d'huile essentielle de tea tree + 4 gouttes d'huile végétale de macadamia. Appliquer ce mélange autour de l'oreille (jamais dans le conduit de l'oreille), matin et soir pendant 6 jours.

P — PAIX DE L'ESPRIT

Voir page 115 recettes « DÉPRIME PASSAGÈRE - LÂCHER PRISE - PAIX DE L'ESPRIT - SURMENAGE ».

PEAUX SÈCHES À TRÈS SÈCHES

Voir page 115 recette « DÉMAQUILLANT DU VISAGE ET DU COU - PEAUX SÈCHES À TRÈS SÈCHES ».

PELLICULES - DÉMANGEAISON DU CUIR CHEVELU

Voir fiches détaillées des huiles essentielles de cèdre de l'Atlas et patchouli.

15 ans et + :

SHAMPOOING : 1 goutte d'huile essentielle de tea tree + 1 goutte d'huile essentielle de cèdre de l'Atlas à diluer dans une noisette de votre de shampooing habituel, 2 à 3 fois par semaine.

APPLICATION CUTANÉE - CUIR CHEVELU SEC : 1 goutte d'huile essentielle de lavandin super, de lavande vraie ***OU*** de lavande aspic à mélanger avec une noisette d'huile végétale de coco. Appliquer chaque soir sur la zone/plaque qui démange ou qui desquame.

PETITES COUPURES

Voir page 117 recettes « ÉGRATIGNURES - AMPOULES - PETITES COUPURES ».

PIEDS

Voir page 110 recette « AMPOULES ET FROTTEMENTS DES PIEDS - SOIN FRAÎCHEUR DES PIEDS SECS ».
Voir fiche détaillée des huiles essentielles de tea tree et lavande aspic pour « PIED D'ATHLÈTE ».
Voir fiche détaillée de l'huile végétale de macadamia pour « EXTRÉMITÉS FROIDES ».

PIQÛRES D'INSECTES, DE MÉDUSES, DE VÉGÉTAUX

Voir page 115 recette « DÉMANGEAISONS - URTICAIRE - PIQÛRES D'INSECTES, DE MÉDUSES, DE VÉGÉTAUX ».

PRÉVENTION

Voir page 110 recettes « ALLERGIES RESPIRATOIRES - PRÉVENTION ».

PROTECTION DE LA PEAU ET DES PHANÈRES AGRESSÉS (vent, froid, produits ménagers, chlore de la piscine…)

Voir fiche détaillée de l'huile végétale de coco.

PSORIASIS / BRÛLURE SUPERFICIELLE / AMPOULE CUTANÉE

Voir les fiches détaillées des huiles végétales de coco et de figue de Barbarie.

Pour chaque recette, référez-vous aux précautions d'emploi de chaque huile essentielle et / ou huile végétale utilisée.

R

RÉPULSIF ATMOSPHÉRIQUE MOUSTIQUES

Voir fiches détaillées des huiles essentielles de citronnelle de Java et géranium.

<u>7 ans et + :</u> 2 gouttes d'huile essentielle de citronnelle de Java ***OU*** d'eucalyptus citronné + 2 gouttes d'huile essentielle de lemongrass + 20 gouttes d'huile essentielle de géranium dans un diffuseur d'huiles essentielles, à diffuser par séquences de 30 minutes.

RÉPULSIF POUX

<u>7 ans et + :</u>

SHAMPOOING : Dans un flacon de shampooing doux de 100 à 200 ml : ajouter 2 gouttes d'huile essentielle de lavande vraie ou de lavandin super + 2 gouttes d'huile essentielle de géranium + 1 goutte d'huile essentielle d'eucalyptus citronné. Laver les cheveux 2 à 3 fois par semaine avec le mélange.

APPLICATION : Chaque matin, répartir 1 goutte d'huile essentielle de lavande vraie ***OU*** de lavandin super par petites touches sur les cheveux, au niveau de la nuque et derrière les oreilles, sur le col des vêtements et sur le bonnet pendant toute la période d'épidémie.

RÉVEILS FRÉQUENTS

Voir page 119 recettes « INSOMNIE - DIFFICULTÉS D'ENDORMISSEMENT - RÉVEILS FREQUENTS - CAUCHEMARS ».

RESPIRATOIRE (GÊNE RESPIRATOIRE)

<u>12 ans et + :</u> 5 gouttes d'huile essentielle de ravintsara diluées dans 10 gouttes d'huile végétale de jojoba ou d'amande douce, en massages sur le thorax, 3 fois par jour.
Pour les enfants de <u>7 ans et + :</u> réduire à 2 gouttes d'huile essentielle.

RHINITE CHRONIQUE - RHINITE ALLERGIQUE

Voir fiche détaillée de l'huile végétale de nigelle.

<u>Adulte :</u> 1 goutte d'huile essentielle d'eucalyptus radié + 1 goutte d'huile essentielle de marjolaine à coquilles + 1 goutte d'huile végétale de nigelle sur un comprimé neutre, à prendre 2 fois par jour. Puis appliquer, pendant 8 jours, le mélange suivant sur les sinus frontaux : 1 goutte d'huile essentielle de pin sylvestre ou d'épinette noire + 1 goutte d'huile essentielle de camomille romaine à mélanger à une petite noisette de beurre de karité.

<u>7 ans et + :</u>

MASSAGE : 1 goutte d'huile essentielle de marjolaine à coquilles + 1 goutte d'huile essentielle de camomille romaine à mélanger à une petite noisette de beurre de karité et à appliquer sur les sinus frontaux.

INHALATION SÈCHE : 2 gouttes de chacune de ces huiles essentielles (celles de marjolaine à coquilles et de camomille romaine) sur un mouchoir à respirer profondément, 4 fois par jour, pendant 7 jours.

RHINOPHARYNGITE

Voir page 111 recette « ANGINE - MAUX DE GORGE - RHINOPHARYNGITE ».

RHUMATISMES

Voir page 116 recettes « DOULEUR / ÉCHAUFFEMENT SPORTIF (ARTICULAIRES & MUSCULAIRES) - ARTHROSE, RHUMATISMES, COURBATURES ».

RHUME - ÉCOULEMENT NASAL

Voir fiches détaillées des huiles essentielles d'encens et niaouli.

<u>7 ans et + :</u>

MASSAGE : 1 goutte d'huile essentielle de tea tree + 1 goutte d'huile essentielle de niaouli ***OU*** d'eucalyptus radié à mélanger à une petite noisette de beurre de karité et à appliquer en massage au niveau des sinus frontaux (le long des sourcils, en faisant attention à ne pas en mettre dans les yeux). 3 fois par jour, pendant 8 jours.

INHALATION SÈCHE : 2 gouttes de tea tree + 2 gouttes d'huile essentielle de niaouli ***OU*** d'eucalyptus radié sur un mouchoir à respirer profondément, 3 fois par jour, pendant 8 jours.

RHUME DES FOINS

Voir fiches détaillées des huiles essentielles d'estragon et myrte, et de l'huile végétale de nigelle.

RIDES

Voir page 111 recette « ANTI-ÂGE, BEAUTÉ ET RÉGÉNÉRATION DE LA PEAU - RIDES - VISAGE & CORPS ».

S

SATIÉTÉ

Voir page 114 recette « COMPULSIONS ALIMENTAIRES - "COUPE-FAIM" - FRINGALES - SATIÉTÉ ».

SAUTES D'HUMEUR - IRRITABILITÉ - SUSCEPTIBILITÉ - DÉSÉQUILIBRES NERVEUX

Diluer la synergie d'huile essentielle ci-dessous dans un flacon de 30 ml d'huile végétale d'amande douce. Appliquer 5 gouttes d'un des mélanges suivants en massage sur le thorax et la base du cou. En répartir également 3 gouttes sur la face interne des poignets à respirer profondément, 10 fois de suite. À renouveler 3 fois par jour, pendant 3 semaines.

DÉSÉQUILIBRES NERVEUX

Voir fiches détaillées des huiles essentielles d'eucalyptus citronné, lemongrass et petit grain bigarade.

12 ans et + : 45 gouttes d'huile essentielle de géranium + 45 gouttes d'huile essentielle de palmarosa.

SAUTES D'HUMEUR

30 gouttes d'huile essentielle de néroli (adulte) ou de marjolaine à coquilles (enfant de 7 ans et +).

IRRITABILITÉ, SUSCEPTIBILITÉ

Adulte : 20 gouttes d'huile essentielle de santal blanc + 10 gouttes d'huile essentielle de patchouli.

SINUSITE

Voir fiche détaillée de l'huile essentielle de romarin à cinéole.

12 ans et + :

MASSAGE : 2 gouttes d'huile essentielle de sapin de Sibérie + 1 goutte d'huile essentielle de menthe poivrée + 5 gouttes d'huile végétale de macadamia. À appliquer en massage au niveau des sinus frontaux (le long des sourcils, en faisant attention à ne pas en mettre dans les yeux). 3 fois par jour, pendant 8 jours.

7 ans et + :

DIFFUSION : 30 gouttes d'huile essentielle d'eucalyptus radié + 10 gouttes d'huile essentielle de pin sylvestre à mélanger dans un diffuseur. Diffuser 3 fois par jour, pendant 7 jours.

7 ans et + :

VOIE ORALE : 2 gouttes d'huile essentielle de marjolaine à coquilles sur un comprimé neutre à sucer, 3 fois par jour, pendant 7 jours.

SOMMEIL

Voir fiches détaillées des huiles essentielles de basilic, camomille romaine, lavande vraie, lemongrass, et de l'hydrolat de lavande vraie, et voir page 130 « ENFANTS de 7 ans et + » et page 133 « TISANES BIEN-ÊTRE ».

SPASMES ABDOMINAUX

Voir page 111 recettes « BALLONNEMENTS - SPASMES ABDOMINAUX ».

STRESS - ANXIÉTÉ - ANGOISSES - ATTAQUE DE PANIQUE - CHOC NERVEUX – FRUSTRATION

ANXIÉTÉ

Voir fiches détaillées des huiles essentielles de bergamote, eucalyptus citronné, marjolaine à coquilles, et de l'essence d'orange douce, et voir page 129 « ÉMOTIONS ».

ANGOISSES, STRESS

Voir fiches détaillées des huiles essentielles de bergamote, camomille romaine, encens, estragon, eucalyptus citronné, litsée citronnée, marjolaine à coquilles et petit grain bigarade, de l'essence de mandarine verte, des huiles végétales d'amande douce, et de l'hydrolat de fleur d'oranger, et voir page 128 « ANIMAUX », page 129 « ÉMOTIONS », et page 133 « TISANES BIEN-ÊTRE ».

12 ans et + : 2 gouttes d'huile essentielle de marjolaine à coquilles *OU* de petit grain bigarade sur un comprimé neutre, à prendre 3 fois par jour, pendant 7 à 15 jours.

CHOCS NERVEUX

7 ans et + : 2 gouttes d'huile essentielle de camomille romaine + 3 gouttes d'huile essentielle de lavande vraie *OU* de lavandin super, diluées dans 10 gouttes d'huile végétale d'amande douce. Appliquer le mélange le long de la colonne vertébrale, 3 fois par jour, pendant 6 jours.

FRUSTRATION

Adulte : 2 à 3 gouttes d'huile essentielle de bergamote à déposer sur un mouchoir et à respirer profondément, dès que le besoin se fait ressentir.

PANIQUE

Voir fiche détaillée de l'huile essentielle de romarin à verbénone.

Adulte : 3 à 4 gouttes d'huile essentielle de néroli à déposer sur un mouchoir et à respirer tranquillement et profondément pendant 15 minutes. À renouveler 3 à 6 fois par jour, pendant 6 à 10 jours.

SURMENAGE

Voir page 115 recettes « DÉPRIME PASSAGÈRE - LÂCHER PRISE - PAIX DE L'ESPRIT - SURMENAGE ».

SUSCEPTIBILITÉ

Voir page 124 recettes « SAUTES D'HUMEUR - IRRITABILITÉ - SUSCEPTIBILITÉ - DÉSÉQUILIBRES NERVEUX ».

T

TISANES

Voir page 133 recettes « TISANES BIEN-ÊTRE ».

TOUX

Voir fiches détaillées des huiles essentielles de cyprès et épinette noire.

TOUX SÈCHE

Voir fiche détaillée de l'huile essentielle de myrte.

Adulte : 1 goutte d'huile essentielle de cyprès + 1 goutte d'huile essentielle de sapin de Sibérie *OU* d'épinette noire + 4 gouttes d'huile végétale d'amande douce, sur un comprimé neutre.
À prendre 3 fois par jour, pendant 8 jours au maximum.

TOUX GRASSE

Voir fiches détaillées des huiles essentielles de cèdre de l'Atlas et eucalyptus globuleux.

7 ans et + : 3 gouttes d'huile essentielle de sapin de Sibérie + 3 gouttes d'huile essentielle d'eucalyptus globuleux ou de myrte + 8 gouttes d'huile végétale de macadamia. Appliquer le mélange en massage sur le sternum et le haut du dos, 3 fois par jour pour un adulte, 2 fois par jour pour un enfant.

TOUX SPASMODIQUE

Adulte : 1 goutte d'huile essentielle de sapin de Sibérie *OU* d'épinette noire + 1 goutte d'huile essentielle de menthe poivrée + 4 gouttes d'huile végétale d'amande douce, sur un comprimé neutre. Prendre le mélange en cas de quinte de toux, le matin et en fin d'après-midi, pendant 2 jours au maximum.

12 ans et + : 1 goutte d'huile essentielle de thym à linalol + 1 goutte d'huile essentielle de sapin de Sibérie + 4 gouttes d'huile végétale d'amande douce sur un comprimé neutre. Prendre le mélange en cas de quinte de toux, 3 fois par jour, pendant 3 jours au maximum.

TRANSPIRATION

Voir fiches détaillées des huiles essentielles de palmarosa et sauge sclarée.

Adulte : 1 goutte d'huile essentielle de palmarosa + 1 goutte d'huile essentielle de cyprès + 1 cuillerée à café d'huile végétale de jojoba. Appliquer le mélange sous les aisselles, les pieds et les mains, après la toilette, le matin, 1 jour sur 2.

TONUS

Voir page 118 recette « FATIGUE - TONUS ».

TORTICOLIS

Voir fiche détaillée de l'huile végétale d'arnica.

TRAC

Voir fiche détaillée de l'huile essentielle de camomille romaine.

TURISTA

Voir page 116 recette « DIARRHÉE - TURISTA ».

U

URTICAIRE

Voir page 115 recette « DÉMANGEAISONS - URTICAIRE - PIQÛRES D'INSECTES, DE MÉDUSES, DE VÉGÉTAUX ».

V

VARICES - VARICOSITÉS - HÉMORROÏDES

Voir page 119 recette « HÉMORROÏDES - VARICES ».

Adulte : 2 gouttes d'essence de citron + 5 gouttes d'huile essentielle de myrte + 2 gouttes d'huile essentielle d'hélichryse et de cyprès (*OU* de lentisque pistachier) + 1 cuillerée à soupe d'huile végétale de calophylle. Appliquer 3 gouttes du mélange par très légers effleurages, sans appui (pour les varices ou les varicosités : de bas en haut, le long de la veine douloureuse), matin et soir, pendant 3 semaines.

VENTRE

MASSAGE POUR DÉTENDRE ET CALMER

Adulte : 1 goutte d'huile essentielle de basilic (*OU* d'estragon) diluée dans 10 gouttes d'huile végétale d'amande douce. S'allonger, masser fermement l'abdomen avec ce mélange, les deux mains à plat, posées l'une sur l'autre, en effectuant des cercles autour du nombril, toujours dans le sens des aiguilles d'une montre (pour faciliter le transit).

VERGETURES

Voir fiches détaillées de l'huile essentielle de bois de rose d'Asie et de l'huile végétale de macadamia.

12 ans et + : Mélanger 90 gouttes d'huile essentielle de géranium à 30 ml d'huile végétale de macadamia et appliquer chaque jour sur les zones concernées.

VERGETURES (PRÉVENTION LORS DE LA GROSSESSE - TRAITEMENT EN CAS D'ALLAITEMENT)

15 ans et + : Chauffer dans les mains une très grosse noix de beurre de coco, ajouter 15 à 20 gouttes d'huile végétale d'amande douce. Appliquer en quantité abondante, matin et soir, dès le début de la grossesse. Insister sur les seins, le ventre, les côtes, les hanches, le bas du dos et les fesses.

VERRUE

Voir fiches détaillées des huiles essentielles de sarriette des montagnes, tea tree et thym à thymol.

VISAGE

- CALMER LA COUPEROSE

  Voir fiches détaillées des huiles essentielles d'hélichryse et patchouli, et de l'huile végétale de chanvre.

- ÉQUILIBRER LES PEAUX GRASSES (excès de sébum)

  12 ans et + : 1 goutte d'huile essentielle de géranium + 1 goutte d'huile essentielle de lavande vraie + 1 goutte d'essence de mandarine verte + 1 cuillerée à café d'huile végétale de jojoba. Appliquer le mélange le soir, au coucher.

- HYDRATER LES PEAUX GRASSES

  Voir fiche détaillée de l'huile végétale de jojoba.

- NOURRIR LES PEAUX SÈCHES ET DÉSHYDRATÉES

  Voir fiche détaillée de l'huile essentielle de palmarosa.

  15 ans et + : 10 gouttes d'huile essentielle d'encens + 30 ml d'huile végétale d'argan ou de figue de Barbarie. Appliquer le mélange le soir, au coucher.

- PRÉVENIR LE VIEILLISSEMENT ET LES RIDES

  Adulte : 5 gouttes d'huile essentielle de ciste ladanifère ou d'hélichryse + 30 ml d'huile végétale de rose musquée. Appliquer le mélange le soir, au coucher.

- RÉVEILLER LES PEAUX ATONES

  Voir fiche détaillée de l'huile végétale de figue de Barbarie.

- SOULAGER LES PEAUX IRRITÉES (feu du rasoir, frottements, excès d'hygiène ou produits chimiques)

  Voir fiche détaillée de l'huile essentielle de patchouli.

  12 ans et + : 4 gouttes d'huile essentielle de lavande vraie ou de camomille romaine + 1 cuillerée à café d'huile végétale d'amande douce. Appliquer le mélange le soir, au coucher.

- CALMER LES PEAUX SENSIBLES QUI ROUGISSENT (vent, froid, alcool, stress...)

  Voir fiche détaillée de l'huile végétale de chanvre.

  Adulte : Appliquez localement un mélange de 3 gouttes d'huile essentielle de patchouli + 1 cuillerée à soupe d'huile végétale de chanvre. Appliquer le mélange le soir, au coucher.

VISAGE & CORPS

Voir page 111 recette « ANTI-ÂGE, BEAUTÉ ET RÉGÉNÉRATION DE LA PEAU - RIDES - VISAGE & CORPS ».

VOMISSEMENT

Voir page 121 recettes « NAUSÉES - VOMISSEMENT - MAL DES TRANSPORTS ».

Y

YEUX FATIGUÉS (POCHES, CERNES)

Voir fiche détaillée de l'hydrolat de bleuet.

Z

ZONA (DOULEUR)

Voir fiche détaillée de l'huile essentielle d'eucalyptus citronné.

Pour chaque recette, référez-vous aux précautions d'emploi de chaque huile essentielle et / ou huile végétale utilisée.

AMBIANCE, AMBIANCES...

Diffuser des huiles essentielles permet également de donner à chaque pièce de votre maison une tonalité parfumée, une ambiance particulière.

SALON

CRÉER UNE AMBIANCE CHALEUREUSE

Créez votre propre mélange personnalisé, en fonction de vos goûts, avec les senteurs suivantes à associer, et diffusez 30 minutes environ (après avoir bien aéré la pièce) : huiles essentielles de cyprès, eucalyptus radié, géranium, lavande vraie, lavandin super, pin sylvestre, sapin de Sibérie, romarin à cinéole, essences de citron, mandarine verte, pamplemousse, orange douce (20 gouttes d'huile essentielle au total).

BUREAU

STIMULER SA CONCENTRATION

Diffusez à parts égales des huiles essentielles d'eucalyptus radié et de romarin à cinéole (30 gouttes de chaque) + 2 gouttes d'huile essentielle de menthe poivrée, à l'aide d'un diffuseur. Optez pour un système de diffusion en mode alterné (pas plus d'une heure) ou en continu (10 minutes par heure au maximum).

CUISINE

SUPPRIMER LES MAUVAISES ODEURS

Donnez à votre cuisine une bouffée de grand air frais ! L'idéal : diffuser pendant 20 minutes un mélange de 20 gouttes d'essence de citron et 5 gouttes d'huile essentielle de sapin de Sibérie ou de pin sylvestre.

CHAMBRE

UN COCON DÉLICATEMENT PARFUMÉ

Diffusez quelques gouttes des huiles essentielles suivantes, pures ou mélangées entre elles : bois de rose d'Asie, géranium, lavande vraie, marjolaine à coquilles, néroli, patchouli, petit grain bigarade, santal blanc, ylang-ylang.

TOILETTES

PARFUMER ET ASSAINIR

Mélangez 15 gouttes d'huile essentielle de ravintsara, 2 gouttes d'huile essentielle de géranium et 5 gouttes d'essence de citron, puis diffusez durant 15 minutes environ. Vous pouvez également y laisser une coupelle avec des galets en céramique, petits morceaux de bois (ou de coton) imbibés de quelques gouttes d'huile essentielle de pin sylvestre, sapin de Sibérie, d'eucalyptus radié ou de cyprès, aux senteurs fraîches, ou de lavande vraie, douce et fleurie.

QUEL DIFFUSEUR CHOISIR ?

Si possible, choisissez un système de minuterie avec arrêt automatique programmé au bout d'une heure et diffusion en mode alterné, c'est mieux !

- **POUR UNE AMBIANCE FEUTRÉE :** diffuseurs à prise rotative ou à chaleur douce en céramique.
- **POUR UNE GRANDE SURFACE :** diffuseur nébulisateur avec verrine en verre.
- **POUR UNE DIFFUSION NOMADE, OÙ QUE VOUS SOYEZ :** diffuseurs prises ou avec batterie rechargeable sur port USB fonctionnant par microdiffusion ultrasonique.
- **POUR LES ATMOSPHÈRES SÈCHES ET L'HUMIDIFICATION DE L'AIR (chauffage électrique, montagne,chambre d'enfant) :** diffuseur ultrasonique humidificateur et brumisateur.
- **POUR LES PETITS ENDROITS (dressing, voiture, sac, placards, tiroirs, toilettes, salle de bains...) :** galets de diffusion en céramique de Limoges.

***PRÉCAUTIONS D'EMPLOI :** Ne pas diffuser dans une pièce en présence d'une femme enceinte ou allaitante, d'un enfant de moins de 7 ans, d'une personne sujette à l'épilepsie ou aux troubles convulsifs. En cas d'asthme ou d'allergie à l'un des composants, ne pas diffuser sans un avis médical.*

SOIGNEZ VOS ANIMAUX

Nos compagnons à poils ou plumes peuvent aussi être soignés avec des huiles essentielles. Comment traiter naturellement, mais efficacement, leurs petits maux courants ?

CONSEILS : *Il faut respecter les mêmes précautions d'utilisation des huiles essentielles (type mode d'administration, posologie) que pour l'homme. Et les maladies doivent être suivies par un vétérinaire.*

À QUELLE DOSE ?

Respectez les dosages et ne traitez pas aux huiles essentielles les jeunes animaux âgés de moins de 3 mois, ni les femelles gestantes ou allaitantes.

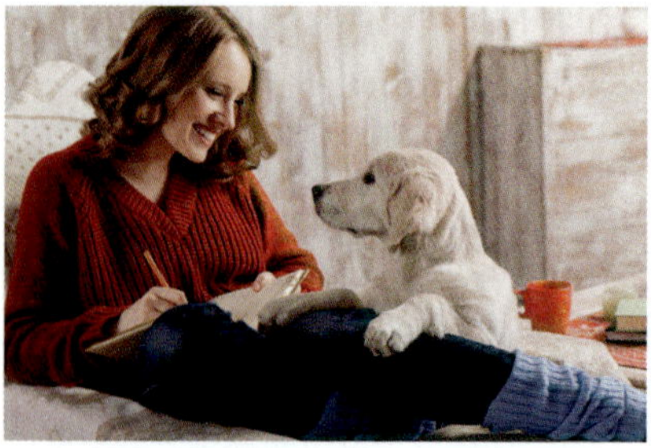

CHIENS

POUR PRÉVENIR LES TIQUES

Versez, dans un flacon-spray, 5 ml de dispersant pour huiles essentielles (en pharmacie), 30 ml d'hydrolat de lavande ou de géranium, 5 gouttes d'huile essentielle de citronnelle de Java, 5 gouttes d'huile essentielle de géranium et 2 gouttes d'huile essentielle de lavande vraie. Agitez bien. Vaporisez le pelage avant les sorties.

POUR ÉLOIGNER LES PUCES

Passez sur les poils un large coton imprégné à parts égales d'une dizaine de gouttes d'huile essentielle de lavandin super et d'huile essentielle de tea tree.

POUR SOULAGER LES DÉMANGEAISONS (allergie aux piqûres de puces, etc.)

Dans 30 ml d'huile végétale (de macadamia ou d'amande douce, notamment), diluez 15 gouttes d'huile essentielle de citronnelle de Java et 10 gouttes d'huile essentielle de lavande aspic. Appliquez sur la zone atteinte, 2 fois par jour, en massant pour bien faire pénétrer.

POUR PRÉVENIR LE MAL DES TRANSPORTS

Pour un chien moyen ou grand, donnez 1 goutte d'essence de citron ou d'huile essentielle de menthe poivrée sur un sucre (permis dans ce cas), 2 heures avant puis juste avant le départ.

OISEAUX

POUR SOULAGER LE STRESS DES OISEAUX EN CAGE

En période de stress, diffusez 1 ou 2 fois par jour 2 ou 3 gouttes d'essence de mandarine verte et / ou d'orange douce, d'huile essentielle de lavande vraie ou de petit grain bigarade à proximité de la cage.

POUR PRÉVENIR LES INFECTIONS VIRALES DES POULES ET AUTRES GALLINACÉS

En période d'épidémie, pendant 7 jours, diffusez dans leur enclos, à l'aide d'un diffuseur adapté, un mélange d'huiles essentielles d'eucalyptus radié et de niaouli, pendant 15 minutes toutes les heures.

LE SAVIEZ-VOUS ? *Le chat a non seulement le nez extrêmement sensible, mais, de surcroît, il possède un métabolisme hépatique et rénal particulier, bien différent du nôtre. Certains composants des huiles essentielles peuvent l'intoxiquer et il est donc déconseillé de les utiliser par voie orale ou cutanée. La diffusion d'huiles essentielles dans une pièce où se trouve un chat reste possible à condition de ne pas diffuser en permanence et de ne pas saturer l'air ambiant, et de ventiler la pièce en laissant une porte de sortie à votre animal.*

Pour chaque recette, référez-vous aux précautions d'emploi de chaque huile essentielle et / ou huile végétale utilisée.

ÉMOTIONS

Si les huiles essentielles traitent les maux du corps, elles soulagent également l'esprit et régularisent les pics émotionnels... Mode d'emploi pour se faire du bien, quand on en a besoin.

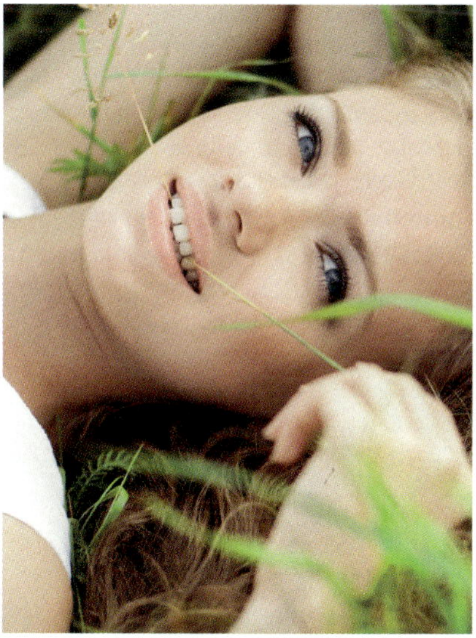

POUR VAINCRE SA (OU SES) PEUR(S)

7 ans et + : ***La camomille romaine apaise les angoisses et les chocs nerveux.***

2 gouttes d'huile essentielle de camomille romaine + 5 gouttes d'huile végétale d'amande douce. Appliquer le mélange en massages doux sur le plexus solaire. On peut aussi respirer directement le flacon, aussi souvent que nécessaire.

POUR ATTÉNUER SA COLÈRE

12 ans et + : ***La marjolaine à coquilles est la « reine du zen » : elle apaise et rééquilibre l'esprit, et réduit les troubles de l'humeur.***

5 gouttes d'huile essentielle de marjolaine à coquilles + 15 gouttes d'huile végétale d'amande douce. Appliquer le mélange en massages sur le plexus solaire et la voûte plantaire en cas de « montée de colère », ou 2 fois par jour (matin et midi) pendant les périodes conflictuelles.

POUR RÉDUIRE SON ANXIÉTÉ

12 ans et + : ***L'orange douce rééquilibre le système nerveux. Elle dissipe l'anxiété, l'agitation et les palpitations.***

2 gouttes d'essence d'orange douce sur un sucre, dans 1 cuillerée de miel ou sur un comprimé neutre. À prendre chaque matin, à renouveler en cas de besoin pendant la journée. En cas d'anxiété, renouveler à midi et le soir (ne pas renouveler plus de 2 fois par jour, au maximum).

POUR SURMONTER LA FATIGUE PSYCHIQUE

Adulte : ***L'origan compact est réconfortant, dynamisant et stimulant, particulièrement en cas de « coup dur » à surmonter.***

1 goutte d'huile essentielle d'origan compact sur un sucre, un comprimé neutre ou diluée dans 1 cuillerée de miel. À prendre 3 fois par jour, pendant une semaine.

POUR SE SENTIR SÛR DE SOI AVANT UNE ÉPREUVE (examen, entretien...)

15 ans et + : ***Le laurier noble apporte un soutien psychologique, développe le courage et la force mentale face aux épreuves.***

1 goutte d'huile essentielle de laurier noble sur un sucre ou un comprimé neutre + 3 gouttes en massages au-dessus du nombril et de la face interne des poignets juste avant une épreuve difficile, mais pas plus de 2 fois par jour, et de façon tout à fait occasionnelle.

CONSEILS : *Agissez avec précaution et si l'huile essentielle est interdite avant un certain âge, respectez les indications et ne l'utilisez pas si l'enfant est plus jeune.*

ENFANTS de 7 ans et +

Si certaines huiles essentielles sont exclusivement réservées aux adultes, d'autres sont parfaitement adaptées aux plus jeunes. Apprenez à traiter et soulager les petits maux du quotidien facilement...

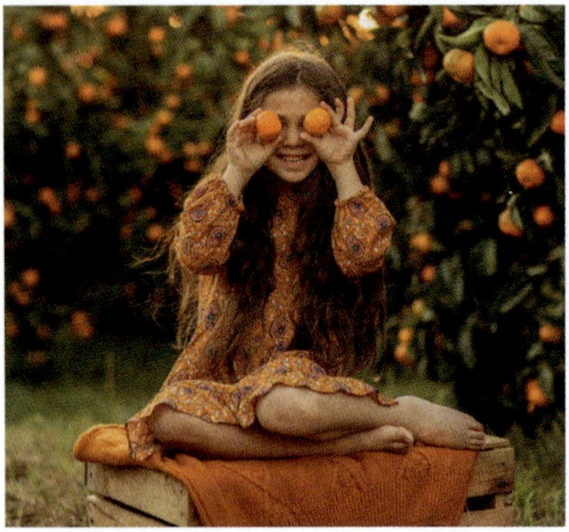

QUELQUES RECETTES SIMPLES POUR TOUS LES JOURS

POUR DÉSINFECTER, RÉPARER ET CICATRISER UN « BOBO »

Déposez sur la plaie 1 goutte d'huile essentielle de tea tree.

POUR CHASSER SA FATIGUE

Le matin, massez son ventre avec un mélange composé de 2 gouttes d'huile essentielle de palmarosa + 1 goutte d'huile essentielle de thym à linalol + 5 gouttes d'huile végétale d'amande douce. Répétez pendant une semaine.

POUR SOULAGER UNE POUSSÉE DENTAIRE (DENTS DÉFINITIVES)

Versez un mélange d'1 goutte d'huile essentielle de camomille romaine ou de giroflier + 1 goutte d'huile végétale d'amande douce, sur votre doigt, et massez avec ce dernier les gencives douloureuses.

POUR L'AIDER À S'ENDORMIR

Pendant une semaine, avant de le coucher, massez la plante de ses pieds et le long de sa colonne vertébrale avec 2 ou 3 gouttes d'huile essentielle de lavande vraie diluées dans 1 cuillerée à café d'huile végétale d'amande douce. Versez 2 gouttes d'huile essentielle de lavande vraie sur un mouchoir à poser sur la table de nuit.

POUR LE DÉTENDRE ET LE CALMER

Donnez-lui un bain avec au maximum 3 gouttes d'huile essentielle de petit grain bigarade ou d'essence d'orange douce, diluées dans 2 cuillerées à soupe de base neutre pour le bain et la douche (ou dans 2 cuillerées à soupe de lait écrémé).

QUELQUES RECETTES SPÉCIFIQUES « MAUX DE L'HIVER »

POUR SOULAGER UN RHUME

Préparez-lui une tisane aux fleurs d'oranger que vous sucrerez avec 1 cuillerée à café de miel dans laquelle vous aurez ajouté 1 goutte d'huile essentielle de thym à linalol.

POUR ATTÉNUER UNE ANGINE VIRALE

Mélangez 2 gouttes d'huile essentielle de palmarosa + 2 gouttes d'huile essentielle de ravintsara + 10 gouttes d'huile végétale d'amande douce. Appliquez le mélange sur le cou (de chaque côté), 2 ou 3 fois par jour, pendant 2 ou 3 jours.

POUR SOULAGER UNE OTITE

Pendant 3 jours, appliquez 2 gouttes d'huile essentielle d'eucalyptus radié diluées dans 4 gouttes d'huile végétale d'amande douce en massages autour du pavillon auditif (jamais dans le conduit auditif), matin et soir.

CONSEILS : *Agissez avec précaution, et si l'huile essentielle est interdite avant un certain âge, respectez les indications et ne l'utilisez pas si l'enfant est plus jeune.*

Pour chaque recette, référez-vous aux précautions d'emploi de chaque huile essentielle et / ou huile végétale utilisée.

MAISON, LA TORNADE VERTE !

Pour faire le ménage, la vaisselle ou les lessives, chasser les mauvaises odeurs ou venir à bout des microbes, optez pour la force verte des huiles essentielles, 100 % pures et naturelles. Efficacité garantie !

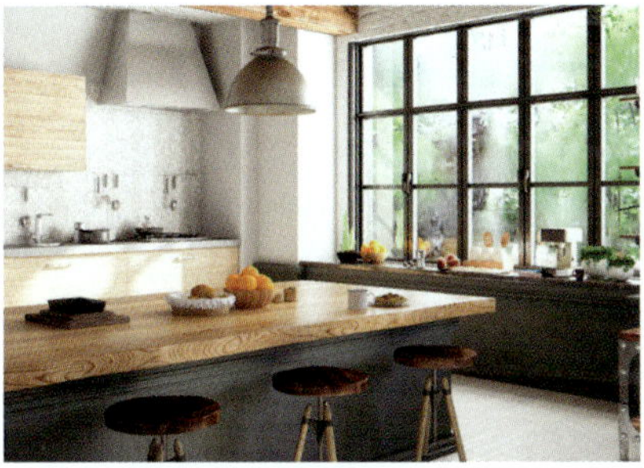

PARFUMER SON LINGE D'UNE ODEUR FRAÎCHE ET SAINE

Ajoutez à votre lessive 2 gouttes d'huile essentielle de tea tree (pour désinfecter) ou de fleur (lavande...), d'essence d'orange douce, de citron ou de pamplemousse, pour parfumer. Dans le sèche-linge, ajoutez au linge un mouchoir ou un gant de toilette sur lequel vous aurez versé 3 ou 4 gouttes de l'huile essentielle de votre choix : très économique et efficace.

PURIFIER ET DÉSODORISER LE RÉFRIGÉRATEUR

Déposez, dans une petite coupelle que vous laisserez au réfrigérateur, quelques gouttes d'essence de citron, d'huile essentielle de cyprès, origan compact, sarriette des montagnes, sapin de Sibérie ou pin sylvestre.

ASSAINIR LA MOQUETTE (odeurs, microbes, acariens)

Dans une boîte hermétique, versez 100 ml de bicarbonate de soude + 20 gouttes d'huile essentielle de pin sylvestre ou de lavande vraie. Fermez la boîte et laissez reposer une nuit. Le lendemain, saupoudrez le mélange sur la moquette, laissez poser 15 minutes, puis passez l'aspirateur

CHASSEZ LES ODEURS DE TABAC

Diffuser, pendant 30 minutes environ, un mélange de 2 à 3 gouttes d'huile essentielle de pin sylvestre
+ 5 gouttes d'huile essentielle de romarin à cinéole
+ 10 gouttes d'huile essentielle de thym à linalol ou 20 gouttes d'essence de pamplemousse
+ 1 à 2 gouttes d'essence de citron.

BOOSTER SON PRODUIT MÉNAGER (écologique, de préférence !)

Pour le rendre plus actif contre les microbes, ajoutez-lui 50 à 60 gouttes d'huile essentielle de tea tree, de sapin de Sibérie ou de menthe poivrée pour 100 ml de produit.

SUPPRIMER LES ODEURS D'ANIMAUX DOMESTIQUES

Versez 10 gouttes d'huile essentielle de lemongrass dans un vaporisateur pour plantes vertes, ajoutez 300 ml d'eau, agitez soigneusement et pulvérisez dans les pièces (cela éloigne, de surcroît, tiques et puces). Ne pas pulvériser en présence de l'animal.

TENEZ LES INDÉSIRABLES À DISTANCE !

POUR ÉVITER LES MITES DANS LES PLACARDS

Imbibez un galet pour diffusion en céramique de Limoges (ou un petit morceau de bois sec) d'huile essentielle de cyprès, d'encens ou de cèdre de l'Atlas, patchouli... C'est naturel et super efficace !

POUR SUPPRIMER LES ACARIENS

Diffusez, pendant 30 minutes environ, un mélange à parts égales d'huiles essentielles de lavande vraie, niaouli, tea tree et thym à linalol + 1 goutte d'huile essentielle de cèdre de l'Atlas. Le santal blanc est un bon allié aussi.

CONSEILS : *Ne pas laisser les huiles essentielles à la portée des enfants et, lors de la diffusion d'huiles essentielles, suivre les précautions d'emploi indiquées dans la mise en garde générale page 127 « AMBIANCE, AMBIANCES... ».*

MIEL & RECETTES

Certaines huiles essentielles, utilisées à bon escient en cuisine, vont tout à la fois parfumer très agréablement les plats et vous faire profiter de leurs vertus.

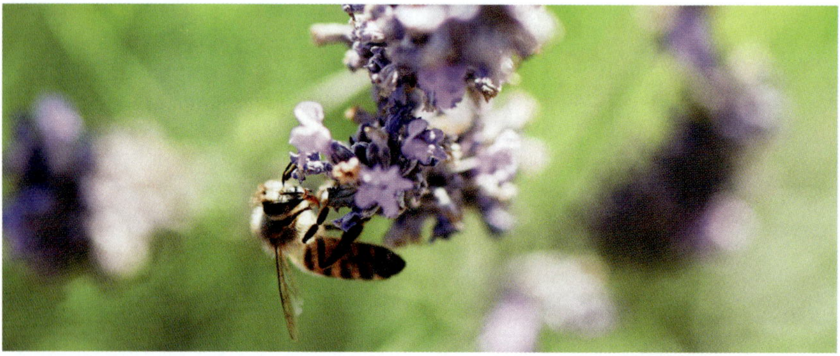

MIEL PARFUMÉ

Adulte : 1 goutte d'une seule des huiles essentielles suivantes à mélanger dans un pot de miel de 250 g : gingembre frais, thym à thujanol, citron, orange douce.

DESSERTS PARFUMÉS

Adulte : 1 goutte d'une seule des huiles essentielles suivantes par personne pour un plat : petit grain Bigarade, cannelle de Ceylan, menthe poivrée, gingembre frais, essences de citron, orange douce, mandarine verte et pamplemousse et, pour un arôme fleuri, huiles essentielles de lavande vraie et ylang-ylang.

QUELQUES IDÉES

- Ajouter 3 gouttes d'essence d'agrume (au choix) dans une crème anglaise ou une garniture de tarte de type tarte au citron. Ajouter 3 gouttes d'essence d'orange douce pour aromatiser idéalement la pâte à crêpes.
- Parfumez, avec 1 goutte d'huile essentielle de cannelle de Ceylan ou de gingembre frais, le goût d'un tchaï au lait de riz, d'amande douce ou de soja, ou encore un riz au lait, une compote de fruits frais...

SAUCES D'ASSAISONNEMENT

(type vinaigrette « verte » et digestive).

Adulte : 1 goutte d'une seule des huiles essentielles suivantes par cuillerée à soupe de sauce : citronnelle de Java, menthe poivrée, gingembre frais, marjolaine à coquilles, romarin à cinéole, essence de citron.

SEULES CONTRAINTES : avoir la main légère et ne pas forcer la dose (sous peine de parfum trop prononcé, les huiles essentielles étant ultra-concentrées en saveurs) ; et ne pas les cuire (il faut les ajouter à la fin, sinon leurs arômes s'envolent).

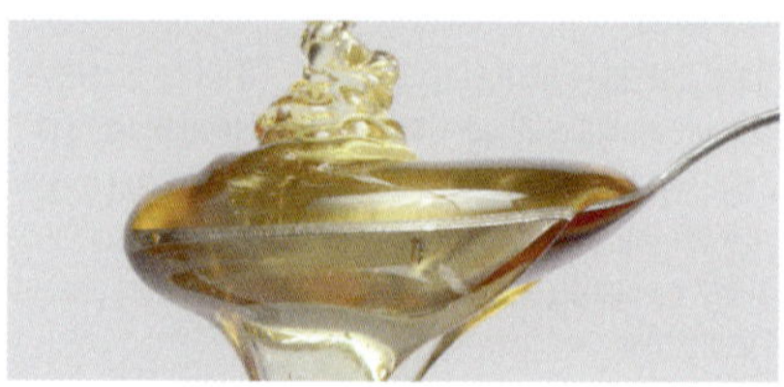

CONSEILS : Agissez avec précaution et si l'huile essentielle est interdite avant un certain âge, respectez les indications et ne l'utilisez pas si l'enfant est plus jeune.

Pour chaque recette, référez-vous aux précautions d'emploi de chaque huile essentielle et / ou huile végétale utilisée.

TISANES BIEN-ÊTRE

***15 ans et + :** Des plantes, un peu d'eau, 1 ou 2 gouttes d'huile essentielle dans du miel, et hop ! Des recettes simples et bienfaisantes à déguster...*

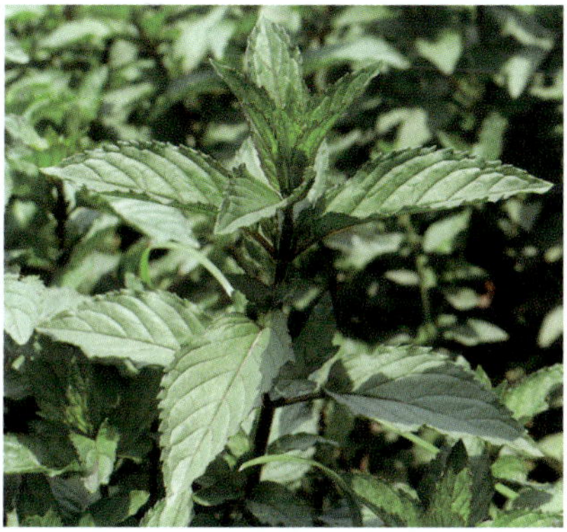

MODE D'EMPLOI

- La dose de plante est de 1 cuillerée à soupe du mélange réalisé pour 25 cl d'eau frémissante.
- Vous pouvez prendre jusqu'à 3 tasses de tisane par jour.
- La dose d'huile essentielle est de 1 à 2 gouttes (au maximum) par tasse.
- L'huile essentielle doit **TOUJOURS** être déposée sur un demi-sucre ou, encore mieux, dans 1 cuillerée à café de miel (bio), que l'on laissera ensuite fondre dans la tasse.

POUR BIEN DIGÉRER

LE MÉLANGE

10 g de sauge (feuilles) + 10 g d'origan (feuilles) + 15 g d'anis vert (graines) + 15 g de romarin (feuilles) + 10 g de basilic (feuilles) + 10 g de thym (feuilles) + 15 g de menthe poivrée (feuilles) + 15 g de verveine (feuilles).

Verser 1 cuillerée à soupe du mélange, laisser infuser 5 à 7 minutes, filtrer et ajouter 1 goutte d'huile essentielle de menthe poivrée dans du miel.

POUR RENFORCER LE SYSTÈME IMMUNITAIRE

LE MÉLANGE

15 g de sarriette (feuilles) + 15 g de sauge (feuilles) + 15 g de ginkgo (feuilles) + 15 g de cannelle (écorces) + 15 g de menthe poivrée (feuilles) + 20 g de thym citronné (feuilles) + 5 g de clous de girofle.

Verser 1 cuillerée à soupe du mélange dans 25 cl d'eau froide, porter à ébullition pendant 1 min, laisser infuser 3 min, filtrer et ajouter 1 goutte d'huile essentielle de ravintsara + 1 goutte d'huile essentielle de thym à linalol (ou de niaouli ou de palmarosa ou d'encens ou d'eucalyptus radié) dans du miel.

POUR CHASSER LE STRESS ET FAVORISER LE SOMMEIL

LE MÉLANGE

15 g d'oranger (feuilles) + 10 g de lavande (fleurs) + 15 g de mélisse (feuilles) + 10 g de citronnelle (feuilles) + 10 g de houblon (cônes) + 10 g d'angélique (semences) + 10 g de tilleul (bractées) +10 g de serpolet (feuilles) + 10 g de basilic (feuilles).

Verser 1 cuillerée à soupe du mélange dans 25 cl d'eau froide, porter à ébullition pendant 1 min, laisser infuser 3 min, filtrer et ajouter 2 gouttes d'huile essentielle de lavande vraie (ou de marjolaine à coquilles ou de petit grain bigarade ou de lemongrass ou d'essence de mandarine verte ou d'orange douce) dans du miel.

***CONSEILS :** Agissez avec précaution et si l'huile essentielle est interdite avant un certain âge, respectez les indications et ne l'utilisez pas si l'enfant est plus jeune.*

INDEX DES MAUX DU QUOTIDIEN

A

B

C

G

H

I

J

L

M

NOTES

L'AUTEUR

ISABELLE PACCHIONI

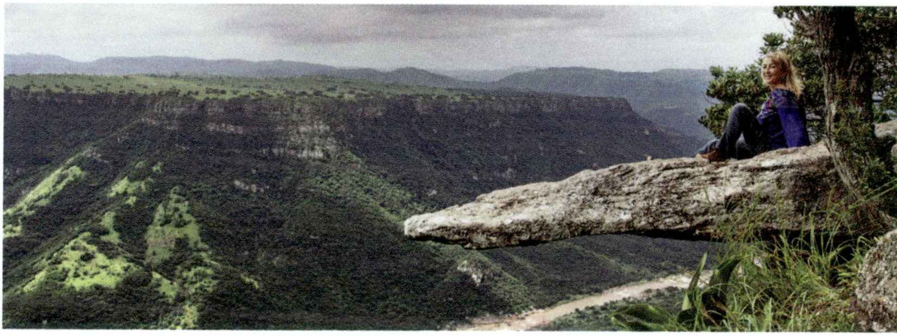

Depuis son enfance, Isabelle Pacchioni a été « imprégnée » par la nature et a grandi dans le respect de la santé au naturel, en grande partie grâce à sa mère herboriste et à son père naturopathe. Une véritable passion pour les plantes qui ne s'est, depuis, jamais démentie.

Septembre 2005, création du Laboratoire Puressentiel® : l'aromathérapie pratique et sûre, à portée de tous !

Avec la collaboration de médecins, pharmaciens, spécialistes de l'aromathérapie et experts toxicologues, elle met au point la gamme du Laboratoire, vendue en pharmacie :

- une gamme de santé naturelle avec des formules prêtes à l'emploi ;
- une gamme aroma expert d'huiles essentielles unitaires HEBBD-BIO, 100% pures et naturelles, d'huiles végétales et d'hydrolats BIO ;
- une gamme de cosmétique naturelle et bio.

Aujourd'hui, plus de 500 études d'efficacité (in vivo et in vitro) et de tolérance valident l'activité des produits Puressentiel.

Un brevet chapeaute la formule du premier produit de la gamme : « Puressentiel Assainissant - Spray Aérien Assainissant aux 41 huiles essentielles ».

✔ Pour en savoir plus : puressentiel.com

✔ Rejoignez Puressentiel sur Instagram, Linkedin, Facebook et Twitter, la plus grande communauté de santé naturelle !

✔ Retrouvez, chaque jour, tous les conseils et astuces sur les huiles essentielles.

Isabelle Pacchioni,
cofondatrice du Laboratoire Puressentiel®,
auteur d'« *Aromathérapia, tout sur les huiles essentielles* », éd. Aroma Thera ;

« *Je veux une maison zéro pollution ! Avec les huiles essentielles* », éd. Leduc ;

« *Automassages aux huiles essentielles - Guide visuel* », éd. Leduc ;

« *Guide de poche d'aromathérapie* », éd. Leduc (coécrit avec Danièle Festy) ;

« *Aromathérapie, 150 vrai/faux sur les huiles essentielles* », éd. du Rocher.

ÉDITION :
ÉDITIONS AROMA THERA (Master Movies)

MAQUETTE : MSL Consulting

PHOTOS ET ILLUSTRATIONS :
Puressentiel, Puressentiel / iStockphoto.com - Getty Images -Envato - JupiterImages - Shutterstock - Thinkstock, Puressentiel / J. Bibard, Puressentiel / L. Clement, Puressentiel / S. Ferrer, Puressentiel / J-C. Francolon, Puressentiel / F. Lacour, Puressentiel / J. Mars, Puressentiel / I. Pacchioni, Puressentiel / H. Pichoux, Puressentiel / F. Renda, Puressentiel / U. Richard, Puressentiel / Sharing, Puressentiel / R. Valerio.

ISBN : 978-2-9540432-2-7

Dépôt légal : mai 2021.
Achevé d'imprimer par Technic Plus Impression. Imprimé en France.